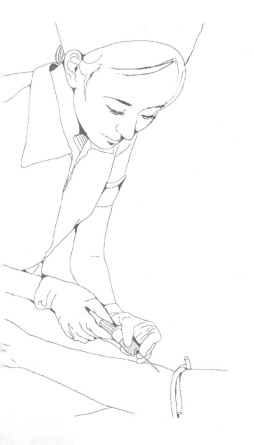

高等职业教育新形态一体化教材

老年护理

主编　张红菱　徐蓉

U0317849

高等教育出版社·北京

内容提要

本书是高等职业教育新形态一体化教材、护理专业课程系列教材。

全书共分 12 章。第一章至第五章概述了人口老龄化的现状和发展趋势、老年护理学概论、老化相关理论、老年人的健康评估、老年人的保健及健康促进、养老与照顾等内容。第六章至第十章分述了老年人的主要健康问题的护理,包括心理与精神问题、认知与感知问题、营养与排泄问题、休息与活动问题及其他常见问题。第十一章讲述了老年人康复护理的主要内容和主要技术,第十二章讲述了老年人常见病的院外急救、临终关怀与临终护理。在各章中设有"学习目标""典型案例""知识链接""本章小结"及"思考题"等模块,帮助学生对各章主要内容的学习与理解。书中重要知识点配套建设有视频资源,可通过移动终端扫描二维码观看。

本书适用于高职高专护理学专业学生使用,也是学生参加护士执业资格考试的必备书,同时可供在职护理人员参考。

图书在版编目(CIP)数据

老年护理/张红菱,徐蓉主编.--北京:高等教

育出版社,2017.10

ISBN 978-7-04-048624-7

Ⅰ.①老… Ⅱ.①张… ②徐… Ⅲ.①老年医学-护

理学-高等职业教育-教材 Ⅳ.①R473

中国版本图书馆 CIP 数据核字(2017)第 235924 号

老年护理

LAONIAN HULI

策划编辑 夏 宇	责任编辑 董淑静	封面设计 王 鹏	版式设计 张 杰
插图绘制 杜晓丹	责任校对 陈 杨	责任印制 耿 轩	

出版发行	高等教育出版社	网 址 http://www.hep.edu.cn
社 址	北京市西城区德外大街 4 号	http://www.hep.com.cn
邮政编码	100120	网上订购 http://www.hepmall.com.cn
印 刷	北京鑫海金澳胶印有限公司	http://www.hepmall.com
开 本	787mm×1092mm 1/16	http://www.hepmall.cn
印 张	17	
字 数	330 千字	版 次 2017 年 10 月第 1 版
购书热线	010-58581118	印 次 2017 年 10 月第 1 次印刷
咨询电话	400-810-0598	定 价 34.80 元

本书如有缺页、倒页、脱页等质量问题,请到所购图书销售部门联系调换

版权所有 侵权必究

物 料 号 48624-00

《老年护理》编写人员

主　　编　张红菱　徐　蓉

副 主 编　黄　莉　李茶香

编写秘书　齐　玲

编　　者　（按姓氏笔画排序）

王　芳　咸宁职业教育学校

王宛蓉　荆州职业技术学院

刘丽萍　荆州职业技术学院

齐　玲　武汉轻工大学医学技术与护理学院

李茶香　宜昌市中心人民医院

李翠华　上海市东海老年护理医院

李秀琪　武汉轻工大学附属长江航运总医院

李严慧　襄阳市中心医院

汪芳芳　仙桃职业学院

张红菱　武汉轻工大学医学技术与护理学院

胡文梅　湖北省石首市人民医院

徐　蓉　荆州职业技术学院

高洋洋　湖北中医药高等专科学校

黄　莉　湖北三峡职业技术学院

前　　言

本书是配合执行湖北省职业院校中高职衔接教学标准(试行)的配套教材,主要为高等医学职业院校中高职衔接护理专业教学使用,也可作为临床护理人员和社区老年保健工作者的培训用书或参考书。

当前我国人口老龄化问题日趋严重,老年人口基数庞大,老年人口增长速度快,高龄化趋势明显。政府高度重视和解决人口老龄化问题,积极发展老龄事业,加强老年护理人才队伍建设。本书力求适应医学和护理学的不断发展,符合我国国情,培养专业化的老年护理人才。主要特点如下:① 突出老年护理特色,顺应生物—心理—社会医学模式,注意与老年人的健康问题和健康需求紧密结合。② 注意与中高职专业课程内容的衔接与提升,避免简单的重复或遗漏。③ 设有学习目标、典型案例、知识链接、本章小结、思考题等模块,引导教学互动、自主学习。④ 充分体现新形态一体化教材理念,在教材编写的同时进行配套教学资源的建设。

本书共分十二章,各章内容与编者如下:绪论(李荼香编写)、老化相关理论(徐蓉编写)、老年人的健康评估(王宛蓉、王芳、齐玲编写)、老年人的保健及健康促进(汪芳芳编写)、养老与照顾(张红菱编写)、老年人常见心理与精神问题的护理(齐玲编写)、老年人常见认知与感知问题的护理(黄莉编写)、老年人常见营养与排泄问题的护理(张红菱、李秀琪编写)、老年人休息与活动问题的护理(胡文梅编写)、老年人其他常见问题的护理(李严慧、李翠华编写)、老年人的康复护理(刘丽萍、张红菱编写)、老年人的院外急救及临终护理(高洋洋编写)。附录(王芳、齐玲编写)中提供一些常用的评估量表,方便学生或临床护理人员使用。

由于编写时间有限,编者的知识水平和能力有限,难免存在错误和不足,敬请护理同仁、专家、各位读者及使用本教材的师生批评斧正!

张红菱

2017 年 1 月

目　录

二维码资源目录

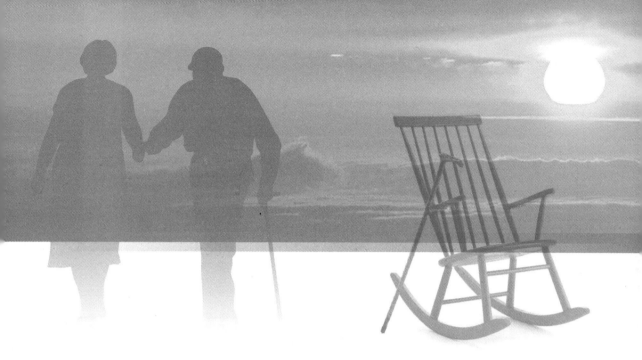

第一章　绪论

学习目标

1. 掌握老年人及老龄化社会的划分标准、老年护理学的概念。

2. 熟悉老年护理的目标与原则、人口老龄化的对策。

3. 了解国内外老年护理的现状与发展趋势。

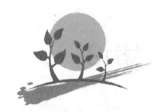

老龄化社会是指老年人口占总人口达到或超过一定比例的人口结构模型。目前,世界上几乎所有发达国家都已经进入老龄化社会,许多发展中国家正在或即将进入老龄化社会。1999 年,中国也进入了老龄化社会,是较早进入老龄化社会的发展中国家之一。中国也是世界上老年人口最多的国家,占全球老年人口总量的 1/5,中国的人口老龄化不仅是中国自身的问题,而且关系到全球人口老龄化的进程,备受世界关注。

人口老龄化是全球普遍关注的社会问题,对经济和社会发展产生了深远的影响,对社会保障、医疗和护理工作提出了更高的要求。满足老年患者的健康需求,提高老年患者的生活质量,维护和促进老年人的身心健康,已成为老年护理工作者的重要工作任务。

第一节　老年人与人口老龄化

一、老年人的年龄划分标准与老龄化社会

1. 老年人的年龄划分

世界卫生组织(WHO)对老年人年龄的划分,按不同国家地区分别使用两个标准:发达国家将 65 岁及以上的人群定义为老年人,而发展中国家(特别是亚太地区)则将 60 岁及以上人群称为老年人。

WHO 根据现代人生理心理结构上的变化,将人的年龄界限又作了新的划分:44 岁以下为青年人;45～59 岁为中年人;60～74 岁为年轻老人;75～89 岁为老老年人;90 岁以上为非常老的老年人或长寿老人。这 5 个年龄段的划分,把人的衰老期推迟了 10 年,对人们的心理健康和抗衰老意志将产生积极影响。

中华医学会老年医学学会于 1982 年建议:我国以 60 岁及以上为老年人;老年分期按 45～59 岁为老年前期(中老年人),60～89 岁为老年期(老年人),90 岁及以上为长寿期(长寿老人)。

2. 老龄化社会

人口老龄化(aging of population)是指总人口中因年轻人口数量减少、年长人口数量增加而导致的老年人口比例相应增长的动态过程。包括两个含义:一是指老年人口相对增多,在总人口中所占比例不断上升的过程;二是指社会人口结构呈现老年状态,进入老龄化社会。

人口老龄化的程度是以老年人口系数(coefficient of aged population)来衡量的。老

年人口系数是指一个国家或地区的老年人口所占总人数的百分比,具体计算方式如下:

老年人口系数=[60 岁(或 65 岁)及以上老年人口数/总人口数]×100%。

WHO 对老龄化社会的划分有两个标准。在发达国家,65 岁及以上老年人口系数达 7%以上;或在发展中国家,60 岁及以上老年人口系数达 10%以上,即可认定为老龄化社会(老龄化国家或地区),具体见表 1-1。

表 1-1 老龄化社会的划分标准

老龄化社会划分标准	发达国家	发展中国家
老年人年龄界限	65 岁	60 岁
青年型(老年人口系数)	<4%	<8%
成年型(老年人口系数)	4%~7%	8%~10%
老年型(老年人口系数)	>7%	>10%

二、人口老龄化的现状与发展趋势

(一)世界人口老龄化的趋势与特点

1. 人口老龄化是世界人口发展的普遍趋势,是所有国家的共同现象

世界各地的老年人口所占比例和绝对数量都在急剧增加。据联合国卫生组织统计,1950 年全世界大约有 2.0 亿老年人,1975 年上升到 3.5 亿,1990 年则达 4.8 亿,2002 年增加到 6.29 亿,预计 2050 年可达 20.2 亿。

在世界范围内,许多国家人口老龄化的步伐也较过去明显加快(图 1-1)。各国 60 岁及以上老年人口所占比例从 10%攀升至 20%所需的时间或预计所需的时间越来越短。

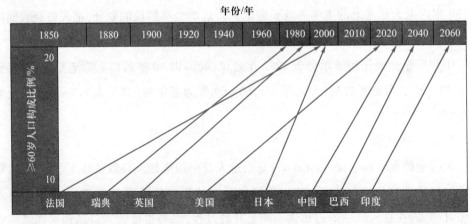

图 1-1 60 岁及以上老年人口所占比例从 10%攀升至 20%所需的时间或预计所需的时间

(来源:WHO,关于老龄化与健康的全球报告,2015)

2. 老年人口重心从发达国家向发展中国家转移

1950—2050 年的 100 年间,发达地区的老年人口将增加 3.8 倍,发展中国家的老年人口将增加 14.7 倍,因而世界老年人口日趋集中在发展中国家或地区。预计 2050 年,世界老年人口中约有 82% 的老年人,即 16.1 亿人将生活在发展中国家或地区,3.6 亿老年人将生活在发达国家或地区。

3. 人口平均预期寿命不断延长

平均期望寿命(average life expectancy)是指通过回顾性死因统计和其他统计学方法,计算出特定人群能生存的平均年数,简称平均寿命或预期寿命。它代表一个国家或地区人口的平均存活年龄。

近半个世纪以来,世界各国的平均寿命都有不同程度的增加(图 1-2)。19 世纪许多国家人口平均寿命只有 40 岁左右,20 世纪末则达到 60~70 岁,一些国家人口平均寿命已经超过 80 岁。2002 年世界人口平均寿命为 66.7 岁,日本人口平均寿命接近 82 岁,至今保持着世界第一长寿国的地位。

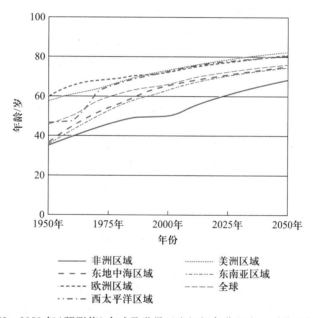

图 1-2　1950—2050 年(预测值)全球及世界卫生组织各分区人口平均预期寿命的变化

(来源:WHO,关于老龄化与健康的全球报告,2015)

4. 高龄老年人(80 岁及以上老年人)增长速度快

1950—2050 年,80 岁及以上人口以平均每年 3.8% 的速度增长,大大超过 60 岁及以上人口的平均增长速度(2.6%)。2000 年,全球高龄老年人达 0.69 亿,大约占老年总人口的 1/3。预计至 2050 年,高龄老年人约 3.8 亿,占老年人总数的 1/5。

5. 老年妇女是老年人口中的多数

多数国家老年人口中女性人口数量超过男性。一般而言,老年男性死亡率高于女性。如美国女性老年人的平均预期寿命比男性老年人高 6.9 岁,此数据在日本为 5.9 岁,在法国为 8.4 岁,在中国为 3.8 岁。

(二) 我国人口老龄化趋势及特点

中国已进入老龄化社会。从 2001 年至 2100 年,中国的人口老龄化发展趋势可以划分为三个阶段。

(1) 第一阶段:快速老龄化阶段(2001—2020 年) 这一阶段,中国将平均每年增加 596 万老年人口,年均增长速度达到 3.28%,大大超过总人口年均 0.66% 的增长速度,人口老龄化进程明显加快。到 2020 年,老年人口将达到 2.48 亿,老龄化水平将达到 17.17%,其中,80 岁及以上老年人口将达到 3 067 万人,占老年人口的 12.37%。

(2) 第二阶段:加速老龄化阶段(2021—2050 年) 伴随着 20 世纪 60 年代到 70 年代中期的新中国成立后第二次生育高峰人群进入老年期,中国老年人口数量开始加速增长,平均每年增加 620 万人。同时,由于总人口逐渐实现零增长并开始负增长,人口老龄化将进一步加速。到 2023 年,老年人口数量将增加到 2.7 亿,与 0~4 岁少儿人口数量相等。到 2050 年,老年人口总量将超过 4 亿,老龄化水平推进到 30% 以上,其中,80 岁及以上老年人口将达到 9 448 万,占老年人口的 21.78%。

(3) 第三阶段:稳定的重度老龄化阶段(2051—2100 年) 2051 年,中国老年人口规模将达到峰值 4.37 亿,约为少儿人口数量的 2 倍。这一阶段,老年人口规模将稳定在 3 亿~4 亿,老龄化水平基本稳定在 31% 左右,80 岁及以上高龄老年人占老年总人口的比例将保持在 25%~30%,进入一个重度老龄化的平台期。

与其他国家相比,中国的人口老龄化具有以下主要特点。

1. 老年人口绝对数多

截至 2015 年年底,我国 60 岁及以上老年人口已经达到 2.22 亿,占总人口的 16.1%(图 1-3),其中 65 岁及以上人口 14 386 万人,占总人口的 10.5%。目前,中国已经成为世界上老年人口最多的国家,全世界老年人口超过 1 亿的国家只有中国,2 亿老年人口数几乎相当于印度尼西亚的总人口数,已超过了巴西、俄罗斯、日本等人口大国的人口数。

2. 人口老龄化速度快

发达国家人口老龄化进程长达几十年至 100 多年,如法国用了 115 年,瑞士用了 85 年,英国用了 80 年,美国用了 60 年,而我国只用了 18 年(1981—1999 年)就进入了老龄化社会(图 1-4),而且我国人口老龄化的速度还在加快,是人口老龄化发展速度最快的国家之一。预计 2020 年达到 2.48 亿,2033 年前后将翻番到 4 亿,届时每 3 人中就会有一个老年人。到 2050 年左右,老年人口将达到全国总人口的 1/3(图 1-5),将有 4 亿多人口超过 60 岁,而这个数字将超过美国人口总数。

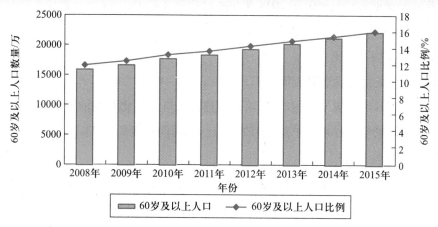

图 1-3　60 岁及以上老年人口占全国总人口的比例

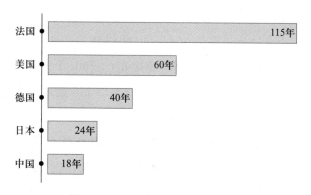

图 1-4　不同国家人口老龄化进程

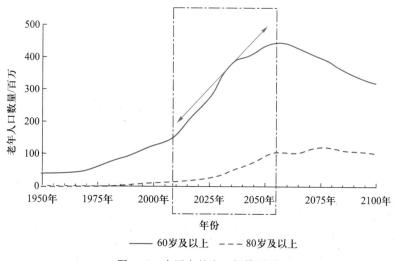

图 1-5　中国老龄人口规模预测

3. 高龄人口增长速度快

中国人口老龄化过程中最严峻的挑战是高龄化趋势不断加剧。2005 年,我国

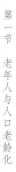

80 岁及以上老年人约 1 600 万, 2014 年年底已接近 2 400 万, 占整个老年人口总数的 11%, 预计到 2050 年左右, 将达 1 亿人。

4. 地区发展不平衡

中国人口老龄化发展具有明显的由东向西的区域梯次特征, 东部沿海经济发达地区明显快于西部经济欠发达地区, 以最早进入人口老年化行列的上海 (1979 年) 和最迟进入人口老年型行列的宁夏 (2012 年) 比较, 时间跨度长达 33 年。

5. 城乡倒置显著

发达国家人口老龄化的历程表明, 城市人口老龄化水平一般高于农村, 中国的情况则不同。目前, 农村的老龄化水平高于城镇 1.24%, 这种城乡倒置的状况将一直持续到 2040 年。到 21 世纪后半叶, 城镇的老龄化水平才将超过农村, 并逐渐拉开差距。这是中国人口老龄化不同于发达国家的重要特征之一。

6. 女性老年人口数量多于男性

目前, 老年人口中女性比男性多 464 万人, 2049 年将达到峰值, 多出 2 645 万人。21 世纪下半叶, 多出的女性老年人口基本稳定在 (1 700~1 900) 万人。需要指出的是, 多出的女性老年人口中 50%~70% 都是 80 岁及以上年龄段的高龄女性人口。

7. 老龄化超前于现代化

发达国家是在基本实现现代化的条件下进入老龄化社会的, 属于先富后老或富老同步, 而中国则是在尚未实现现代化、经济尚不发达的情况下提前进入老龄化社会的, 属于未富先老。发达国家进入老龄化社会时人均国内生产总值一般都在 5 000~10 000 美元以上, 而中国目前人均国内生产总值才刚刚超过 1 000 美元, 仍属于中等偏低收入国家行列, 应对人口老龄化的经济实力还比较薄弱。

三、人口老龄化带来的主要影响

"银发潮"将对我国的经济、社会、政治、文化发展产生深远的影响, 庞大老年群体的养老、医疗、社会服务等方面需求的压力也越来越大。

1. 社会负担加重

抚养系数 (bring up coeffcient), 即社会负担系数, 是指非劳动力人口数与劳动力人口数之间的比率。总抚养系数由老年抚养系数与少儿抚养系数相加得出。随着老龄化加速, 使劳动力人口的比例下降, 老年抚养系数不断上升, 导致社会负担加重。2010 年, 我国老年抚养系数为 19%, 即大约 5 个劳动年龄人口负担 1 个老年人, 2013 年的老年抚养系数上升到 21.58%。据最新预测, 2020 年将达到 28% 左右。

2. 社会保障费用增高

2004 年, 中国基本养老保险的支出总额达到 3 502 亿元, 比 2000 年增加了

65.5%,中央财政对基本养老保险的补贴支出攀升到 522 亿元,2015 年各级财政补贴为 4 716 亿元。离休、退休、退职费用也呈现连年猛增的趋势。政府、企业、社会都已经感到养老保障方面的压力正在显著加大。

3. 老年人对医疗保健的需求加剧

老年人发病率高,生活不能自理的比例高,老年病又多为肿瘤、心脑血管病、糖尿病等慢性病,花费大,消耗卫生资源多,对国家、社会和家庭构成极大的负担,医疗护理保健系统首当其冲迎接了挑战,图 1-6 是 2010 年与 2050 年(预测值)中国不同年龄组需要日常护理和帮助的人数占比。

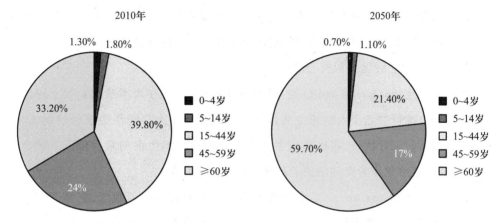

图 1-6　2010 年与 2050 年(预测值)中国不同年龄组需要日常护理和帮助的人数占比

(WHO:2016 年中国老龄化与健康国家评估报告,2016)

4. 社会养老服务供需矛盾突出

我国目前社会养老服务设施不足,民办养老机构发展缓慢,为老服务业发展滞后,尚不能满足养老需求,特别是迅速增长的"空巢"、高龄和带病老年人的养老服务需求。

四、人口老龄化的对策

1. 推动经济快速发展

根据我国人口年龄结构发展预测,2020 年之前是我国劳动年龄人口比例较大,总供养系数不高,国家负担较轻的"人口红利"黄金时期。因此,要充分利用这个经济发展的"黄金时期",发挥我国劳动力资源极为丰富的优势,加快经济发展的步伐,为迎接老龄化高峰的到来奠定坚实的物质基础。

2. 完善养老福利政策和社会保障制度

日本早在 20 世纪 60 年代就开始建立全国民的养老及医疗社会保险制度,以解决老年人的经济、医疗、保健等基本问题,并在随后的几十年里对这一制度进行不断地完善和发展。2000年4月,日本推出介护保险制度,保障行动不便的老年人的生活起居得到专人照顾,同时生病也能得到更加及时专业的治疗。

近年来,随着我国"4—2—1"的家庭结构(即一对夫妇赡养两对老年人和抚养一个子女)越来越普遍,年轻人赡养老年人的压力不断增加,家庭养老功能日渐弱化。因此,为了更好地保障老年人的生活,必须加强社会养老服务体系的建设和完善,一方面,政府要加大对养老机构的投入;另一方面,吸收民间组织积极参与,并做好引导管理和监督工作,真正使国民能够实现老有所养、老有所依。

3. 健全老年人医疗保健防护体系

医疗保健是老年人众多需求中最为突出和重要的需求,应加快深化医疗卫生改革,加强人口老化的医疗保健与护理服务,健全社区卫生服务体系和组织。

4. 创建健康老龄化和积极老龄化

健康老龄化(successful aging)是WHO于1990年9月在哥本哈根会议上提出并在全世界积极推行的老年人健康生活目标。它是指老年人在晚年能够保持躯体、心理和社会生活的完好状态,将疾病或生活不能自理推迟到生命的最后阶段。联合国提出,将健康老龄化作为全球解决老龄化问题的奋斗目标。

积极老龄化(active aging)是在健康老龄化基础上提出的新观念,它强调老年人不仅在机体、社会、心理方面保持良好的状态,而且要积极地面对晚年生活,作为家庭和社会的主要资源,继续为社会做出有益贡献。

知识链接

21世纪养老新理念

国际老龄联合会提出21世纪全球养老新理念:

养老的概念——从满足物质需求向满足精神需求方面发展。

养老的原则——从经验养生向科学养生发展。

养老的目标——长寿是最古老的目标,健康是现代目标。

养老的意义——从安身立命之本向情感心理依托转变。进入21世纪,养老将彻底摆脱功利色彩,走向感情联络和心理依托的殿堂。

第二节 老年护理学概论

老年护理学源于老年学,是一门跨学科、多领域,同时又具有其独特性的综合性学科,与老年学、老年医学等学科关系密切。

一、老年护理的相关概念

（一）老年学

老年学（gerontology）是一门研究老年及相关问题的学科，是包括自然科学和社会科学的新兴综合性交叉学科，是老年生物学、老年医学、老年社会学、老年心理学和老年护理学的总称。

（二）老年医学

老年医学（geriatrics）是研究人类衰老的机制、人体老年性变化、老年人卫生保健和老年病防治的科学，是医学中的一个分支，也是老年学的主要组成部分。它包括老年基础医学、老年临床医学、老年康复医学、老年流行病学、老年预防保健医学和老年社会医学等内容。

（三）老年护理学

老年护理学（gerontological nursing）是研究、诊断和处理老年人对自身现存的和潜在的健康问题的反应的学科，也是研究老年期身心健康和疾病护理特点与预防保健的学科。它是护理学的一个分支，与社会科学、自然科学相互渗透。老年护理学涉及的护理范畴包括评估老年人的健康和功能状态，制订护理计划，提供有效护理和其他卫生保健服务，并评价照顾效果。老年护理学强调保持和恢复、促进健康，预防和控制由急、慢性疾病引起的残疾，发挥老年人的日常生活能力，实现老年机体的最佳功能，保持人生的尊严和舒适生活直至死亡。

二、老年护理的起源及发展

老年护理学的发展起步较晚，它伴随着老年医学而发展，是相对年轻的学科，其发展大致经历了四个阶段。

（1）理论前期（1900—1955 年）　在这一阶段没有任何的理论作为指导护理实践的基础。

（2）理论初期阶段（1956—1965 年）　随着护理专业的理论和科学研究的发展，老年护理的理论也开始发展和研究，第一本老年护理教材问世。

（3）推行老年人医疗保险福利制度后期（1966—1981 年）　在这一阶段，老年护理的专业活动与社会活动相结合。

（4）全面发展和完善的时期（1985 年至今）　老年护理学全面发展，形成了比较完善的老年护理学理论,用来指导护理实践。

(一)国外老年护理的发展

老年护理作为一门学科最早出现于美国,美国老年护理的发展对世界各国老年护理的发展起到了积极的推动作用。1900年,老年护理作为一个独立的专业需要被确定下来,至20世纪60年代,美国已经形成了较为成熟的老年护理专业。1961年美国护理协会设立老年护理专科小组,1966年该小组晋升为"老年病护理分会",确立了老年护理专科委员会,老年护理真正成为护理学中一个独立的分支。从此,老年护理专业开始有较快的发展。1970年首次正式公布老年病护理执业标准;1975年开始颁发老年护理专科证书,同年《老年护理杂志》诞生,"老年病护理分会"更名为"老年护理分会",服务范围也由老年患者扩大至老年人群。1976年美国护理学会提出发展老年护理学,关注老年人对现存的和潜在的健康问题的反应,从护理的角度和范畴执行业务活动。至此,老年护理显示出其完整的专业化发展历程。

美国早期有关老年护理的研究侧重描述老年人及其健康需求,以及老年护理人员的特征、教育与态度,目前更多地研究具有临床意义的课题。例如,在约束与跌倒、压疮、失禁、谵妄与痴呆、疼痛等研究领域取得了满意的效果。此外,老年护理场所的创新实践模式、长期护理照顾、家庭护理等问题也受到重视。近年来,由政府资助成立老年教育中心或老年护理研究院,以改进老年护理实践质量,某些护理学院拥有附属的老人院,便于教学、研究及学生实习。

(二)我国老年护理的发展

20世纪80年代中华老年医学会成立以来和随着老年医学的发展,我国政府对老龄事业十分关注,先后发布了《关于加强老龄工作的决定》《中国老龄事业发展"十五"计划纲要(2001—2005年)》等,有力地促进了老龄事业的发展;建立了老年学和老年医学研究机构,与之相适应的老年护理学也作为一门新兴学科受到重视和发展。我国老年护理体系的雏形是医院的老年患者的护理,如综合医院成立老年病科,开设老年门诊与病房,按专科收治和管理患者;很多大城市均建立了老年病专科医院,按病情不同阶段,提供不同的医疗护理。同时,老年护理医院的成立,对适应城市人口老龄化的需要发挥了积极的作用,其主要工作包括医疗护理、生活护理、心理护理和临终关怀。有的城市还成立了老年护理中心和护理院,为社区内的高龄病残、孤寡老人提供上门医疗服务和家庭护理;对老年重病患者建立档案,定期巡回医疗咨询,老年人可优先受到入院治疗、护理服务和临终关怀服务。

然而,我国老年护理事业的发展与发达国家相比还存在着较大的差距,应借鉴国外的先进经验,积极营造健康老龄化的条件和环境;扩大护理教育规模,缓解护理人力紧张状况;加强老年护理教育,加快专业护理人才培养,适应老年护理市场的需求;建设完善的老年社会保障体系,在健全和完善城市社会养老保险、医疗保险体系的同时,大力推广城乡困难群众的医疗救助制度;大力发展老龄产业,立足城乡社区发展为老服务业,培育老年服务中介组织,培养专业化的为老社会服务队伍。真正满足老年群体在日常生活照顾、精神慰藉、临终关怀、紧急救助等方面日益增长的需求。

三、老年护理的范畴

(一) 老年护理的目标

老年护理的目标是着重使老年人现有能力得到进一步发挥,恢复、保持并促进健康。

1. 增强自我照顾能力

老年人在许多时候都以被动形式生活在依赖、无价值、丧失权利的感受中,自我照顾意识淡化,久而久之将会丧失生活自理能力。因此,要善于运用老年人自身资源,以健康教育为干预手段,采取不同的措施,尽量维持老年人的自我照顾能力,巩固和强化其自我护理能力,避免过分依赖他人护理,从而增强老年人生活的信心,保持老年人的自尊。

2. 延缓恶化及衰退

广泛开展健康教育,提高老年人的自我保护意识,改变不良的生活方式和行为,增进健康。通过三级预防策略,对老年人进行管理。避免和减少健康危险因素的危害,做到早发现、早诊断、早治疗、积极康复,对疾病进行干预,防止病情恶化,预防并发症的发生,防止伤残。

3. 提高生活质量

护理的目标不仅仅是疾病的转归和寿命的延长,而应促进老年人在生理、心理和社会适应方面的完美状态,提高生活质量,体现生命意义和价值。

4. 重视临终关怀

对待临终老人,护理工作者应从生理、心理和社会全方位为他们服务。对其进行综合评估分析,识别、预测并满足其需求,以确保老年人能够无痛、舒适地度过生命的最后时光,让老年人走得平静,给家属以安慰和支持,使他们感受到医务人员对患者及家属的关爱和帮助。

(二) 老年护理的原则

1. 满足需求

人的需要满足程度与健康成正比。因此,首先应基于满足老年人的多种需求。

护理人员应当增强对老化过程的认识,将正常及病态老化过程及老年人独特的心理社会特性与一般的护理知识相结合,及时发现老年人现存的和潜在的健康问题和各种需求,使护理活动能提供满足老年人各种需求和照顾的内容,真正有助于其健康发展。

2. 面向社会

老年护理的对象不仅是老年患者,还应包括健康的老年人和老年人家庭的成员。因此老年护理必须兼顾到医院、家庭和人群,护理工作不仅仅是在病房,而且也应包括社区和全社会。

3. 整体护理

由于老年人在生理、心理、社会适应能力等方面与其他人群有不同之处,尤其是老年患者往往有多种疾病共存,疾病之间彼此交错和影响。要求护理业务、护理管理、护理制度、护理科研和护理教育各个环节的整体配合,共同保证护理水平的整体提高。

4. 个体化护理

老化程度因人而异;影响衰老和健康的因素也错综复杂,特别是出现病理性改变后,老年个体的状况差别很大,加上患者性别、病情、家庭、经济等各方面情况不同。执行个体化护理的原则,做到针对性和实效性护理。

5. 早期防护

由于延缓衰老和治愈老年病仍是可望而不可即的难题,因此,老年人护理的目的也不仅是为了治愈老年病和修复各种器官障碍,而是要了解老年人常见病的病因、危险因素和保护因素,采取有效的预防措施,防止老年疾病的发生和发展。对有慢性病、残疾的老年人,也要根据病情尽早进行医疗康复和护理,帮助恢复基本生活自理能力,尽早融入社会。

6. 持之以恒

随着衰老,加上老年疾病病程长,合并症多,并发症多,后遗症多,多数老年患者的生活自理能力下降,有的甚至出现严重的生理功能障碍,对护理工作有较大的依赖性。老年人需要连续性照顾,如医院外的预防性照顾、精神护理、家庭护理等。因此,开展长期护理是必要的。对各年龄段健康老年人、患病老年人均应做好细致、耐心、持之以恒的护理,减轻老年人因疾病和残疾所遭受的痛苦,缩短临终依赖期,对生命的最后阶段提供系统的护理和社会支持。

本章小结

发达国家将 65 岁及以上的人群定义为老年人,而发展中国家(特别是亚太地区)则将 60 岁及以上人群称为老年人。中华医学会老年医学学会于 1982 年建议:我国以60岁及以上为老年人;老年分期按45~59岁为老年前期(中老年人),60~89岁为老年期(老年人),90岁以上为长寿期(长寿老人)。

我国老龄化进程与家庭小型化、空巢化相伴随,与经济社会转型期的矛盾相交织,社会养老保障和养老服务需求迅速增加。到2030年全国老年人口规模将会翻一番,老年护理事业发展任重道远。广大医护人员要努力探索、研究和建立我国老年护理的理论和技术,构建有中国特色的老年护理理论和实践体系,不断推进我国老年护理事业的发展。

思考题

1. 简述老年人的年龄划分标准。

2. 中国人口老龄化有什么特点? 人口老龄化对中国社会经济发展带来哪些问题?

3. 作为一名护理人员你将如何应对老龄化社会的到来?

(李荼香)

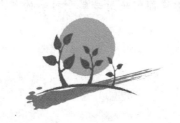

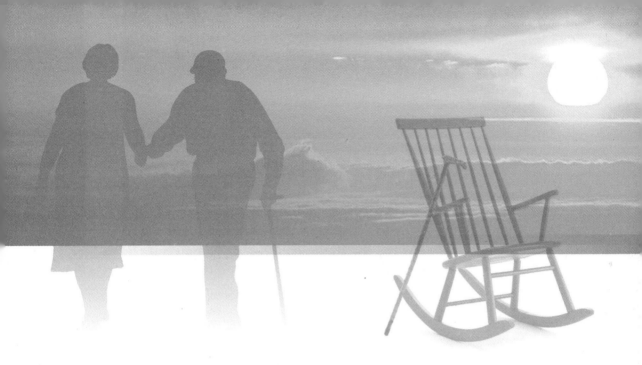

第二章　老化相关理论

学习目标

1. 掌握老化的概念。

2. 熟悉各种老化理论与老年护理工作的关系。

3. 了解各种老化理论的内容。

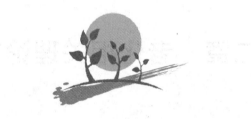

老化（aging）即衰老（senility），是机体结构和功能退行性下降和紊乱的综合表现。老化是所有生物种类在生命延续过程中的一种生命现象，直至衰老和死亡。人体老化是个复杂的过程，至今人体老化的真正原因和机制尚未完全清楚。关于老化机制的学说有很多，归纳起来有生物学理论、心理学理论和社会学理论等。

第一节 老化的生物学理论

老化的生物学理论（biological aging theories）是指研究老化过程中生物体的生理改变的特性和原因的理论。老化的生物学理论可以分为随机老化理论和非随机老化理论两类。随机老化理论认为，老化的发生是随机损伤累积的过程；非随机老化理论则认为老化是程序控制的过程。

一、随机老化理论

目前提出的随机老化理论有体细胞突变理论、分子交联理论、自由基理论等。

1. 体细胞突变理论

体细胞突变理论（the somatic mutation theory）认为，人体衰老的重要原因在于体细胞会发生自发性突变，随后突变细胞继续分裂，直至器官功能失调甚至完全丧失。

2. 分子串联理论

分子串联理论（cross linkage theory）又称交联理论或胶原质论，该理论认为生物体内正常状态下处于分割状态的大分子（胶原纤维、弹性纤维、酶、DNA）因某些因素发生异常或过多的交联反应，联结成难以分解的交联物，对机体造成严重的损害作用，导致生物体的衰老和死亡。交联物可破坏 DNA 分子链，导致细胞突变、代谢废物无法排除、胶原蛋白丧失弹性和功能，使组织器官功能衰退。随着年龄的增长，这种交联物在机体内日益集聚，最终导致组织和器官功能衰竭，机体产生不可修复的损坏。这一理论可解释老年人发生动脉粥样硬化的原因及皮肤松弛等现象。

3. 自由基理论

自由基理论（free radical theory）认为，衰老是自由基对细胞成分氧化损伤引起的。人细胞在代谢过程中，产生一系列氧自由基，其中以羟自由基和超氧阴离子自由基对人体损害最大，氧自由基氧化能力极强，它可以破坏细胞膜、蛋白质及 DNA，造成染色体畸变、细胞突变、导致恶性肿瘤；可使胶原蛋白交联变性，导致骨质疏松、血管硬化、皮肤皱缩，促进衰老。

二、非随机老化理论

非随机老化理论有神经内分泌理论、免疫理论、基因程控理论、端粒-端粒酶假说等。

1. 神经内分泌理论

神经内分泌理论（neuroendocrine theory）认为，老化现象是由于脑内神经传导物质不平衡，大脑和内分泌腺体的功能失调所致，尤其是脑腺垂体激素干扰体细胞功能失调。

2. 免疫理论

免疫理论（immunity theory）认为，机体免疫功能减退和自身免疫在导致衰老过程中起着决定性的作用。随着年龄的增长，机体系统免疫功能下降或异常，对外来异物的辨认和反应能力降低，导致细胞功能的失调和各种代谢障碍，引起机体衰老的发生和发展，最终导致死亡。老年人随着年龄的增加，各种自身免疫系统疾病、感染、癌症发生率增高。

3. 基因程控理论

基因程控理论（genetic program theory）认为，遗传决定了生物的衰老过程，生物体的生长、发育、成熟、衰老和死亡这一自然过程是由遗传程序安排的。衰老的最初启动源于细胞，细胞内在的预定程序决定了细胞寿命的长短。每一种生物有其恒定的寿命，老化是一种必然的过程。

4. 端粒-端粒酶假说

端粒-端粒酶假说（telomere- telomerase hypothesis）提出，端粒是真核细胞染色体末端的一段 DNA 片段，具有保持染色体稳定性和细胞活性的作用。细胞在每次分裂过程中都有一段端粒序列丢失，当端粒缩短到一定的长度时，便不能再维持染色体的稳定，细胞就开始衰老甚至死亡。端粒酶是一种反转录酶，可合成端粒 DNA，维持端粒长度的稳定性。

老化的生物学理论主要有以下观点：① 生物老化影响所有生命体。② 生物老化是随着年龄的增长而发生的自然的、不可避免的、不可逆的及渐进的变化。③ 引起个体老化改变的原因各自不同。④ 机体内不同器官和组织的老化速度各不相同。⑤ 生物老化受非生物因素（环境、饮食等）的影响。⑥ 生物老化过程不同于病理过程。⑦ 生物老化可增加个体对疾病的易感性。了解老化的生物学理论，有助于护理人员指导老年人正确认识老化过程中机体的生理改变，帮助老年人积极防范一些病变。

第二节　老化的心理学理论

一、人的需求理论

　　人的需求理论（human needs theory）主要强调动力和人的需求等概念。马斯洛（Maslow）人的基本需要层次理论（the basic theory of hierarchy of needs）是最具有代表性的人的需求理论，于1954年提出。该理论认为人类受许多基本需要所支配，这些需要引导人类发生行为，直至需要获得满足。该理论指出人类有5个不同的需要层次，从低级到高级分别为生理的需要、安全的需要、爱与归属的需要、自尊的需要及自我实现的需要（图2-1）。马斯洛强调：获取这些需要有先后层次的倾向，只有低一级层次的需要得到满足后，才会产生对高一级层次需要的需求；人在不同的人生阶段有不同的需要，尽管这些需要在不同层次间变化，但总是向更高层次的需要努力；只有完全成熟的个体，并具有自主、创造、独立及良好人际关系，才会有自我实现的需要。老年人属于成熟的个体，对高层次的需要更为迫切，在老年护理工作中应关注老年人高层次的需要。

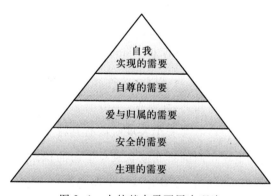

图2-1　人的基本需要层次理论

二、自我概念理论

　　自我概念（self-concept）是一个人对自己角色功能的认知与评价，它是随个体心理成长、人格发展而逐步产生的，通过社会互动与社会沟通形成。自我概念理论（self-concept theory）强调一个人的自我思想、情感、行为和态度等。人类不仅能意识到自己的存在，还能认识自己、评价自己、反省自己存在的价值和发展目标，能进行自我发现、自我设计、自我确立、自我教育和自我发展等一系列能动性活动。每个人在社会上往往同时扮演多种不同的角色，由于扮演角色的不同，自我概念也就不同。当人类进入老年期，由于所扮演社会角色的减少或丧失，再加上生理健康衰退，致使自我概念减弱，老化心态也随之出现。

知识链接

班杜拉自我效能感理论

自我效能感（self-efficacy）：指个体对自己是否有能力完成某一行为所进行的推测与判断。班杜拉（Bandura）对自我效能感的定义是指"人们对自身能否利用所拥有的技能去完成某项工作行为的自信程度"。该概念20世纪70年代被班杜拉提出以后，心理学、社会学和组织行为学领域开始对此进行大量的研究，自我效能感理论得到了丰富和发展，但至今关于自我效能的概念界定并非十分明确。班杜拉认为，由于不同活动领域之间的差异性，所需要的能力、技能也千差万别。一个人在不同的领域中，其自我效能感是不同的。提高老年人的一般自我效能感，可以增强老年人的主观幸福感，提高老年人的生活质量。研究者认为可以通过为老年人提供社会支持和自主空间，促进老年人的一般自我效能感。

三、人格发展理论

人格发展理论（theory of personality development）又称为发展理论。心理学家发现个体的整个人生过程分为几个主要阶段。艾瑞克森（Erikson）将整个人生过程从出生到死亡分为8个主要阶段：婴儿期、幼儿期、学龄前期、学龄期、少年期（青春期）、青年期、成年期和晚年期（表2-1）。每一个发展阶段有其特定的发展任务，若能顺利完成或胜任该任务，个体将呈现正向的自我概念及对生命的积极态度，人生则趋向成熟和完美；反之，个体则呈现负向的自我概念及对生命的消极态度，人生则走向失败，出现发展停滞或扭曲的现象。

表2-1 艾瑞克森的人格发展理论

阶段	发展任务	适应发展的结果	停滞或扭曲发展的结果
婴儿期	基本信任感	有安全感、信任	猜疑、不信任
幼儿期	独立与自主感	独立	害羞
学龄前期	发展与主动感	主动	罪恶感
学龄期	勤奋感	勤奋	自卑

阶段	发展任务	适应发展的结果	停滞或扭曲发展的结果
少年期(青春期)	自我认同	角色认同、自我肯定	角色混淆
青年期	建立亲密关系	亲密	恐惧、孤立
成年期	创造与生产	创造生产	停滞、沉溺物质享受、自怜
晚年期	整合感	整合	失望

　　老年人处于晚年发展阶段,是个人回顾和评价自己一生的时期。如果老年人对自己的一生评价结果符合其个人发展的目标,就会感到自我满足,老年人将会表现出适应且满足的生活态度,并能积极面对生、老、病、死;如果评价的结果与自我发展目标偏离,对以往产生懊悔,就会产生心理危机,难免对生活出现悲观、消极、不适应的现象与行为表现。该理论可以指导护理工作者帮助老年人完成晚年期的人格发展任务,从而适应老化。

第三节　老化的社会学理论

一、隐退理论

　　隐退理论(disengagement theory)由卡明(E. Cumming)和亨利(W. Henry)于1961年提出。该理论认为社会与老年人退出社会相互作用所形成的彼此有益的过程,该相互作用的过程有利于维持社会的平衡状态。该过程是不会因个人意愿而改变的,是不可避免的,是根据社会的需要和老年人生理条件而产生的,甚至部分老年人期望早日隐退。随着老年人与社会交往的频率、方式和性质逐渐改变,他们与社会交往的机会会减少,隐退即开始显现。老年人从社会角色与社会交往中隐退,是所有成功老化的必经之路,也是一种有制度、有次序、平稳的权利与义务的转移。老年人顺利隐退,有利于促进社会的进步、安定和祥和。这一理论指导护理工作者应关爱老年人,帮助老年人适应离退休后的生活改变和社会角色改变。

二、活跃理论

　　活跃理论(active theory)是由哈维葛斯特(Havighurst)等人于1963年提出,该理论认为老年人因年龄大而失去原有角色功能,会使老年人失去生活的信心与意义,如果能让老年人有机会参与社会活动,贡献自己的力量,他们对晚年生活的满意度就会增加,而不会觉得自己是没有用的人,从而能很好地适应老年生活,更好地提升生活品质和满意度。老年人的生理、心理及社会需求,不会因为生理、心理及身体健康状况的改变而改变。老年人仍然期望积极参加社会活动,保持中年的生活形态,维持原有的角色功能,以证明自己并未衰老。护理工作者应帮助老年人积极寻求替代角色,让老年人能从事一些有意义的工作,继续发挥专长,并且能够提供多种形式的老年活动团体,让老年人老有所为、老有所乐。

三、持续理论

持续理论(continuity theory)是由纽加顿(Neugarten)等学者于 1968 年提出,该理论是在活跃理论及隐退理论的基础上促成和诞生的,以对个性的研究为理论基础,更加注意老年人的个体性差异。该理论认为,随着年龄的增长,个体面对老化会倾向维持与过去一致的生活形态,并积极寻找可以取代过去角色的相似生活形态与角色,这是老年人在环境中持续老化适应的典型方式。强调老年人能否成功老化与老年人的人格改变有关,人的人格会随年龄的增加而持续地动态改变,若个体能适时改变人格,适应人生不同阶段的生活,则能较成功地适应老化。该理论可帮助护理工作者了解老年人的发展及人格行为,为协助老年人适应这些变化提供依据。

四、老年次文化理论

老年次文化理论(subculture of aging theory)是由罗斯(Rose)于 1962 年提出,该理论认为老年人在社会团体中是一群非主流人群,他们有自己特有的文化特点,如生活信念、习俗、价值观及道德规范等方面,自成一个次文化群体。老年人在这个次文化群体中,个人社会地位的认定由过去的职业、教育程度、经济收入转移至健康状态或患病情况等方面。随着代表老年人次文化群体机构或组织的逐渐增加,同一次文化群体间的相互支持和认同有助于老年人对老化过程的适应。护理工作者可协助成立各种老年文化组织,如老年协会、老年大学、老年活动中心等,帮助老年人适应老化过程。

五、其他理论

除了以上老化的社会学理论,还有角色理论、年龄阶层理论、积极主动理论、社会环境适应理论等。

老化的社会学理论可以帮助护理工作者了解家庭关系、社区环境、经济状况、角色适应、教育程度、文化背景等社会因素对老年人生活的影响,充分收集资料并详细了解相关的文化背景,拟订合理、完善的个性化护理计划来指导护理活动。

本章小结

本章主要介绍了老化的生物学理论、老化的心理学理论、老化的社会学理论。各种老化的理论都有其局限性,护理人员需要根据具体情况选择应用不同的老化理论指导老年护理工作。熟悉了解各种老化理论,有助于护理工作者评估老年人健康状况,了解其需求,拟订适合老年个体的护理计划,提供完善的护理措施,从而提高老年人生活质量。

思考题

1. 简述老化的概念。

2. 老化的生物学理论有哪些?护理人员可以运用这些理论开展哪些工作?

3. 什么是马斯洛的基本需要层次理论?其对护理工作有什么指导意义?

4. 王婆婆,73岁,患多种慢性疾病。一直情绪低落,经常抱怨自己一生过得没有意义。护理人员可以用哪些理论和方法帮助王婆婆?

(徐 蓉)

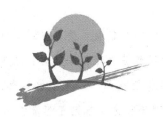

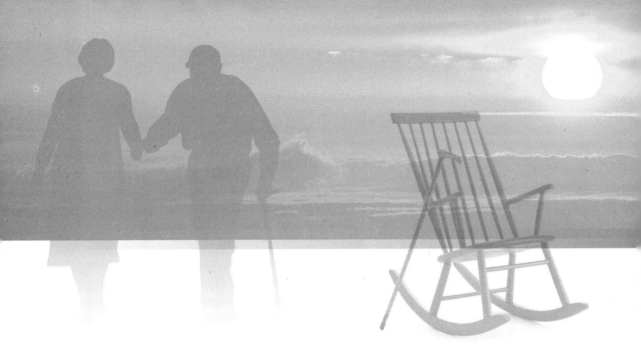

第三章　老年人的健康评估

学习目标

1. 掌握老年人健康评估的内容和注意事项。
2. 掌握躯体健康评估的方法和内容。
3. 熟悉老年人心理、社会健康、生活质量评估的内容。
4. 了解老年人心理、社会健康、生活质量评估常用量表。

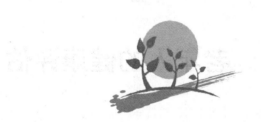

健康评估是系统地、有计划地收集评估对象的健康资料,并对资料的价值进行分析判断的过程。老年人的病史采集和健康评估过程同成年人,但老年人由于生理功能的衰退、感官功能的缺损及认知功能的改变,接受信息和沟通能力均有所下降。因此,护理人员在评估老年人的健康状况时,注意区分老年人的生理性老化和病理性改变,应结合老年人的特点,正确应用评估技能和语言、非语言沟通技巧,通过观察、交谈、体格检查及实验室检查获得正确的健康资料,准确判断老年人的健康状况及功能状态。

第一节　概述

老年人的健康评估内容包括躯体健康、心理健康、社会角色功能评估,以及综合反映这三方面功能的生活质量评估。在评估的过程中,护理人员应以老年人为中心,运用相关的评估技巧,全面、客观地收集老年人的健康资料。

一、老年人健康评估的内容

1. 躯体健康的评估

躯体健康可以影响老年人的心理健康水平,还可以影响老年人的社会适应能力。躯体健康评估主要包括健康史的采集、身体评估、功能状态评估和辅助检查四个部分。

2. 心理、社会健康的评估

心理健康是反映健康的重要部分,包括认知的评估、焦虑的评估、抑郁的评估等,一般用量表进行评估。社会学健康观指出健康是一个人所具有的正常社会角色功能,具有执行其社会角色和义务的最佳状态。老年人的社会功能评估包括社会角色评估、家庭评估、环境评估和文化评估。

3. 生活质量评估

生活质量(quality of life,QOL)评估是在生物-心理-社会医学模式下产生的一种新的健康测量技术,是对老年人群身体、精神、家庭和社会生活满意程度和老年人对生活的全面评价。

二、老年人健康评估的注意事项

1. 提供适宜的环境

老年人与成年人相比容易受凉感冒,所以体检时应注意调节室内温度至 22～

24℃ 为宜。老年人视听力下降,评估时应避免光线的直接照射,环境要安静、无干扰。同时注意保护老年人的隐私,在体检时进行必要的遮挡。

2. 安排充分的时间

老年人由于感官退化,因而反应迟钝,行为迟缓,思维能力下降。因此,所需评估时间较长,很容易感到疲劳。护理人员应根据老年人的具体情况,灵活掌握评估时间,必要时分时、分段进行。可将评估贯穿于护理程序的每个阶段,以求获得详尽而准确的健康资料。

3. 选择适当的方法

对老年人进行健康评估的主要方法有:交谈、观察、体格检查、查阅病历资料和用标准化问卷或量表测试身心状况。进行躯体评估时,应根据评估的要求选择合适的体位,重点检查易于发生皮损的部分。对有移动障碍的老年人,可使老年人取舒适的体位。检查老年人口腔和耳部时,要取下义齿和助听器。有些老年人部分触觉功能减退或消失,需要较强的刺激才能引出,在进行感知觉检查,特别是痛觉和温度觉检查时,注意避免损伤老年人。

4. 运用良好的沟通技巧

老年人听觉、视觉、记忆、思维功能逐渐衰退,反应迟钝,语言表达不清,交谈时会产生不同程度的沟通障碍而影响病史的采集。为了促进沟通,护理人员应尊重老年人,建立良好的护患关系,采用关心、体贴的语气,直接而简单地提问,语速要慢,语音清晰、通俗易懂,适时注意停顿和重复。也可配合书面语言和体态语言进行沟通。交谈中适当运用耐心倾听、触摸、拉近空间距离等技巧,并注意观察老年人的非语言信息,增进与老年人的情感交流,以便收集到详尽而准确的资料。为认知功能障碍的老年人收集资料时,询问要简洁得体,必要时可由其家属或照顾者协助提供资料。

5. 注意客观而全面地评估

对老年人进行健康评估时,应全面地收集资料,客观准确地判断,避免护理人员的主观判断引起偏差。进行功能状态的评估时,应注意周围环境对老年人的影响,可通过直接观察老年人的日常生活活动进行评估。

知识链接

老年综合健康评估

老年综合健康评估(comprehensive geriatric assessment,CGA),是从老年人整体出发,多维度、全面科学地实施健康状况评估,是以一系列量表为工具,从医学问题、身体功能、认知功能、情感、生活环境、社会支持系统和信仰心灵状态等多层面对老年人进行全面而详细的评估,以明确可以干预和治疗的目标。包括健康监测、健康评估和健康干预,其中健康评估尤为关键。老年综合健康评估可应用于老年医疗服务、老年病急性期医疗服务、老年病中期照护、老年病长期照护服务、老年临终关怀服务、社区卫生服务及其他医学领域。

老年综合健康评估是目前国外推行的实施老年人健康管理的重要方法之一,在国际上受到重视。许多老龄化程度较高的国家已将老年综合健康评估作为诊疗常规。国内学者也对此进行了相关研究,目前还未列入医疗服务环节中。

第二节　老年人躯体健康的评估

对老年人躯体健康的评估,除了生理功能及疾病本身外,还要对其日常生活能力,即自理程度进行评估。主要包括:健康史的采集、体格检查、功能状态的评估,以及辅助检查等。

一、健康史的采集

老年人的健康史是指老年人过去和现在的健康状况,老年人对自身健康状况及日常生活和社会活动能力等方面的资料。以老年人主诉为中心,详细了解目前老年人的健康状况,有无急、慢性疾病及严重程度和患病时间,主要症状特点,治疗护理情况及恢复程度,对日常生活和社会活动能力的影响。了解老年人的过去史,即疾病史,手术、外伤史,食物、药物等过敏史,了解老年人的家庭史及其他相关资料。

二、体格检查

1. 生命体征

老年人的生命体征可有以下特点:

(1) 老年人基础体温较成年人低,70 岁以上的老年人感染常无发热的表现。若老年人午后体温比清晨高 1℃以上,则应视为发热。

(2) 脉率接近正常成年人,但测脉搏的时间不应少于 30 s,注意脉搏的不规则性。

(3) 老年人呼吸频率较正常成年人快。

(4) 血压增高和直立性低血压在老年人中较为常见。血压:收缩压一般在 140~160 mmHg(18.6~21.3 kPa),舒张压在 90~95 mmHg(12.0~12.6 kPa)。平卧 10 min 后测定血压,然后直立后 1 min、3 min、5 min 各测定一次,如直立时任何一次收缩压比卧位降低 ≥20 mmHg 或舒张压降低 ≥10 mmHg,即可诊断为直立性低血压。

2. 一般状况

（1）身高、体重　随着年龄的增长，老年人身高可以缩短，男性平均缩短 2.9 cm，女性平均缩短 4.9 cm。老年人的皮下脂肪减少，体重减轻。

（2）智力与意识状态　意识状态主要是评估老年人对周围环境的认识和对自身状况的识别能力。通过测定记忆力、定向力等可帮助判断早期痴呆。

（3）营养状况　包括食欲、进食情况和有无饮食限制。

（4）体位与步态　是否步态不稳、体力活动能力是否丧失等。

3. 头面部与颈部

（1）头发　随着年龄的增长，头发稀疏、变白或有秃发。

（2）眼睛及视力　由于老年人皮下脂肪减少，眼球内陷，上睑下垂。结膜微黄，角膜敏感度下降。老年人眼睛的迅速调节远、近视力能力下降，视力减退，出现"老花眼"。异常病变可有白内障、青光眼、眼底动脉硬化等。

（3）耳及听力　老年人外耳道皮肤、皮脂腺萎缩，分泌减少，耳郭增大。耳垢干燥。老年人听力下降，易出现耳聋、耳鸣。

（4）鼻　老年人鼻腔黏膜萎缩、变薄，鼻腔干燥，嗅觉随年龄的增长减退。

（5）口腔　由于老年人毛细血管血流减少，口腔黏膜变白；口腔唾液分泌减少，口腔黏膜干燥；味蕾减少，味觉功能减退；牙齿变黄、变黑，常有松动或脱落。

（6）颈部　注意老年人颈部活动度，脑血管病、颈椎病、帕金森病、痴呆等可出现颈强直。

4. 胸部

（1）胸廓和肺　胸廓变形，前后径增大出现桶状胸。老年人残气量增多，叩诊多呈过清音。胸廓顺应性下降和呼吸肌力量减弱，胸廓活动受限，导致通气功能减弱，听诊呼吸音强度降低。

（2）乳房　老年女性乳腺组织减少，乳房呈现平长、平坦。如观察发现乳头溢乳或乳房硬结包块，高度怀疑癌症。

（3）心脏　心尖搏动位置下移，幅度减小。主动脉瓣、二尖瓣的钙化、纤维化，导致瓣膜僵硬和关闭不全，听诊时可闻及杂音。

5. 腹部

老年人多腹部脂肪堆积，腹部隆起。腹肌松弛，易于触诊。老年人容易便秘，如触及坚硬的包块，应注意鉴别。听诊肠鸣音可减少。

6. 泌尿生殖器

老年人由于激素水平下降，女性阴毛稀疏，阴唇皱褶增多，阴蒂变小，阴道黏膜变薄，阴道变短变窄，子宫卵巢变小。男性阴茎、睾丸变小，阴囊无皱褶。

7. 皮肤

老年人皮肤变薄,弹性下降,皮肤松弛,皱纹加深,皮肤表面失去光泽、干燥、出现色素沉着。老年人皮肤的触觉、痛温觉减弱,皮肤表面的反应性衰减。常见的皮损有老年色素斑、老年疣、老年性白斑等,40岁以后可常见浅表的毛细血管扩张。

8. 骨骼肌肉系统

骨骼中骨质流失,易发生骨质疏松症和骨折。肌张力下降,肌肉萎缩。关节退行性改变,关节活动受限。

9. 神经系统

老年人神经传导速度减慢,感觉敏感度降低,反应变慢,动作协调能力下降。

三、功能状态的评估

老年人身体功能评估包括日常生活能力的评估、运动功能评估、平衡功能评估、步态评估、身体感觉功能评估等,日常生活能力的评估是功能状态评估的主要内容。功能状态在很大程度上影响着老年人的生活质量。由于老化和慢性病影响,可致老年人一些功能丧失。因此,评估功能状态,有助于了解老年人生活起居、判断功能缺失,并以此作为制订护理措施的依据,从而提高老年人生活的独立性,达到提高生活质量的目的。

1. 日常生活能力评估的内容

(1) 基本日常生活能力评估(activity of daily living scale,ADL) 基本日常生活能力是指老年人基本的自身照顾能力,包括每天的更衣、进食、行走、如厕、洗澡和大小便等日常活动。这是反映老年人生活质量最基本的指标之一,如果这一层次功能状态的能力下降,将影响老年人基本生活需要的满足,从而影响老年人的生活质量。

(2) 功能性日常生活能力评估(instrumental activities of daily living scale,IADL) 功能性日常生活能力是指维持独立生活所需的功能,包块做家务、打电话、购物、自理财务等活动。这是反映老年人能否独立生活并且是否具备良好的日常生活能力的指标之一,如果这一层次功能状态的能力下降,老年人将难以达到良好的日常生活状态。

(3) 高级日常生活能力评估(advanced activities of daily living scale,AADL) 高级日常生活能力是指与生活质量相关的高水平活动,包括娱乐、职业工作、社会活动等能力。这是反映老年人整体健康状况的指标之一,如果这一层次功能状态的能力下降,将使老年人的健康完整性受到影响。

2. 常用的评估工具

在医院、社区、康复中心等开展老年护理时,有多种标准化的评估量表可供

老年人自理
能力的评估

护理人员使用。其中应用较多的工具包括 Katz 日常生活功能指数评价表（Katz ADL 量表）、Barthel 指数、Lawton 功能性日常生活能力量表（Lawton IADL 量表）等（表 3-1）。

表 3-1　评估日常生活能力常用的量表

量表	功能
Katz ADL 量表	基本自理能力
Barthel 指数	自理能力和行走能力
Kenny 自护量表	自理能力和行走能力
IADL 量表	烹饪、购物、家务等复杂活动
Lawton IADL 量表	IADL 能力

（1）Katz 日常生活功能指数评价表（Katz ADL 量表）　由 Katz 等人于 1963 年设计（见附表 1），通过观察沐浴、更衣、如厕、移动、控制大小便、进食 6 个日常生活功能进行评分。总分值和活动范围与认知功能相关。此表可用作自评或他评，以决定老年人各项完成的独立程度，也可用于测量评价慢性疾病的严重程度、治疗效果及预测某疾病的发展。该量表细致、简明易懂、具体，便于询问，易记录和统计，易判断，所以非专业人员也可使用。

（2）Barthel 指数　目前常用改良的 Barthel 指数评定表（见附表 2）。该表主要用于检测老年人治疗前后独立生活活动能力的变化，体现老年人需要护理的程度。适用于患神经、肌肉和骨骼疾病的长期住院的老年人。本表包括 10 个项目，通过对老年人的进食、个人卫生、上下床活动、上下楼梯、更衣、大小便控制等方面进行评估。

（3）Lawton 功能性日常生活能力量表（Lawton IADL 量表）　由美国的 Lawton 等人设计制定，主要用于评定被测试者的功能性日常生活能力。此量表将 IADL 分为 7 个方面（见附表 3），通过与被测试者、照顾者等知情人的交谈或被测试自填问卷，确定各项评分，计算总分值。总分值范围是 0~14 分，分值越高，提示被测试者功能性日常生活能力越高。

四、辅助检查

（一）实验室检查

老年人的实验室检查结果与其他人群有一定差异，产生这种差异的原因可能为老年人所患疾病引起的改变，有时老年人服用一些药物也会引起实验室检查结果有改变。目前老年人实验室检查标准的正常值资料很少,护理人员应通过长期观察和反复检查,结合病情变化,正确解读老年人的实验室检查数据,确认实验室检查数据的异常是生理性改变还是病理性老化所致,避免延误诊断和治疗。

1. 血常规

老年人血常规检查值异常十分常见,一般认为以红细胞含量 $< 3.5 \times 10^{12}$ 个/L,血红蛋白含量<110 g/L,血细胞比容<0.35,作为老年人贫血的标准。白细胞含量的参考值为 $(3.0 \sim 8.9) \times 10^9$ 个/L。

2. 尿常规

老年人尿胆原、尿蛋白实验检测结果与成年人无明显差异,但老年人尿沉渣中白细胞含量> 20 个/HP(高倍镜视野)才有意义。

3. 红细胞沉降率(ESR,又称血沉)

在健康的老年人中,ESR 的变化范围很大。一般认为 60 岁以上老年人因为纤维蛋白原含量逐渐增高而 ESR 增快。老年人 ESR 在 30～40 mm/h 无病理意义。若 ESR 超过 65 mm/h,则应考虑感染、肿瘤和结缔组织病。

4. 生化检查

老年人可有空腹静脉血糖升高,肌酐清除率下降,T_3、T_4 水平下降,促甲状腺素(TSH)水平升高,血清总胆固醇和甘油三酯可增高等改变。

(二) 心电图检查

老年人心脏功能受损非常常见,最常用的检查方法为心电图检查,常见 P 波轻度平坦,P-R 间期延长,T 波变平,ST-T 非特异性改变,电轴左偏倾向和低电压等。

第三节　心理社会状况评估

一、认知状态评估

认知反映个体的思维能力,是人们认识、理解、判断、推理事物的过程,并通过个体的行为和语言表达出来。认知功能的评估对判断老年人是否能独立生活及生活质量起着重要的作用。

认知状态的评估范围和内容见表 3-2。进行认知状态评估时需要考虑老年人的视力或听力情况,因为视力不良和听力缺损会影响评估的结果。

表 3-2　认知状态的评估范围和内容

评估范围	评估内容
外观与行为	意识状态、姿势、穿着、打扮等
语言	音量、速度、流畅性、理解力、复述能力等
思考知觉	判断力、思考内容、知觉
记忆力和注意力	短期记忆、长期记忆,学习新事物等能力,定向力
高级认知能力	知识、计算能力、抽象思维能力、结构能力等

老年人常用的认知状态评估量表有简易智力状态检查(mini-mental state examination,MMSE)和简短操作智力状态问卷(short portable mental statue questionnaire,SPMSQ)。

1. 简易智力状态检查(MMSE)

MMSE 量表是由 Folsten 于 1975 年编制的最具影响、最普及的认知筛查工具,主要用于在社区筛查有认知缺损的老年人。该量表评估范围包括 11 个方面,共 19 项,30 个小项(见附表 4)。

MMSE 评定方法简便,直接询问受试者。回答或操作正确记"1",错误记"5",拒绝或说不会做记"9"和"7"。统计所有标记为"1"的项目(和小项)的总和,即回答/操作正确的项目/小项数,可以称为 MMSE 总分,范围为 0~30 分,全部答对总分为30 分。按教育程度划分不同的界限分,未受教育/文盲组为 17 分,教育年限≤6 年为20 分,教育年限>6 年为 24 分,低于分界值判定为认知功能有缺损。

2. 简短操作智力状态问卷(SPMSQ)

该问卷由 Pfeiffer 于 1975 年编制,适用于老年人认知状态的前后比较。该问卷评定内容包括定向力、短期记忆、长期记忆、注意力四个方面,共 10 项内容。如"今天星期几?""今天几号?""您在哪儿出生?""您家的电话号码是多少?""您今年多少岁?""您的家庭住址?",以及计算 20 减 3 并一直减下去。

该问卷评估方式简单,易操作。通过向受试者直接询问,回答或操作正确记"1"分,满分为 10 分,错 0~2 项表示认知功能完整;错 3~4 项为轻度认知功能损害;错5~7 项为中度认知功能损害,错 8~10 项为严重的认知功能损害。评估时要考虑受试者的受教育程度,若受试者为小学及以下文化程度,则语序错误数可再多 1 个;若受试者为高中及以上文化程度,则允许的错误数要少 1 个。

二、情绪与情感评估

情绪和情感直接反映人们的需求是否得到满足,是个体身心健康的重要标志,老年人的情绪纷繁复杂,其中最常见也最需要干预的是焦虑和抑郁的情绪状态。

(一)焦虑的评估

焦虑是个体感受到威胁时的一种紧张的、不愉快的情绪状态,表现为紧张、不安、急躁等一系列复杂的情绪反应。常用来评估焦虑的量表包括:汉密顿焦虑量表(Hamilton anxiety scale,HAMA)、状态-特质焦虑问卷(state-trait anxiety inventory,STAI)及焦虑自评量表(self-rating anxiety scale,SAS)。

1. 汉密顿焦虑量表(HAMA)

该量表由汉密顿(Hamilton)于1959年编制,是一个广泛地用于评定神经症及其他患者焦虑严重程度的他评量表。量表包括14个项目,将焦虑分为精神性焦虑和躯体性焦虑两大类。精神性焦虑为1—6项,及第14项;躯体性焦虑为7—13项(表3-3)。

表3-3 汉密顿焦虑量表

指导语:圈出最适合患者情况的分数。

项目	分数				
1. 焦虑心境	0	1	2	3	4
2. 紧张	0	1	2	3	4
3. 害怕	0	1	2	3	4
4. 失眠	0	1	2	3	4
5. 认知功能	0	1	2	3	4
6. 抑郁心境	0	1	2	3	4
7. 躯体性焦虑:肌肉系统	0	1	2	3	4
8. 躯体性焦虑:感觉系统	0	1	2	3	4
9. 心血管系统症状	0	1	2	3	4
10. 呼吸系统症状	0	1	2	3	4
11. 胃肠道症状	0	1	2	3	4
12. 生殖泌尿系统症状	0	1	2	3	4
13. 自主神经系统症状	0	1	2	3	4
14. 会谈时行为表现	0	1	2	3	4

注:0为"无症状",1为"轻微",2为"中等",3为"较重",4为"严重"。

该量表评定采用他评方式,由经过训练的2名专业人员采用交谈和观察的方法进行联合检查,然后各自独立评分。HAMA所有条目采用0~4分的5级评分,其中0为"无症状";1为"轻度";2为"中等"(有肯定的症状,但不影响生活与劳动);3为

"严重"(症状重,需进行干预或影响生活和劳动);4 为"极重"(严重影响生活)。HAMA的总分能够较好地反映受试者焦虑症状的严重程度,其不同程度焦虑的分界分为:总分<7 分,没有焦虑症状;≥14 分,有焦虑症状;≥21 分,肯定有明显焦虑;≥29 分,可能为严重焦虑。

2. 状态-特质焦虑问卷(STAI)

状态-特质焦虑问卷是由 Charles Spielberger 等人编制的自我评价问卷(见附表5)。其特点是简单,并能相当直观地反映焦虑患者的主观感受。

该问卷由 40 个项目构成,第 1~20 项为状态焦虑量表,主要用于反映受试者最近某一特定时期的焦虑体验或者感受,第 21~40 项为特质焦虑量表,用于反映受试者经常性的情绪状态。该量表所有项目采用1~4 级评分。量表采用受试者自评方式进行评估,受试者根据自身的体验选择最合适的等级,分别计算出状态焦虑和特质焦虑的累加分值,然后再将两者得分相加,总分反映受试者的焦虑程度,分数越高,说明焦虑程度越严重。

3. 焦虑自评量表(SAS)

该量表由 Zung 于 1971 年编制,常用于自我焦虑症状评定,由于其操作简便,被广泛运用于临床实践。SAS 包含 20 个项目(表3-4),所有项目采用 1~4 分的 4 级评分法(1 为"没有/很少时间有",2 为"有时有";3 为"大部分时间有";4 为"绝大部分/全部时间有"),其中 5 个项目(第 5,9,13,17,19 项)为反向计分题(题目前标记"＊")采用负性词陈述,其余 15 个项目为正向计分,采用正性词陈述。由评定对象根据自身最近一周的实际情况自行填写,自评结束后将 20 个项目的评分相加即得总粗分,总粗分×1.25 后取整,得到标准分。标准分分界值为 50 分,其中 50~59 分为轻度焦虑;60~69 分为中度焦虑;70 分以上为重度焦虑。

表 3-4 焦虑自评量表

指导语:请您仔细阅读每一个陈述,根据您最近一周的实际感觉做出回答。

项目	没有/很少时间有	有时有	大部分时间有	绝大部分/全部时间有
1. 我觉得比平时容易紧张或着急	1	2	3	4
2. 我无缘无故地感到害怕	1	2	3	4
3. 我容易心里烦乱或觉得惊恐	1	2	3	4
4. 我觉得我可能将要发疯	1	2	3	4
＊5. 我觉得一切都很好,也不会发生什么不幸	1	2	3	4
6. 我手脚发抖打战	1	2	3	4
7. 我因为头痛、背痛和颈痛而苦恼	1	2	3	4

项目	没有/很少时间有	有时有	大部分时间有	绝大部分/全部时间有
8. 我感觉容易衰弱和疲乏	1	2	3	4
*9. 我觉得心平气和,并且容易安静坐着	1	2	3	4
10. 我觉得心跳得很快	1	2	3	4
11. 我因为一阵阵头晕而苦恼	1	2	3	4
12. 我有过晕倒发作或觉得要晕倒似的	1	2	3	4
*13. 我吸气、呼气都感到很容易	1	2	3	4
14. 我的手脚麻木和刺痛	1	2	3	4
15. 我因为胃痛和消化不良而苦恼	1	2	3	4
16. 我常常要小便	1	2	3	4
*17. 我的手脚常常是干燥温暖的	1	2	3	4
18. 我脸红发热	1	2	3	4
*19. 我容易入睡,并且一夜睡得很好	1	2	3	4
20. 我做噩梦	1	2	3	4

(二) 抑郁的评估

抑郁是个体失去某种其重视或追求的东西时产生的情绪状态,其主要特征是情绪低落和兴趣的减退或消失,表现在个体的情感、心境、认知、躯体症状等多方面,如失眠、悲哀、自责、性欲减退等。目前常用来评估老年人抑郁的评估量表很多,既有老年人专用抑郁筛查量表,如老年抑郁量表(geriatric depression scale,GDS),也有适用于各年龄段的抑郁评估量表,如汉密顿抑郁量表(hamilton depression scale,HAMD)、Zung 设计的抑郁自评量表(self-rating depression scale,SDS)等。其中 GDS 是目前国际通用的老年专用抑郁筛查量表,在对老年人的临床评定上,比其他抑郁量表有更好的符合率,在年纪较大的老年人群体中这种优势更加明显。

1. 老年抑郁量表(GDS)

该量表由 Brink 等于 1982 年专为老年人编制,并在老年人群中进行常模的标准化,具有良好的信效度。该量表涉及以下症状:情绪低落、活动减少、易激惹、退缩、痛苦的想法及其对过去、现在与将来的消极评价等,共 30 个项目(见附表 6)。每个项目要求受试者根据自身情况以"是"或"否"作答。30 个项目中包括 10 项反向计分题(1,5,7,9,15,19,21,27,29,30),即受试者在这 10 个项目中回答"否"表示抑郁存在,计 1 分,反之,不计分;另 20 个项目为正向计分题,即受试者做肯定回答时,计 1 分,反之,不计分。最后累加受试者各项目得分,作为受试者测试的总分。Brink 建议按不同研究目的用 9~14 作为抑郁的界限分。一般来说,受试者得分在 0~10 分可视为正常范围,即无抑郁;11~20 分显示为轻度抑郁;20~30 分为中重度抑郁。需要特别注意的是该量表适用于 56 岁以上者进行抑郁症状筛查,该量表是抑郁症筛查量表,而非抑郁症的诊断工具。通常若受试者得分高于 11 分,则应做进一步检查。

2. 汉密顿抑郁量表(HAMD)

汉密顿抑郁量表由 Hamilton 于 1960 年编制,是临床上评定抑郁状态时最为普遍应用的量表,其中临床应用具有良好的信度。本量表有 17 项、21 项和 24 项三种版本,本书所采用的为 24 项版本(表 3-5)。大部分项目采用 0~4 分的 5 级评分法。由 2 名经过训练的专业人员采用交谈和观察的方式,对受试者进行评估。量表总分反映病情的严重程度,即病情越重,总分越高;反之,病情越轻,总分越低。按照 Davis J M 的划界分,总分>35 分,可能为严重抑郁;总分>20 分,可能为轻度或中度抑郁;总分< 8 分,则没有抑郁症状。

表 3-5　汉密顿抑郁量表

项目	分数/分				
1. 抑郁情绪	0	1	2	3	4
2. 自罪感	0	1	2	3	4
3. 自杀	0	1	2	3	4
4. 入睡困难	0	1	2	—	—
5. 睡眠不深	0	1	2	—	—
6. 早醒	0	1	2	—	—
7. 工作和兴趣	0	1	2	3	4
8. 阻滞	0	1	2	3	4
9. 激越	0	1	2	3	4
10. 精神性焦虑	0	1	2	3	4
11. 躯体性焦虑	0	1	2	3	4
12. 胃肠道症状	0	1	2		
13. 全身症状	0	1	2	—	—
14. 性症状(性欲减退、月经紊乱等)	0	1	2	—	—
15. 疑病	0	1	2	3	4
16. 体重减轻	0	1	2	—	—
17. 自知力	0	1	2	—	—

项目	分数/分				
18. 日夜变化 A. 早	0	1	2	—	—
B. 晚	0	1	2	—	—
19. 人格或现实解体	0	1	2	3	4
20. 偏执症状	0	1	2	3	4
21. 强迫症状	0	1	2	—	—
22. 能力减退感	0	1	2	3	4
23. 绝望感	0	1	2	3	4
24. 自卑感	0	1	2	3	4

3. 抑郁自评量表（SDS）

该量表由 Zung 于 1965 年编制（表 3-6），因操作简单而应用广泛，常用于评价抑郁状态的轻重程度及治疗过程中的变化。SDS 包含 20 个项目，其中 10 个项目为反向计分题（题目前标记"＊"），所有条目采用 1~4 分的 4 级评分法。

表 3-6 抑郁自评量表

指导语:请仔细阅读每个问题,然后根据最近一周的实际情况,在适当的方框内打"√"。

项目	没有或很少	小部分时间	相当多时间	绝大部分时间
1. 我觉得闷闷不乐、情绪低沉（抑郁）	□	□	□	□
＊2. 我觉得一天中早晨最好（晨重晚轻）	□	□	□	□
3. 我一阵阵哭出来或觉得想哭（易哭）	□	□	□	□
4. 我晚上睡眠不好（睡眠障碍）	□	□	□	□
＊5. 我吃得跟平常一样多（食欲减退）	□	□	□	□
＊6. 我与异性密切接触时和以往一样感到愉快（性兴趣减退）	□	□	□	□
7. 我发觉我的体重在下降（体重减轻）	□	□	□	□
8. 我有便秘的苦恼（便秘）	□	□	□	□
9. 我心跳比平常快（心悸）	□	□	□	□
10. 我无缘无故地感到疲乏（易倦）	□	□	□	□
＊11. 我的头脑跟平常一样清楚（思考困难）	□	□	□	□
＊12. 我觉得经常做的事情并没有困难（能力减退）	□	□	□	□

项目	没有或很少	小部分时间	相当多时间	绝大部分时间
13. 我觉得不安而平静不下来(不安)	☐	☐	☐	☐
*14. 我对将来不抱有希望(绝望)	☐	☐	☐	☐
15. 我比平时容易生气激动(易激惹)	☐	☐	☐	☐
*16. 我觉得做出决定是容易的(决断困难)	☐	☐	☐	☐
*17. 我觉得自己是个有用的人,有人需要我(无用感)	☐	☐	☐	☐
*18. 我的生活过得很有意思(生活空虚感)	☐	☐	☐	☐
19. 我认为如果我死了,别人会生活得好些(无价值感)	☐	☐	☐	☐
*20. 平常感兴趣的事我仍然感兴趣(兴趣丧失)	☐	☐	☐	☐

由受试者根据自身最近一周的实际情况自行填写,如果受试者的文化程度过低,不能理解或看不懂 SDS 问题的内容,那么可由工作人员逐项念给受试者听,让受试者独立做出评定,评定结果能够直观反映受试者的主观感受。自评结束后,将20 个项目得分累计相加,记为总粗分,总粗分×1.25 后取整,得到标准分。标准分分界值为 53 分,53~62 分为轻度抑郁;63~72 分为中度抑郁;>72 分为重度抑郁。

三、社会健康评估

健康不仅是指躯体健康、心理健康,同时还包含社会健康。社会健康评估是老年人健康评估的重要内容,通常可以从社会角色、家庭、环境及文化四个方面对老年人的社会健康进行评估。

(一) 社会角色评估

角色,又称社会角色,是社会对个体在特定场合下职能的划分,代表了个体在社会中的地位和社会期望个体表现出的符合其地位的行为。老年人在自己的一生中经历了多重角色的变化,从婴儿到青年、中年直至老年;从学生到工作直至退休;从儿子或女儿到父母直到祖父母等,因而与周围人的关系也在不断地变化。角色功能是指个体从事正常角色活动的能力,包括正式工作、社会活动、家务活动等,老年人常常因老化和疾病的影响而使这种能力减退。

1. 老年人的角色变化

老年人常常因退休而退出某些社会角色,另外家庭中子女成家立业,老年人养育子女的角色也逐渐淡化,因而他们往往承担起照顾第三代的角色和家庭后勤服务工作的角色。因此,老年人存在社会角色变更的问题,角色功能的适应,对于维护老年人健康起着非常重要的作用。对老年人社会角色进行评估是为了了解老年人角色状况,及时发现存在的问题,为及时给予专业化的干预措施和制订有针对性的护理计划提供依据,避免由于角色变化给老年人生理和心理带来的负面影响,促进老年人身心健康。

2. 评估内容和评估方式

（1）评估内容　角色评估通常包括角色承担、角色认知及角色适应三个方面内容。具体而言,老年人所承担的社会、家庭角色及角色行为是否恰当,角色感知、角色满意度及是否存在角色不适的身心症状等内容是老年人角色功能评估的重点。

（2）评估方式　评估老年人角色功能时,依据不同的评估内容常用交谈法和观察法。交谈法通常采用询问方式,对老年患者承担的角色情况、角色感知情况及角色满意度等方面进行询问,常用问题包括:"您在这个星期内做了哪些事情?""什么占用了您的大部分时间?""对您而言什么最重要?""什么事情对您来说最困难?""您对自己角色期望有哪些?""您希望从事哪些工作?"等等。观察法主要观察老年人有无角色改变、角色不适应的身心及行为反应,如疲乏、头痛、心悸、焦虑等。

（二）家庭评估

1. 基本概念

家庭是指以一定的婚姻、血缘或收养关系组合起来的社会生活单位,是一种特殊的心理认可群体。家庭是社会最基本单位,个人的健康与其所属家庭密切相关。个体的健康知识、生活方式都受到家庭的影响,另一方面,家庭是满足个人需要的最佳场所。老年人由于离退休及疾病等原因,家庭成为其最主要的生活环境,家庭与老年人健康的关系较之其他年龄段的人群变得更为紧密,成为影响老年人身心健康和生活质量的重要因素。因此,对老年人进行家庭评估极其重要。

2. 评估内容和方式

（1）评估内容　家庭评估主要内容包括以下五个方面:家庭成员基本资料(如家庭成员姓名、年龄、性别及健康史等),家庭结构(包括家庭人口结构、角色结构、权力结构、沟通类型及价值观等),家庭功能(包括生物功能、经济功能、文化功能、教育功能及心理功能),家庭资源及家庭压力。其中家庭功能的好坏关系到每个家庭成员的身心健康及疾病的预测,因而是家庭评估中最重要的内容。

（2）评估方式　对老年人家庭功能进行评估的方式:常用交谈法和问卷法。交谈法指通过向老年人询问的方式,对其家庭功能进行评定。常用的问题包括:"您退休了吗?""老伴身体好吗?""您有几个子女？他们经常来看您吗?""您和您的老伴经常聊天、一起活动吗?""您的生活由谁来照顾?"问卷评估目前经常使用的是由 Smilkstein 于 1978 年编制的 APGAR 家庭功能评估表(表 3-7),该评估表从适应度 A(adaptation)、合作度 P(partnership)、成长度 G(growth)、情感度 A(affection)及亲密度 R(resolve)五个方面对家庭功能进行评定,通过评估可得知受试者所属家庭有无家庭功能障碍及其障碍严重程度。评估表包括 5 个项目,每个项目按其描述情景出现频率分 3 级,即 0 表示"几乎很少",1 表示"有时这样",2 表示"经常这样",依次评分为 0、1 分、2 分。评定结束后,将所有项目得分相加,得到受试者家庭功能评估总分。7~10 分为家庭功能无障碍,4~6 分为家庭功能中度障碍,0~3 分重度家庭功能不足。此外,Procidano 和 Heller 家庭支持量表(见附表 7)也被经常用于评估家庭支持水平。

表 3-7　APGAR 家庭功能评估表

评估内容	经常这样	有时这样	几乎很少
当我遇到问题时,可以得到家人满意的帮助	☐	☐	☐
我很满意家人与我讨论各种事情,以及分担问题的方式	☐	☐	☐
当我希望从事新的活动或发展时,家人都接受并给予支持	☐	☐	☐
我很满意家人对我表达情感的方式,以及对我情绪的反应	☐	☐	☐
我很满意家人与我共度时光的方式	☐	☐	☐

(三)环境评估

1. 基本概念

环境是指人类赖以生存、发展的社会与物质条件的总和,人的健康离不开其生存的环境,环境、健康、护理的关系受到越来越多的关注。通过对老年人进行环境评估,了解环境对老年人健康的影响,进而采取有效措施改善环境,促进老年人身心健康,提高老年人生存质量。因此,进行环境评估对于老年人而言是非常重要的。

2. 评估内容和方式

(1)评估内容　老年人环境评估内容包括物理环境评估和社会环境评估两个方面。

① 物理环境评估:物理环境是指一些存在于机体外环境的物理因素的总和。物理环境评估包括对老年人居住环境(如空间、声音、温度、湿度、采光、通风等)及家庭

安全环境(如厕所浴室是否安装扶手,浴室地面是否有防滑垫,电源插座使用是否方便等),其中家庭安全环境评估是老年人物理环境评估的重点。

② 社会环境评估:社会环境主要是指人类生存及活动范围内的社会物质、精神条件的总和,包括制度、经济、文化、教育、生活方式、社会关系和社会支持等方面。

(2)评估方式 在进行老年人环境评估时常采用的评估方法包括实地观察法和交谈法。其中实地观察法是一种可靠的环境评估方法,评估者可以通过实地观察取样检测和观察来获得物理环境和社会环境中的客观信息,如通过实地取样,抽取老年人居住地的空气、饮用水样本,进行实验室检查,评估老年人物理环境中是否存在空气污染和水污染。交谈法是另一种常用的环境评估方法,评估者通过向老年人或其家属询问来获取老年人家庭环境的相关信息,如通过询问了解其在饮食、睡眠、休息、娱乐等生活方式方面是否存在不良习惯,也可以通过询问了解老年人经济来源、医疗费用等相关资料。

(四)文化评估

1. 基本概念

文化是指一个社会及其成员所特有的物质财富和精神财富的总和,即特定人群为适应环境(包括物理环境和社会环境)所共有的行为和价值模式,包括知识、艺术、习俗、道德、价值观、信念和信仰等多方面内容,具有民族性、继承性、共享性、获得性等特性。文化的核心要素为价值观、信念和信仰、习俗,这三个要素也是与健康关系最为密切的内容,因此也是文化评估的重点。

2. 评估内容和方式

老年人文化评估内容应主要围绕文化的核心要素展开,即包括价值观评估、信念和信仰评估、习俗评估三个方面。在实施评估时针对不同评估内容和评估目的,分别采用或者综合采用交谈法及观察法。

(1)价值观评估 价值观是指个体对生活方式和生活目标价值的基本看法或者思想体系。个体的价值观与其健康观密切相关,进而影响人们对健康问题的认知,以及人们处理健康相关问题时的态度和行为。价值观具有不能直接观察、难以表达的特点,因此在评估老年人价值观时,可以通过询问来获取老年人价值观相关的信息。常用的问题包括:"您认为什么是幸福?""您认为生命中最重要的是什么?"您生病时通常采取的求助和解脱方式是什么?"

(2)信念和信仰评估 信念是指是坚持某种观点的正确性,并用来支配自己行动的个性倾向性。信仰是人们对某些事物或思想、主义、宗教的尊敬和幸福,并将其作为精神寄托和行为准则。信念是信仰形成过程的终结和最高阶段。与个体健康密切相关的信念是个体的健康信念。除此之外,与个体健康,尤其是精神健康密切相关的信仰为宗教信仰。因此,对于信念和信仰评估是老年人文化评估不可或缺的部分。由于信念和信仰具有不可观察、难以表达的特点,在实施评估时可以通过提问的方式来获取老年人信念和信仰的相关资料。关于健康信念评估,Kleinman 等人提出的"健康信念注解模式"使用最为广泛。该模式通过询问问题,了解受试者对其自身健康问题的认识,包括病因、临床表现、病程、治疗和预后,以及所处文化对其健康信念的影响等。除此之外,对于信仰的评估,也可以通过向老年人询问以下类似问题来获得相关信息,如"您是否参加党组织?""您有宗教信仰吗?""您是否经常参加宗教活动或组织活动?""您是否因宗教而禁食某种食物?"

（3）习俗评估 习俗是指一个民族的人们在生产、居住、饮食、沟通、婚姻与家庭、医药等物质文化生活上的共同喜好和禁忌,其中与健康密切相关的习俗主要有意识、语言和非语言沟通方式,以及求医用药习俗等,这也是老年人习俗评估的重点。老年人习俗评估可从食物的种类、饮食喜好、食物烹饪方式、饮食健康的关系、对传统医药的认知和使用等方面进行询问。

除上述内容外,观察法也是对老年人进行文化评估的常用方法,并且经常与交谈法同时使用。例如,可以通过观察老年人交谈过程中的神情、姿势、眼神等非言语动作对老年人的沟通方式进行评估。

第四节 生活质量评估

生活质量(quality of life,QOL)评估是在生物-心理-社会医学模式下产生的一种新的健康测量技术。世界卫生组织将其定义为不同文化和价值体系中的个体与他们的目标、期望、标准及关心的事情有关的生存状态的体验。我国老年医学会对老年生活质量的定义是指老年人群身体、精神、家庭和社会生活满意的程度和老年人对生活的全面评价。生活质量是一个多维的综合概念,还包括住房质量、生活水平、邻里关系、工作满意程度等人在社会中所经历的各个方面,因此生活质量评估是"对于生活及其各个方面的评价和总结"。

生活质量评估是一种新的健康测量指标,因为老年人慢性退行性疾病的患病率比较高,甚至成为不可避免的倾向,用患病作为衡量健康与否的唯一指标,敏感性更低。老年保健的目标不是追求延长生命,而是趋向于提高生命质量,达到健康老龄化。因此,健康测量指标必须反映不断变化的健康问题,一种健康问题解决了,将促使人们去关心更深层次的健康问题。

生活质量评估可采用老年人生活质量评定量表(见附表8)、幸福度量表(见附表9)、世界卫生组织生存质量测定简表(见附表10)进行评估。由于篇幅限制,本书仅介绍老年人专用的老年人生活质量评定量表。该量表包含 11 个项目,涵盖身体状况、心理状况、社会适应、环境状况 4 个方面的内容,每个项目有 3 个备选项,分别计为 1 分、2 分、3 分,评分结束后将各项得分累加求得总分,评分越高,反映老年人总体生活质量越好。

本章小结

　　老年人的健康评估内容包括躯体健康、心理社会状况的评估、生活质量评估。躯体健康评估主要包括:健康史的采集、体格检查、功能状态的评估;心理社会状况的评估包括认知状态评估、情绪与情感评估、社会健康评估(社会角色评估、家庭评估、环境评估及文化评估);生活质量是一种新的健康测量指标,包括健康定义中生物、心理、社会及生活中的方方面面。同时,本章还介绍了常用的评估量表供在实际工作中参考。

思 考 题

　　1. 老年人躯体健康评估的方法有哪些?

　　2. 老年人心理社会状况评估包括哪几个方面? 常用量表有哪些?

(王宛蓉　王　芳　齐　玲)

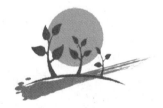

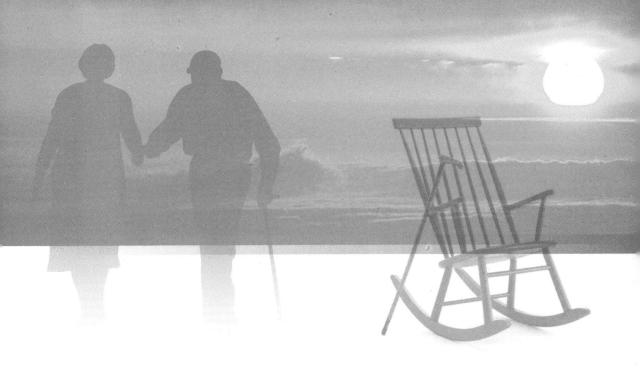

第四章　老年人的保健及健康促进

学习目标

1. 掌握老年保健和健康促进的概念。

2. 熟悉老年保健的任务与原则,以及老年保健重点人群。

3. 了解全球养老新理念及老年保健的发展。

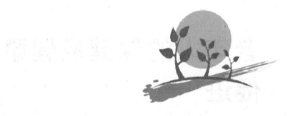

联合国规定,长寿地区的标准是每 100 万人口中要有 75 位以上的百岁老人。 按此标准,目前,有两个世界长寿之乡就在中国,其中,新疆和田地区被定为"世界第四大长寿乡"。 和田处处是树的海洋,户户掩映在绿树丛中,中外专家将和田称为"森林公园"。 1984 年,在新疆和田地区于田县的拉伊苏村,2 400 人的村子里,60 岁以上老人有 167 人,80 岁以上老人有 30 人,百岁以上老人有 16 人。 该地居民常吃一种菜——谷菜,所吃的谷物以馕和馍馍为主,洋葱是必不可少的食材。

请问:

1. 拉伊苏村的人为什么长寿?

2. 怎样提高老年人的生命质量使其健康长寿?

第一节 老年保健概述

随着年龄的增长,老年人的健康状况发生进行性衰退,身体各重要脏器的生理功能也出现缓慢的、不可逆性的下降。对于大多数老年人而言,最重要的就是拥有健康。做好老年人的健康保健,既有利于老年人健康长寿,维护老年人的自我照顾能力、提高老年人的生命质量,又能促进社会的稳定与发展。

一、老年保健概念

老年保健(health care in elderly),即在平等享用卫生资源的基础上,充分利用现有人力、物力,以促进和维持老年人健康为目的,发展老年保健事业,使老年人得到基本的医疗、护理、康复、保健等服务。广义的老年保健,其内容还应包括对老年人生活起居、娱乐活动、饮食与营养、体格锻炼、卫生习惯、精神修养等提出积极有效的建议和指导,不断提高老年人的生活质量,使老年人能够继续发挥自己的专长和潜力,为国家和社会做出力所能及的贡献,心身愉悦地度过晚年,实现健康长寿的目标。

二、全球养老新理念

21 世纪初,联合国郑重向全世界宣告 21 世纪人类的主题是"健康与长寿"。国际老龄联合会提出 21 世纪世界养老的新理念:① 养老由满足物质需求向满足精神需求方向发展。② 养老原则由经验养生向科学养生发展。③ 养老目标是动态的,由长寿到目前的健康,再到 21 世纪老龄化社会的尊严,即由追求生活质量向追求生命质量转化。④ 21 世纪的养老将彻底摆脱功利色彩,养老的意义由安身立命之本向情感心理依托转变。

三、国内外老年保健发展

(一) 国外老年保健的发展与建设

1. 英国

老年保健最初始于英国。当时在综合性医院内住院的一部分高龄老年人患有多器官系统疾病,常伴有精神障碍,同时还存在一些社会和经济问题。这些患者由于反复入院或不能出院,住院时间长,需要全方位的护理和特殊的治疗,致使国家或地区开始兴建专门的老年病医院,且对长期患病的老年人实行"轮换住院制度"。为有利于老年人的心理健康和对患者的管理,英国还最先建立了以社区为中心的老年保健服务机构,并且有老年病专科医生,有健全的老年人医疗保健网络。

2. 美国

美国、日本等发达国家积极采取措施,开展社区老年护理,解决老龄化带来的医疗卫生保健问题,并结合国家的特点形成了"医院—社区护理机构—家庭护理机构"的一条龙服务,建立了"疾病护理—预防保健—生活照顾"为一体的网络系统。同时在老年社区护理的研究上取得了可喜的成就。如安德逊的"与社区为伙伴"的模式。

目前,美国老年人保健措施包括:

(1) 对居家的体弱老年人和高龄老年人提供家政服务、家庭保健、送餐上门、定期探望、电话确认、应急响应系统等服务。

① 家政服务:通常由受过训练的妇女来完成,责任是收拾房间、买菜做饭、陪伴老年人、照顾老年人洗澡穿衣和服药等。

② 家庭保健服务:由全科医生、社区护士提供的专业医疗护理服务(相当于我国的居家护理)。

③ 送餐上门:这种服务是提供热餐给住在家里的老年人或不能买菜做饭及需要此类帮助的人。

④ 定期探望:也可以称作组织起来的邻居线,即组织志愿者定期探望空巢家庭的老年人和在老年院居住的老年人。

⑤ 电话确认服务:很多独居老年人害怕自己在家病了或伤了没有人知道。通过每天定时给独居在家的老年人打电话,确认老年人安然无恙,从而帮助减轻老年人的焦虑和及时发现问题。

⑥ 应急响应系统:老年人可以通过报警或应急系统寻求帮助。

（2）为健康老年人提供的服务和计划:为那些相对健康及能自己旅行的老年人提供个人或集体服务。

① 交通或陪伴服务:美国很多社区都开发了这样的项目来满足老年人交通的需求。

② 老年食堂:符合美国老年人条例的美国联邦营养工程,每年为上百万 60 岁以上的老年人提供饭菜。

③ 法律服务:1965 年美国国会颁布医疗保险制度,以帮助老年人支付高昂的卫生保健费用。同年出台了老年人法案,确立了服务老年人的各种保障项目、系列的老年服务计划,包括降低财产税计划、家庭健康服务计划、营养计划等 20 多项具体的有关社会系统的老年关怀计划。

④ 就业服务:一些非盈利志愿者就业机构是专门用来帮助老年人确保全日制和半日制工作的。

（3）专门服务。

① 老年人日托中心——收留不能在家独立居住,又不愿去养老机构的老年人。

② 咨询服务——解决个人和家庭矛盾。

③ 保护服务——保护老年人的合法权益。

3. 日本

日本是世界第一长寿国,1970 年,日本成为亚洲第一个老龄化国家,现日本人口老龄化严重。日本的老年保健事业对不同老年人有不同的保健及照护措施:

（1）健康老年人

① 建立"生机勃勃"的推进中心:以促进老年人"自立、参与、自护、自我充实、尊严"为原则。

② 建立"银色人才"中心:为老年人就业提供机会。

③ 提供专用的"银色交通工具":鼓励老年人参与社会。

（2）独居与虚弱的老年人

① 建立完善的急救情报系统:为这些老年人佩戴按钮式无线发讯器(安全铃),在疾病或意外发生时只要轻轻一按就能得到及时救助。

② 建立市、镇、村老年人福利推进事业中心:以确保安全、解除孤独、帮助日常生活、促进健康为服务内容。

（3）长期卧床老年人

① 设置老年人服务总站:提供针对老年人的保健、医疗、福利相结合的综合性服务,可以通过咨询,作出适合老年人的个体化保健护理计划,并一一实施。

② 建立家庭护理支持中心:接受并帮助解答来自老年人照顾者的各种咨询和问

题;为其提供最适当的保健、医疗、福利等综合信息;代为申请利用公共保健福利服务;负责介绍和指导护理器械的具体使用方法等。

③ 设置老年人家庭服务中心:在中心开展功能康复训练、咨询等各种有意义的活动,提供饮食服务、沐浴服务等,并根据老年人的需要派遣家庭服务员,可以是小组方式或 24 h 巡回方式。

④ 设立福利器械综合中心:免费提供或租借日常生活必需的用具和福利器械,并负责各种用具使用方法的咨询、指导、训练等。

（4）痴呆老年人

① 设置痴呆老年人日间护理站:对那些白天家庭照顾有困难的痴呆老年人提供饮食服务、沐浴服务等日间照顾。

② 建立痴呆老年人小组之家:让痴呆老年人生活在一个大家庭里,由专业人员提供个体化的护理,以延缓痴呆进程,并让老年人有安定的生活。

③ 建立痴呆老年人综合护理联合体系:及早发现、收治并护理痴呆老年人,发现并保护走失的身份不明的痴呆老年人,并与老年人医院、老年人保健设施联合,提供以咨询、诊断、治疗、护理、照顾为一体的服务。

4. 瑞典

瑞典早在 1890 年就进入老龄化社会,1975 年瑞典老年人口达到其总人数的 14%,现在已成为"超老年型"国家。瑞典政府和卫生行政机构非常重视老年护理服务,他们对此投入相当多的经费,用于建立完善的老年护理服务网络和机构。瑞典在 20 世纪 90 年代初就建立了国家健康护理管理委员会(HCB)。每个地区设管理委员会分会,由经理负责管理,下设一个中心理事会和 4 个区域办公室,每个区域设主任 1 名,定期向委员会经理和理事会汇报工作。同时,每个区域再设立 10 个护理中心,分别负责若干名老年人的保健及护理工作。

5. 澳大利亚

澳大利亚是世界上实行社会福利制度最早的国家之一,早在 1910 年其社会保障制度就已经开始实施,至今已具有完备的医疗保障制度和社会保障制度,老年卫生保健体系也相对完善。"一个典型的老年健康计划将是一个以健康为基础、以病人为中心的计划,最大限度地为老年人改善健康状况、功能水平和生活安排。"这是澳大利亚老年保健的准则。在澳大利亚,有将近 200 多个老年护理评估组,而组与组之间是存在差异的,各组并不是进行统一的工作安排,而是根据各个地方的老年人情况进行,充分做到因地制宜。澳大利亚老年护理基金是由政府通过正常渠道拨给,为老年保健的实施提供了物质基础。目前澳大利亚老年卫生保健的方式有社区服务、医院服务、护理之家和老年公寓。澳大利亚有老年人护理院 1 500 所,可提供床位 75 000 张;老年公寓 1 500 所,可提供床位 65 000 张。政府每年要为这些老年机构提供 25

亿澳元的财政支持。

(二)国内老年保健发展

自 1980 年以来,我国政府对老年工作在加强领导、人力配备、政策引领、机构发展、人才培养和科研、国内外交流等方面均给予了全力的关心和支持。2000 年 8 月,我国制定了《关于加强老龄工作的决定》,确定了 21 世纪初老龄工作和老龄事业发展的指导思想、基本原则、目标任务,切实保障老年人的合法权益,完善社会保障制度,逐步建立国家、社会、家庭和个人相结合的养老保障机制。城镇要建立基本养老保险、基本医疗保险、商业保险、社会救济、社会福利和社会服务为主要的养老保健体系。农村要坚持以家庭养老为主,进一步完善社会救济,不断完善农村合作医疗制度,建立和完善农村社会养老保险,积极探索多种医疗保障制度,解决农民养老问题。国务院还颁布了《社会养老服务体系建设规划(2011—2015)》,积极应对人口老龄化,建立与人口老龄化进程相适应、与经济社会发展水平相协调的社会养老服务体系。

四、老年保健原则

老年保健原则是开展老年保健工作的行为准则,可以为一定时期内的老年保健工作提供指导。

(一)全面性原则

老年保健应该是全方位、多层次的。全面性原则包括:① 全方位是指老年保健应涵盖老年人的躯体、心理和社会生活三个方面的问题。② 多层次包括疾病和功能障碍的治疗、预防、康复及健康促进。

(二)区域化原则

为了使老年人能方便、快捷地获得保健服务,服务提供者能更有效地组织保健服务,所提供的应为以一定区域为单位的保健,也就是以社区为中心来组织实施老年保健服务。主要体现在通过家庭、邻居与社区建立医疗保健和生活照料服务,便于帮助老年人克服困难,更好地生活。社区老年保健的工作重点是针对老年人独特的需要,确保在要求的时间、地点为真正需要服务的老年人提供社会援助。

(三)费用分担原则

由于日益增长的老年保健需求和紧缺的财政支持,老年保健的费用应采取多渠道筹集社会保障基金的办法,即政府承担一部分、保险公司的保险金补偿一部分、老年人自付一部分。这种"风险共担"的原则越来越为大多数人所接受。

（四）功能分化原则

老年保健的功能分化是随着老年保健的需求增加,在对老年保健的全面性有充分认识的基础上,对老年保健的各个层面有足够的重视,具体体现在老年保健的计划、组织和实施及评价方面。比如,由于老年人的疾病有其特征和特殊的发展规律,老年护理院和老年医院的建立就成了功能的最初分化;再如老年人可能会存在特殊的生理、心理和社会问题,因此,不仅要有从事老年医学研究的医护人员,还应当有精神病学家、心理学家和社会工作者参与老年保健,在老年保健的人力配备上也显示明确的功能分化。

（五）个体化原则

老年保健实施的个体化体现在采用多学科的不同方法,对老年人的健康进行多方面、个体化的综合评估,并在此基础上提出适合个体的治疗和长期监护计划。

（六）联合国老年政策原则

联合国老年政策原则包括老年人的独立性原则、参与性原则、保健与照顾原则、自我实现或自我成就原则及尊严性原则。

1. 独立性原则

（1）老年人应当借助收入、家庭和社区支持及自我储备去获得足够的食物、住宅及庇护场所。

（2）老年人应当有机会继续参加工作或其他有收入的事业。

（3）老年人应当能够参与决定何时及采取何种方式从劳动力队伍中退休。

（4）老年人应当有机会获得适宜的教育和培训。

（5）老年人应当能够生活在安全和适合于个人爱好和能力变化相适应的丰富多彩的环境中。

（6）老年人应当能够尽可能地生活在家中。

2. 参与性原则

（1）老年人应当保持融入社会,积极参与制定和实施与其健康直接相关的政策,并与年轻人分享他们的知识和技能。

（2）老年人应当能够寻找和创造为社区服务的机会,在适合他们兴趣和能力的位置上做志愿者服务。

（3）老年人应当能够参与适合自己的协会或组织。

3. 保健与照顾原则

（1）老年人应按照社会的文化价值体系，享有家庭和社区的照顾和保护。

（2）老年人应享有保健服务，以保持或恢复到身体、智力和情绪的最佳水平并预防或延缓疾病的发生。

（3）老年人应享有各种社会和法律服务，以提高其自主能力并得到更好的保护和照顾。

（4）老年人居住在任何住所、疗养院或治疗所时，均应能享有人权和基本自由，包括充分尊重他们的尊严、信仰、需要和隐私，并尊重他们照顾自己和抉择生活品质的权利。

4. 自我实现或自我成就原则

（1）老年人应能寻求充分发挥自己潜力的机会。

（2）老年人应能享用社会的教育、文化、精神和文娱资源。

5. 尊严性原则

（1）老年人的生活应有尊严、有保障，且不受剥削和身心损害。

（2）老年人不论其年龄、性别、种族或族裔背景、残疾或其他状况，均应受到公平对待，而且不论其经济贡献多少均应受到尊重。

第二节　老年保健任务与策略

一、老年保健的重点人群

（一）高龄老人

高龄老人是体质脆弱的人群，老年群体中 60% ~ 70% 的人有慢性疾病，常有多种疾病并发。随着年龄的提高，老年人的健康状况不断退化，同时心理健康状况也令人担忧，因此，高龄老人对医疗、护理、健康保健等方面的需求加大。

（二）独居老人

随着社会的发展和人口老龄化、高龄化及我国推行计划生育政策所带来的家庭结构变化和子女数的减少，家庭已趋于小型化，只有老年人组成的家庭比例在逐渐增高。特别是我国农村，青年人外出打工的人数越来越多，导致老年人单独生活的现象比城市更加严重。独居老人很难外出看病，对医疗保健的社区服务需求量增加。

（三）丧偶老人

丧偶老人随年龄增高而增加，丧偶对老年人的生活影响很大，所带来的心理问题也非常严重。据世界卫生组织报告，丧偶老人的孤独感和心理问题发生率均高于有配偶者，这种现象对老年人的健康是有害的，尤其是近期丧偶者，常导致原有疾病的复发。

（四）患病的老年人

老年人患病后，身体状况差，生活自理能力下降，需要经过全面系统的治疗，因而加重了老年人的经济负担。为缓解经济压力，使部分老年人会自行购药、服药，而引起对病情的延误诊断和治疗。

（五）新近出院的老年人

近期出院的老年人因疾病未完全恢复，身体状况差，常需要继续治疗和及时调整治疗方案，如遇到经济困难等不利因素，疾病极易复发甚至导致死亡。社区医疗保健的人员应定期随访。

（六）精神障碍的老年人

老年人中的精神障碍者主要是痴呆患者，包括血管性痴呆和老年性痴呆。随着老年人口增多和高龄老人的增多，痴呆患者也会增加。痴呆使老年人生活失去规律，并且不能自理，常伴有营养障碍，从而加重原有的躯体疾病。因此，痴呆老年人需要的医疗和护理服务明显高于其他人群，应引起全社会的重视。

二、老年保健任务

老年保健任务就是实现健康老龄化。当前老年人口迅速增加，老年人器官功能衰退与疾病增多，高龄老人病残率与护理服务需求量也明显增加，老年人的医疗保健与康复费用剧增，从而对个人、家庭、社会带来严重挑战。针对这一世界性的社会问题，1990年9月哥本哈根会议上提出"健康老龄化"作为解决这一问题的战略目标和方针，后来得到世界各国的支持和关注。人们已经认识到衰老与疾病虽有一定的联系，但衰老并不是一种疾病，衰老是一个渐进的缓慢过程，在生命的晚期，人们仍然可以保持良好的生理功能。健康的老龄化不仅是延长人类的生物学年龄，还应延长人类的心理年龄和社会年龄。健康老龄化是指最大限度地延长老年人独立生活自理的时间,缩短老年人伤残期或功能丧失及需要依赖他人护理的时段,缩短与社会隔离及受歧视的年限,达到延长健康预期寿命、提高老年人生命质量的目的。

三、我国老年保健策略

总体战略是构建完善的多渠道、多层次、全方位的,即包括政府、社区、家庭和个人共同参与的老年保健体系,促进我国的健康老龄化,使老年人"老有所医、老有所养、老有所乐、老有所学、老有所教、老有所为"。

(一)老年医疗保健纳入三级预防保健网的工作任务之中

城市、农村的三级医疗预防保健网已把老年医疗保健纳入工作任务之中;省和市二、三级医院对社区老年医疗保健工作进行技术指导。有条件的医院还创建了老年病科、老年咨询门诊、老年人门诊和老年人家庭病床。有些省、市对 70 岁以上的老年人就医,凭老年人优待证可优先挂号就诊、交费、取药,如需住院优先安排床位等。

(二)医疗单位与社会福利机构密切结合

目前有限的医疗卫生和养老服务资源及彼此相对独立的服务体系远远不能满足老年人的需要,迫切需要为老年人提供医疗卫生与养老相结合的服务。逐步提升基层医疗卫生机构为老年人提供上门服务的能力,医务人员走出医院,到社会福利机构中给老年人体检、健康教育和防病治病。医疗机构为老年人开设挂号、就医的绿色通道;社会福利机构能够以不同形式为入住老年人提供医疗卫生服务,适应老年人健康养老服务需求。

(三)开展老年人家庭医疗护理

对于某些居家养老的老年人,各级医院实行了方便老年人的举措,送医药上门,开展家庭医疗护理和社区康复工作。居家养老是以家庭为核心,以社区为依托,以老年人日间照料、生活护理、家政服务和精神慰藉为主要内容,以上门服务和社区日托为主要形式,且引入养老机构专业化服务方式的一种养老服务体系。居家养老是现在也是未来我国养老模式的主流。

(四)开展各种院外服务项目与举办中间保健设施

广泛开展以老年自我保健、疾病防治知识为主的老年健康教育,使广大老年人掌握基本的保健知识。鼓励老年人参加各种形式的文化体育活动、健身活动,以减少疾病,增强体质,延缓衰老。离退休医护人员为老年医疗服务网络义务服务,开展对老年人常见病、慢性病、多发病的研究及群防群治。

第三节　老年自我保健和健康行为促进

一、老年人自我保健

（一）自我保健的概念与内涵

1. 自我保健的概念

世界卫生组织认为自我保健是指个人、家庭、邻里、亲友和同事自发的卫生活动,侧重于提高个人、家庭的自我心理调适,提高心理素质和社会适应能力,建立身体、心理和社会的全面健康意识和健康行为;侧重于疾病发生之前的预防,以推动个人、家庭及社区消除不良个人卫生习惯和生活方式。

2. 自我保健的内涵

自我保健属于保健医学的范畴,其内涵为:① 自我保健中的"自我",狭义上是指个人,而广义上还包括家庭、亲友、邻里、同事和社区。② 自我保健活动,包括个体不断地获得自我保健并形成某种机体内在的自我保健机制及个体利用学习和掌握的保健知识,主动自觉地对自身健康负责,根据自身保健需求而进行自我保健活动。③ 自我保健强调和重视"自我"在保健中的地位和作用,充分发挥个体在健康维护及防治疾病等活动中的主观能动性,突出自我负责精神。④ 自我保健需要接受健康教育和指导。

（二）自我保健的措施

老年人自我保健的具体措施包括自我观察、自我治疗、自我护理、自我预防、自我急救等。

1. 自我观察

老年人可通过"视、触、听、嗅"等方法观察自己的身体状况,以便了解自身的健康状态,及时发现异常或危险信号,及早进行诊治。自我观察的内容主要包括:① 生命活动的重要指标如体温、脉搏、呼吸、血压。② 发生疼痛的部位、性质、特征。③ 机体各系统功能的变化情况等。老年人应学会和掌握自我观察的基本技巧,随时注意自己身体所发生的变化,及时寻求相应的医疗保健服务。

2. 自我治疗

自我治疗还包括自我康复。

（1）自我治疗。主要指轻微伤症的自我诊治。常用的自我治疗手段包括服药、注射、灌肠与氧气吸入等，必须在护理人员的指导下进行。

（2）自我康复。主要针对慢性病或急性病的康复期，采用非药物疗法进行调理和功能性锻炼，以增强体质，提高生活质量，促进机体早日康复。要做好自我治疗和康复，首先应根据自己的健康或患病情况，家中备有一定量的药品或家庭保健常用器材。此外，还应备一些介绍老年保健和老年病防治的科普读物，经常阅读、对照、分析、判断，并在生活或患病的过程中不断地探索、总结、积累经验，逐步提高自我治疗和自我康复的能力。

3. 自我护理

自我护理是增强生活自理能力，进行自我健康维护的一种方法，包括自我保护、自我照料、自我参与和自我调节等内容。

4. 自我预防

自我预防主要包括：① 良好行为习惯的建立。② 讲究心理卫生，保持最佳心理状态。③ 合理的膳食，均衡的营养。④ 适度运动与身体锻炼。⑤ 定期健康体检。老年人应懂得怎样预防疾病，以减少或杜绝疾病的发生，尤其是对于一些存在高危因素的老年人（如肥胖症、高脂血症、高尿酸血症等），预防就更为重要。

5. 自我急救

主要包括：① 熟知急救电话和指定医院。② 外出时随身携带急救卡（写有姓名、家属或朋友的联系电话，血型，定点医院，病历号，主要疾病等）。③ 患心绞痛的老年人应随身携带急救药盒。④ 患心肺疾病的老年人家中应常备氧气装置。

知识链接

老年人保健的有关法则：

❖ 一是"一个中心"，即以健康为中心。

❖ 二是"两个基本点"，即潇洒一点、宽容一点。

❖ 三是"三乐"，即助人为乐、知足常乐、自得其乐。

❖ 四是"四大基石"，即以合理的膳食、适量的运动、适当的休息、平和的心态为保健的四大基石。

二、老年人的健康行为与健康促进

世界卫生组织研究证明，影响人群健康和疾病的因素是行为和生活方式、环境因素、生物遗传因素和医疗卫生服务,其中行为与生活方式占 60%。许多人不是死于疾病,而是死于自己不健康的生活方式。多种不健康行为同时存在且相互作用可使危害性增加。

(一) 健康行为

健康行为(health behavior)是指个体为维持或提高健康水平,达到自我实现和满足而采取的一种自发性的、多层面的行为。它包括很多内容,主要表现在日常的行为规范上,如不吸烟、合理营养、平衡膳食、坚持锻炼、生活有规律、情绪乐观等。从行为科学的观点来看,健康行为是指认为自己健康的人为了预防疾病或维护自身的健康所表现出来的一切行为。

大量研究表明,良好的健康行为可延缓伴随老龄化而来的疾病和失能,并避免早发性的死亡,能减轻慢性病患者的症状,增强身体功能,以及限制疾病恶化和缓解心理问题,提高生活质量。

(二) 健康相关行为

健康相关行为(health related behavior)是指人类个体和群体与健康、疾病有关的行为。按其对行为者自身和他人的影响,可分为促进健康行为和危害健康行为两大类。

1. 促进健康行为

促进健康行为(health promoted behavior)是指个体或群体表现出的、客观上有利于自身和他人健康的一组行为。1979 年 D. Harris 和 S. Guten 提出建议,把促进健康行为分为五类。

(1) 基本健康行为 指一系列个人日常生活中的健康行为。例如,积极休息和适量睡眠、合理营养与平衡膳食、适度的运动锻炼等。

(2) 预警行为 指防止事故发生及发生事故后正确处理的一类行为。例如,乘坐飞机、汽车时系安全带,车祸发生时及时自救和他救。

(3) 保健行为 指正确、合理应用医疗保健服务,以维护自身健康的行为,如定期体格检查、预防接种等。

(4) 避开环境危害 环境危害是广义的,既可指环境污染,也可指引起人们心理应激过度紧张的生活事件。积极的应付方式或积极应对(coping style)即属此类。

(5) 戒除不良嗜好 此处不良嗜好仅指吸烟、酗酒与滥用药品。戒烟、不酗酒与不滥用药品就是此类促进健康的行为。

2. 危害健康行为

危害健康行为(health-risky behavior)是指个体或群体偏离了个人、他人、社会期望所表现出的一组行为,其主要特点如下。

（1）该行为对人、对己、对整个社会的健康有直接或间接、明显或潜在的危害作用。

（2）该行为对健康的危害有相对的稳定性,即对健康的影响具有一定作用的强度和持续时间。

（3）该行为是个体在后天生活经历中习得的,故又被称为"自我创造的危险因素"。

（三）老年人的健康促进

健康促进一词早在 20 世纪 20 年代已见于公共卫生文献,最近 10 年来受到广泛重视。美国健康教育学家格林(Lawrence W. Green)指出:"健康促进是指一切能促使行为和生活条件向有益于健康改变的教育与环境支持的综合体。"其中环境包括社会环境和自然环境,而支持即指政策、立法、财政、组织、社会开发等各个系统。1995 年,世界卫生组织西太区办事处发表《健康新地平线》重要文献指出:"健康促进是指个人与其家庭、社区和国家一起采取措施,鼓励健康的行为,增强人们改进和处理自身健康问题的能力。"健康促进的基本内涵包含了个人行为改变、政府行为(社会环境)改变两个方面,并重视发挥个人、家庭、社会的健康潜能。健康促进涉及 5 个主要活动领域:建立促进健康的公共政策、创造健康支持环境、加强社区行动、发展个人技能和调整卫生服务方向。

针对我国人口老龄化的现状与特点,积极响应促进健康老龄化的号召,健康促进工作应做到以下几点。

1. 制定健康的公共政策

良好的公共政策对健康有重要影响,能创造有利于健康的政治环境,保证具体措施顺利实施。政府部门必须审视现有政策与规章制度,使之有利于健康促进的发展。在制定公共政策时必须有利于支持健康促进的开展。在制定公共政策时应把健康作为出发点,多部门共同协作、参与,制定出强有力的、有针对性的政策和相关规章制度。在实施时应严格执法,广泛宣传,做好说服教育工作,使受政策影响最大的人群都知道并能自觉地执行政策。合理化公共政策的出台和实施是经济合算、有广泛影响、作用持久的健康促进策略。

2. 完善医疗保障制度

人口老龄化迫切需要便捷、费用低的医疗和保健及其他相配套的服务,逐步实现以医院为基础、以医疗为中心的服务体制向以健康为中心、以社区为基础的良好卫生服务体系转变。目前社区服务有待进一步提高,政策尚未配套、医疗卫生人员培养相对滞后、宣传力度不够,人们对此认识不足。同时,随着医疗卫生改革的深入,完全依靠政府不可能完全解决老年人的医疗问题,不但应鼓励老年人自身要准备充分,而且更应该积极参加医疗保险,弥补基本医疗保障的不足。

3. 创造社会支持环境

建立和维持健康不仅是卫生部门的任务,而且是全社会关心的系统工程,应建立多部门合作的机制,建立广泛的伙伴关系,建立社会、家庭、个人三者结合的管理模式。动员政府、社会团体、群众等全社会都来关心老年人,对于老龄化问题应加强调查研究、统筹策划、组织协调。政府部门应大力扶持老年福利事业,保证老有所养,卫生系统应从提高医疗质量、方便就医环境着手,提高卫生服务质量;街道社区应增加用于老年人锻炼身体的公共设施,组织各种活动,吸引老年人参加。虽然目前养老院等社会扶助老年人的场所在增多,但家庭养老是我国的优良传统,在相当长的时间内将占主导地位,家庭也是我国老年人获得照顾的主要场所,应不断加强家庭对老年人提供保障的研究和探索。

4. 积极开展健康教育

老年人健康促进最终要落实到每个人身上,因此每位老年人对自己的晚年生活质量的要求起着重要的作用。应根据老年人心理活动的变化和实际情况,大力开展老年健康教育,增强老年人的自我保健意识和能力。对于健康老年人群,要积极进行以预防老年病为内容的健康教育,包括合理营养、养成良好生活习惯等,达到有病早治、无病预防的目的。对于患病的老年人,要帮助他们树立信心、积极配合治疗,保证治疗效果,减少并发症的发生。老年人的健康教育要根据老年人的特点,做到形式多样、易于被人接受。

今后应进一步发展对健康有影响的以环境因素为主的、以社区为基础的综合性多因素干预模式,坚持"促进健康、缩短公平的差距",制订出详细计划,扎扎实实去做,真正实现以健康促进的政策和行动而提高老年人健康和生活质量,从而推动我国卫生保健事业的发展。

本章小结

老年保健与健康促进是老年医学的重要组成部分之一,做好老年保健与健康促进,既有利于老年人健康长寿,又有利于社会的稳定与发展。老年保健是在平等享用卫生资源的基础上,充分利用现有人力、物力,以促进和维持老年人健康为目的,发展老年保健事业,使老年人得到基本的医疗、护理、康复、保健等服务。其主要目的是提高老年人生活质量,实现健康老龄化。老年保健原则包括全面性原则、区域化原则、费用分担原则、功能分化原则、个体化原则和联合国老年政策原则。可为老年保健工作提供指导。健康促进是指一切能促使行为和生活条件向有益于健康改变的教育与环境支持的综合体。

1. 针对我国人口老龄化的现状与特点,阐述现阶段我国老年保健的策略。

2. 什么是健康促进?为促进健康老龄化应从哪些方面开展健康促进工作?

（汪芳芳）

65

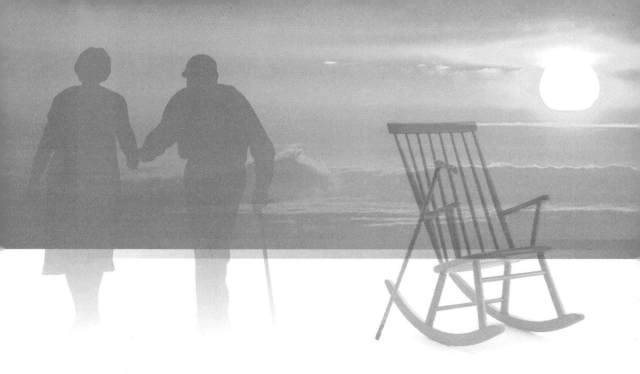

第五章　养老与照顾

学习目标

1. 掌握老年人居住环境要求与环境评估、老年人的日常生活护理。

2. 熟悉与老年人沟通的方式与注意事项。

3. 了解对老年人人文关怀的方法。

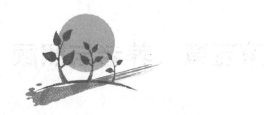

> 　　张奶奶，71 岁。 诉全身皮肤瘙痒 1 个月余，夜间尤甚，难以入眠，周身皮肤干燥、脱屑，
> 抓痕累累，经久不愈。 丈夫半年前因脑出血去世。 其女儿发现自父亲去世后母亲睡眠与食欲均
> 不好，精神欠佳，说话较原先少，也很少出门。 目前张奶奶一人独居，不愿意搬离自己的家。
>
> 　　1. 张奶奶主要不适是什么？ 应该进行哪些护理措施？
>
> 　　2. 如何给予张奶奶生活护理？
>
> 　　3. 如何与张奶奶进行沟通和交流？
>
> 　　4. 如何指导其家属对张奶奶进行人文关怀？

　　养老是指老年人随着年龄增长，身体功能逐渐衰退，日常生活自理能力减弱，需要外界提供经济、生活和心理情感等方面的支持。照顾或称照护(holistic care)，也称全面或全方位照料和护理，指对老年人在医疗、保健、护理、康复、心理、营养及生活服务等各方面提供生理、心理和社会适应性的全方位照顾。为老年人提供有效的照顾是养老服务的核心任务。

　　目前我国的养老照顾模式大概有传统的家庭养老、养老机构养老、社区居家养老三种模式。其中社区居家养老是一种介于家庭养老和机构养老之间的新型养老模式，是指老年人按照生活习惯居住在家庭中，以社区为平台，整合社区内各种服务资源，为老年人提供助餐、助洁、助浴、助医等服务。这种服务模式既解决了在养老院养老亲情不足的问题，又解决了传统家庭养老服务不足的难题。在我国已有养老社区这种新的养老方式，以家庭服务的社会化、专业化趋势，以及社会化服务和家庭化环境为特征的社区居养老模式已经成为现代养老服务业发展的趋势。

　　老年人由于机体老化和慢性疾病的影响，会导致某些功能障碍或丧失，从而影响其生活质量。因此，在老年人的家庭养老、养老机构养老或社区居家养老过程中，护理人员应为老年人创造舒适的生活环境，提供良好的日常生活护理和人文关怀，帮助老年人在疾病或功能障碍状态下维持基本的生理功能，促进老年人身心健康，提高生活质量。

第一节　老年人的居住环境

一、老年人对居住环境的特殊要求

　　老年人的户外活动随年龄增加而逐渐减少，居室是老年人的主要活动场所。由

于身体各功能的退行性改变,因此老年人对居住环境有与其他年龄人群所不同的特殊要求。尽量去除环境中不利因素,合理改造环境,使其能补偿机体缺损的功能,可促进老年人生活功能的提高。

1. 方便性与安全性

楼层:尽量安装电梯,如果没有电梯,房屋楼层不应太高,方便老年人自由进出。

门:老年人的居住环境中尽量不要有台阶或门槛,以防老年人发生跌倒;大门及房间门应加宽,方便轮椅进出;卫生间应安装内外均能打开的门。

地面:房间地面特别是厨房、卫生间地面要有防滑措施,避免滑倒。

家具:家具不宜太多,宜选用圆滑、没有棱角的家具,放置应稳固有序,不能阻碍通道。床、座椅、厨房操作台的高度应适合老年人的身高。

2. 基本设施

房间:对于生活能自理的老年人,养老院可为老年人提供单人间或双人间,床距不得少于 1 m,一般应安装床帘保护隐私;配备相应的衣物及其他物品的存放设施。配备必要的供暖和空气调节设备及基本的电器装置。医疗性养老机构还需要装置呼叫、吸引、供氧等相关医疗护理设施。

卫生间:如条件许可,每间居室应设独立卫生间,卫生间内设置淋浴座椅和地面防滑设施,设有呼唤铃,坐便器高度合适,并安装扶手(图 5-1)。如安装浴盆,应带有扶手并放置防滑垫,浴盆底部还应放置橡胶垫防滑。

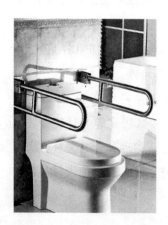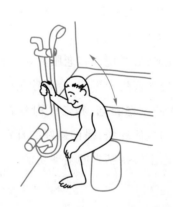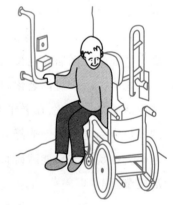

图 5-1 适老化卫生间的扶手

床:床的高度应便于老年人上下床及活动,高度在老人膝以下(即与其小腿长度相当),一般以从床褥上面至地面 50 cm 为宜,这也是老年人的座椅应选择的高度。床垫硬软适度,床旁设有呼唤铃和床头灯,床两边均应有活动的床挡。对于生活不能自理的老年人,需要配置护理床和气垫床,以便老年人进食、便溺,减少压疮发生。

3. 智能设施

目前有许多老年护理的智能设施,包括无线紧急呼叫系统、远程监护设施,GPS

定位系统等。可随身携带紧急按钮,老年人在任何地方出现意外均可通过按钮求助。远程监护设施可通过安装在老年人家中各个房间的活动传感器获取老年人每天的活动信息,进行老年人活动异常的判断,实现对独居老年人的远程监护。GPS定位系统能较好地应对和预防老年人突发疾病、走失等问题。

二、老年人居住环境评估

通过对环境进行评估,可去除妨碍生活行为的因素,创造发挥补偿机体缺损功能的有利因素,促进老年人生活质量的提高(表5-1)。

表5-1 老年人居住环境安全评估和干预建议

评估内容	评估要素	干预建议
光线	户外的步行区域、过道、走廊、楼梯、浴室应光线充足	在卧室、浴室和到浴室的过道处安装夜明灯; 为预防夜明灯坏掉或停电,在床旁备有手电筒,户外和过道应安装感应灯; 所有灯的开关应位于门口附近,在楼梯或过道的两端
应急设备和通信系统	应安装火灾报警器 为预防突发紧急情况,必须有通信系统可用	定期检查; 至少每年换电池; 随身携带手机,每个房间里有老年人可用的电话,位置要允许倒在地上也能使用; 必要时佩戴个人监测系统
地面	浴室、厨房和洗衣间的地板和瓷砖常常是易滑倒的因素或有闪光而影响视线	地面要非闪光和光滑
	松的、褶皱的地毯和脚垫会增加绊倒的风险,也影响活动辅助用具的安全使用	平整地毯,或重新安放家具,使常走路经过的区域的地毯没有褶皱; 去掉脚垫,或使用背面有防滑的脚垫,或在边缘应用胶带固定好脚垫; 在楼梯安装防滑条
	过道地面不平整,如不同的房间之间有门槛,会增加跌倒的风险	将同房间之间的不平的过道做成斜坡; 在过道的每侧地面用荧光胶带或地面颜色强烈对比来改善老年人视觉的深度感觉

评估内容	评估要素	干预建议
楼梯事宜	扶手松动或没有扶手	安装结实的老年人易于抓握的扶手； 若安装扶手不可行,则可安装电动轮椅升降机,或让老年人在一层楼生活； 若仅有几个台阶,则可应用斜坡改造
浴室	坐便器太矮会影响老年人如厕后的安全站起	安装高的坐便器； 墙上安装把手；
	浴缸或淋浴间是家中跌倒的主要场所之一	在淋浴间或浴缸内安装防滑条或脚垫； 安装把手； 鼓励使用淋浴椅和手持的喷头,以避免需要站立洗浴或反复自浴缸站起
厨房	将常用的东西放在过高的或过低的架子上会增加跌倒的风险	将常用的物品放于高度在肩部和髋部之间的橱柜里,将不常用的物品放于较高或较低的架子上
	因为操作空间不足,需要过多的从低处拿取东西	可将最常用的东西放于厨房台面的一角； 清理台面上的杂物,以最大限度地增加工作空间
	厨房内存放辅助用具的空间不足	安装更多的台面、桌面； 重新安排厨房的用具摆放、用小的桌子或将很少用的桌子挪走； 对于不能在走路时手拿东西的老年人,需要在厨房内清理出使用带有托盘或篮筐的助步器的空间
过道	堆有杂物的过道会影响助步器的安全使用	尽可能地使过道直而无杂物； 过道宽度设计要使个体及他(她)的助行器每侧至少各有十几厘米的空间； 避免将有尖锐边缘的家具和装饰品放于过道旁边
	电话和电器的电线及其他如氧气管等有线管的物品可增加绊倒的风险	使用可伸缩收纳的氧气管或可搬动的氧气瓶,以避免因氧气罐固定而一根长期的吸氧管在家里到处连接使用； 将家用电器的导线沿墙边或墙角铺设而不要横跨过道或放于脚垫下面； 使用无绳电话和其他应用电池供能的电器

三、老年人居住环境的设置

（一）空气要求

老年人的居室应有较好的通风条件,若室内空气流通不好,老年人则容易出现呼吸道感染。一般应每天开窗通风,冬季也应注意在阳光充足时开窗换气。如果老年人出现不能如厕而在室内排便时,应注意及时迅速清理排泄物及被污染的衣物,开窗通风,消除房间内异味。

（二）采光充分

老年人的新陈代谢较低,怕冷、易受风寒,故老年人的居室宜选择向阳的房间。卧室窗户宜大,窗口朝南,以利于采光和通风。白天尽量采用自然光,但要注意阳光不要直射老年人的眼睛,以免引起眩晕、眼花等不适。另外,老年人视力减退,对强光敏感,灯光应明亮柔和,避免强烈刺眼的光线和反光,照明灯的悬挂地点与高度应适当,开关应放置在老年人易触及的地方,使用发亮的开关面板以便于老年人在黑暗中寻找开关的位置。老年人的暗适应能力衰退,要保持适当的夜间照明,避免起夜时发生意外。

（三）适宜的室内温度、湿度

老年人体温调节能力降低,室温应以 22~24℃ 较为适宜,沐浴时浴室温度应保持在 24~26℃。夏天如室温太高,可开窗通风或用电风扇等散热,有条件的宜安装空调。冬季老年人房间最好设置暖气,取暖设备一定要安全以防事故的发生,如使用火炉取暖要特别注意防止 CO 中毒。室内空气湿度适中,一般以 50%~60% 为宜。当湿度于 30% 时可应用加湿器或放置水培植物等增加温度;当湿度太高时可开窗通风,或用换气扇将室内潮湿空气排到窗外。

（四）色彩应用及绿植美化

根据心理学的观点,色彩不仅影响人的主观感觉,而且还能影响人的情绪。可根据老年人自身状态的不同而选择不同的色彩,如高血压患者居室的色彩可选择冷色调如白色或青蓝色,而老年抑郁患者可选择黄色或橙色。同时可对居室进行绿化、美化,在阳台或室内摆放花卉、盆景,如文竹、吊兰、仙人掌(球)等,不仅增添美感,且能净化空气,有利于健康。

第二节　老年人的日常生活护理

老年人的日常生活护理不仅包含"衣、食、住、行"等基本内容,还包括清洁卫生和精神慰藉。护理人员应根据老年人的身体状况,协助或帮助老年人进行日常生活护理。提倡与鼓励老年人尽量进行自我日常生活护理,最大限度地保持和提高老年人的日常生活功能。

一、建立合理的生活方式

护理人员应帮助老年人建立符合自身生理和病理特点的生活方式,制订科学、合理、规律的日常生活计划。

1. 生活规律

老年人每日的作息时间、活动安排应科学有序,在尊重老年人的生活习惯的基础上,帮助老年人建立和维持适合健康状况的生活节律。每日的起床、就餐、休息时间最好能固定下来,养成习惯;老年人的活动,应户外活动与户内活动交替进行。

(1)作息规律　老年人的睡眠较少,但也应保证充足的睡眠时间,定时起卧,宜早睡早起。

(2)饮食规律　定时定量,可少食多餐,避免暴饮暴食或过饥过饱。

(3)定时大便　老年人往往会出现功能性的便秘,因此,要养成定时大便的习惯,不论有无便意,每天定时如厕,有意识地诱导排便,预防便秘。

2. 适量运动

适量的运动对老年人健康很有帮助,可根据身体状况和爱好选择适当的、容易长期坚持的运动项目,根据老年人身体状况确定每天的运动时间和运动量,并循序渐进,定时评估老年人对运动的耐受情况。

3. 合理用脑

人的脑细胞在40岁以后开始凋亡,到60~70岁时减少10%左右,科学地用脑、健脑可防止智力下降,延缓大脑功能的老化。因此,老年人要坚持积极科学用脑,并注意脑的保健,如供给大脑充足的营养、保证足够的睡眠、学习与运动相结合等。

二、饮食护理

饮食与营养不仅是维持、恢复、促进健康的基本手段,而且对疾病的预防和治疗起着重要作用。对老年人来说,饮食的制作和摄入过程还可带来精神上愉悦。饮食护理是日常生活护理中的一个重要部分。

(一) 老年人对营养的特殊要求

1. 糖类

糖类又称碳水化合物,是人体最主要的热量来源,糖类供给的能量占总热能的55%~65%。但随着年龄的老化,体力活动和代谢均降低,热能的消耗相应减少,故老年人热量的摄入应比年轻时减少20%~30%,以免过剩导致肥胖。主食不要过于精细,应增加五谷杂粮的摄入。

2. 蛋白质

蛋白质参与组织的更新和修复,调节人体的生理活动,增强抵抗力。老年人每天应摄入蛋白质,但不宜过多,占总热能的15%。摄入过多蛋白质可增加消化系统和肾的负担,引起肥胖。应多供给优质蛋白质,如鱼、豆类食物。

3. 脂肪

老年人膳食中摄入脂肪过多会对心血管系统、消化系统不利,但摄入过少又会导致脂肪酸缺乏而发生皮肤疾病,并影响脂溶性维生素的吸收,因此老年人也应当摄入适当的脂肪。摄入的脂肪应占总热能的20%~30%,尽量选择含不饱和脂肪酸较多的植物油,避免猪油等动物性脂肪。

4. 无机盐

无机盐也称矿物质,包括常量元素和微量元素,是人体代谢中的必要物质。常量元素有钙、磷、钠、钾、氯、镁和硫。微量元素有铁、铜、锌、硒等。老年人易发生骨质疏松,应适当增加含钙质丰富的食物,如奶类与乳制品、豆制品、坚果类、海产品等,并鼓励老年人多到户外晒太阳,促进钙质的吸收。铁缺乏易引起贫血,注意选择含铁丰富的食物,如瘦肉、动物肝、黑木耳等。

5. 维生素

维生素是维持人体正常生理功能必需的一类化合物,是膳食中不可缺少的。一般天然食物中含有各种人体所需要的维生素,合理膳食可获得充足的维生素。新鲜的蔬菜水果可增加维生素的摄入,且对老年人有通便作用。

6. 膳食纤维

膳食纤维主要包括淀粉以外的多糖,存在于谷类、薯类、豆类、蔬菜、水果中。膳食纤维不能被人体吸收,能在增加饱腹感、促进肠蠕动、帮助通便、促进胆固醇的代谢、降低餐后血糖等方面起着重要作用。

7. 水分

老年人每天饮水过少,则易发生血黏度过高、便秘,严重时还可发生电解质失衡、脱水等。但饮水过多会增加心肾的负担。一般以每天 1 500 mL 左右为宜。

中国老年人膳食指南（2016）关键推荐

本指南所指老年人为 65 岁以上的人群,是在一般人群指南基础上对老年人膳食的补充说明和指导。在普通人群膳食指南的基础上,中国老年人膳食指南增加了适应老年人特点的膳食指导内容,旨在帮助老年人更好地适应身体机能的改变,努力做到合理营养、均衡膳食,减少和延缓营养相关疾病的发生和发展,延长健康生命时间。关键推荐:

1. 少量多餐细软;预防营养缺乏。

2. 主动足量饮水;积极户外运动。

3. 延缓肌肉衰减;维持适宜体重。

4. 摄入充足食物;鼓励陪伴进餐。

（二）老年人的饮食原则

1. 平衡膳食

平衡膳食是指膳食中所含的营养素种类齐全,数量充足,比例适当,既不过多,也不缺乏,达到平衡。

2. 合理烹调加工

老年人消化功能和咀嚼能力减弱,因此食物应细、软、松,既给牙齿咀嚼的机会,又便于消化。饮食宜温偏热。

3. 促进食欲

膳食色香味俱全能刺激食欲,可结合个人喜好适当调节。老年人因味觉迟钝,口味偏浓重,应防止摄入盐、糖等过多。在烹调时可适当使用醋、姜、蒜等调料来刺激食欲。

4. 良好的进食习惯

可少吃多餐,避免暴饮暴食或过饥过饱。膳食内容的改变不宜过快,要照顾到个人爱好。在两餐之间可适当增加点心。晚餐不宜过饱。

5. 注意饮食卫生

老年人消化道抵抗力降低,应更加注意饮食卫生。

（三）老年人的饮食护理

1. 烹饪时的护理

（1）咀嚼功能低下者　通过切碎、使食物变软等方式,帮助咀嚼功能低下者食用。蔬菜、水果类烧煮时间太长会破坏营养,因此宜切碎,减少咀嚼负担,方便吞咽。

（2）吞咽功能低下者　应选择黏稠度较高、不易误吸的食物,根据身体状态合理调节饮食种类。

2. 进餐时的护理

室内宜空气新鲜,注意通风换气,排除异味。食欲不好者可多人一起进餐,增加食欲。

老年人进餐
护理

鼓励有活动能力的老年人自行进食。上肢障碍者可通过自制或提供各种特殊的餐具,鼓励自己用餐。在老年人不能自行进餐或因自己单独进餐而摄取量少,并有疲劳感时,照顾者可协助喂饭,并注意尊重其生活习惯,掌握适当的速度与其相互配合。

视力障碍者宜单独进餐,向老年人说明餐桌上食物的种类和位置,并帮助其用手触摸以便确认。同时应注意食物的味道和香味,制造良好的进餐气氛以增进食欲。

吞咽能力低下者一般采取坐位或半坐位;偏瘫的老年人可采取侧卧位,最好是卧于健侧。进食过程中应有照顾者在旁观察,以防发生事故。进餐前应先喝水湿润口腔。

三、清洁护理

由于老年人自理能力降低及疾病等原因,使得很多老年人无法满足自身清洁的需要。护理人员应充分评估个体的自理能力,协助或帮助老年人做好清洁护理。

（一）老年人状态评估

1. 老年人日常生活能力的评估

详见本书第三章。

2. 老年人皮肤生理功能状态的评估

（1）有无压疮　老年人因皮下脂肪减少,皮肤紧张度减弱,弹性降低,易发生压疮。

（2）有无皮肤完整性受损　老年人皮肤层变薄,易破,可能因擦拭皮肤时用力不当或衣服质地粗糙而引起皮肤完整性的受损。

（3）有无瘙痒　老年人皮脂腺萎缩,皮肤干燥,很容易发生瘙痒症,冬季更甚。

（4）指（趾）甲的形态　有无指甲脆、肥厚,易破,导致不完整。

（5）头发的清洁度　有无污垢、异味。

（6）皮肤的感觉　老年人皮肤感觉逐渐迟钝,评估痛温觉及触压觉是否正常。

（二）皮肤清洁护理

1. 常规护理

保持皮肤卫生,特别是肛门、会阴部、腋下、腘窝、女性乳房下等邹褶部位。建议冬季每周沐浴1~2次,夏季可根据情况随时沐浴,但次数也不宜太多。沐浴时室温应维持在24~26℃,水温为40~45℃。宜用pH 5.5左右的肥皂(如婴儿皂)、沐浴露,勿用碱性沐浴用品。沐浴完毕后可适当使用护肤用品,保持皮肤润滑,防止皲裂。及时修剪指(趾)甲。大小便失禁使用尿布,特别是使用尿不湿的老年人,很容易发生皮炎及压疮,需加强局部的清洁护理。

2. 老年人常见皮肤问题及处理

(1)皮肤瘙痒症(pruritus) 只有皮肤瘙痒而无明显原发性损害称为皮肤瘙痒症。皮肤瘙痒症多见于老年人,冬季更明显,最主要原因是皮肤干燥。常常瘙痒在夜间尤甚,难以入眠,周身皮肤干燥脱屑,抓痕累累,易发生继发感染。可给予以下护理措施:① 适当减少洗澡次数,防止"越痒越洗,越洗越痒"的恶性循环。② 忌用碱性沐浴用品。③ 适当使用护肤用品。④ 穿纯棉质的柔软内衣,避免化纤羊毛类衣服直接接触皮肤。

(2)带状疱疹(herpes zoster) 是由水痘-带状疱疹病毒所引起的急性疱疹性皮肤病,常侵犯抵抗力较为低下的人群,50~70岁的中老年人发生率较高。随着年龄的增长,发病率也在增加。老年人患带状疱疹时症状较重,并可有严重的疱疹后神经痛,可持续数月,给老年人躯体和精神上带来极大的痛苦。有时因疼痛先于局部皮肤症状,容易漏诊和误诊。

老年带状疱疹患者的护理措施:① 卧床休息,取健侧卧位防止水疱压破。② 保持床单、内衣清洁和柔软,以防摩擦使疼痛加剧。③ 遵医嘱给予抗病毒、消炎镇痛、全身支持治疗和对症治疗。④ 告诉老年人避免用手搔抓,以免继发感染。⑤ 给予关心和精神安慰,减轻痛苦。

(三)头发清洁护理

协助或帮助老年人保持头发的清洁卫生,定期洗头。头皮和头发干燥者则清洁次数不宜过多,建议每周1~2次。

(四)口腔卫生护理

帮助老年人建立良好的口腔卫生习惯。饭后漱口,每天早、晚刷牙各1次。有义齿者,用软毛刷加牙膏刷义齿的各个部位,睡眠时脱去义齿,用清水浸泡。老年人不宜用牙签,因牙签易损伤牙龈,可指导使用牙线。亦可咀嚼口香糖,既能加强面部活动,加速局部血液循环,又能促进唾液的分泌,减少疾病。

(五)衣着卫生护理

老年人的服装选择,首先考虑实用安全,兼顾美观及个人喜好。衣着的选择注意如下各方面。

1. 选择容易穿脱的款式

老年人由于关节僵硬,肌力减退,动作不灵便,宜选择容易穿脱、不妨碍活动、宽松款式的服装。如不宜选择套头式,而应多选择开衫,前面系扣或有拉链,方便穿脱。

2. 注意内衣衣料的质地

老年人皮肤干燥、多屑,皮脂腺组织萎缩,对不良刺激的防御能力减弱,所以内衣宜选用质地柔软、吸水性好、透气性能佳的浅色纯棉制品,不宜选用化纤织品,色彩宜柔和、不褪色。

3. 鞋袜的选择

老年人宜选用柔软、吸汗、大小合适的布鞋,尽量不穿高跟鞋,以免发生意外;袜子宜选用既透气又吸汗的棉袜。

4. 衣着的安全性

衣着大小要适中,过小影响血液循环,过大过长有容易绊倒等危险。

5. 兼顾美观

在尊重老年人习惯的基础上,适当注意衣服的款式,兼顾美观,适合老年人参与社会活动。

四、活动护理

活动和运动对老年人来说也很重要。有利于智能和体能的维持和增强,能预防身心疾病的发生,延缓衰老。活动的内容、生理负荷和活动的方式方法必须与老年人的生理、心理相适应。

1. 老年人运动的类型和强度

老年人体育锻炼前必须严格进行体格检查、运动负荷试验,开始时运动量要小,逐渐加大,直至有效强度、有效时间。有条件的老年人应根据运动处方进行有目的、有计划、科学的身体锻炼。

老年人的运动类型以肌肉等张收缩为主的大骨骼肌运动最为理想,如散步、快步行走、慢跑、自行车、游泳、舞蹈等,也可根据爱好进行选择。

老年人的运动强度应根据个人的能力和身体状态来选择:由小量的运动逐渐加强,各种功能锻炼都要以不感到疲劳、肌肉不酸痛为度。如运动中出现严重的胸闷、气喘、心绞痛或心率反而减慢、心律失常等,应立即停止运动,并及时就医。

运动强度监测方法有很多,最简单的计算方法是观测运动后心率,即:运动后适宜心率(次/min)= 170-年龄;身体强壮者运动后最适宜心率(次/min)= 180-年龄。

观察活动强度是否合适的方法包括:① 运动后的心率达到最宜心率。② 运动结束后心率恢复到运动前水平所需时间,如果在 3 min 内恢复到运动前水平,说明运动量较小,可加大运动量;如果 3~5 min 恢复到运动前水平,表明运动量适宜;而在 10 min 以上才能恢复者,说明活动强度太大,应适当减少。③ 结合自我感觉综合判断:运动时全身有热感或微微出汗,运动后感到轻松或稍有疲劳,食欲增进,睡眠良好,精神振作,说明强度适当,效果良好;运动时身体不发热或无出汗,脉搏次数不增加或增加不多,可增加活动强度;运动后感到很疲乏、头晕、胸闷、气促、心悸、食欲减退、睡眠不良,应减低运动强度。

2. 老年人运动与锻炼的原则

(1) 循序渐进,逐渐增加活动量,由易到难。

(2) 持之以恒,形成习惯。连续锻炼才能对身体形成持续刺激产生效果,并体会到运动的乐趣。

(3) 量力而行,活动量要因人而异,学会自我监测。

(4) 注意安全,运动前做准备活动;锻炼时注意场地环境的安全。

3. 老年人运动和锻炼的注意事项

(1) 体育锻炼期间要遵循正常的生活作息时间规律。

(2) 饭后不要马上活动,最好在饭后 1 h 后进行锻炼。

(3) 注意气候及空气质量的变化。

(4) 身体不适、食欲减退、睡眠不佳时不宜锻炼。

(5) 运动监护:一般根据心率、血压、运动后老年人的反应,确定运动量是否合适。根据情况可适当调整。锻炼后有不适感觉应及时看医生。

(6) 注意防止跌倒。

(7) 运动禁忌:发热、感冒、自觉疲劳、失眠、眩晕、脏器功能失代偿等,一切疾病急性期都不宜运动。

五、辅助生活用品的使用

1. 老花镜

老年人一般都有老花眼,医学上称老视眼,需佩戴老视镜(凸透镜),俗称老花镜。老花眼度数随年龄增大,一般会相应加深,因此最好每隔 3~5 年重新验光配镜。

2. 助听器

老年人是否需要佩戴助听器,要由耳科医生作出诊断,老年人应在医生的建议下选择合适的助听器。助听器常见的类型如下(图 5-2)。

(1) 盒式助听器 操作方便,开关和音量调节灵活,电池耐用,使用经济,但外露明显,会给佩戴者带来压力,且识别率较低。适合于高龄、居家使用为主,且经济承受

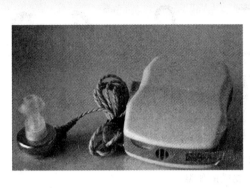
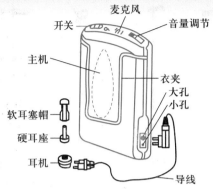

盒式助听器

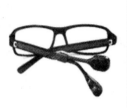

眼镜式助听器

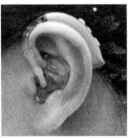

耳背式助听器

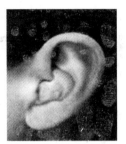

耳内式助听器

图 5-2　常见助听器类型

能力较低的老年人。

（2）眼镜式助听器　外观易被接受，没有低频干扰问题，但价格贵，易损坏，鼻梁、耳郭受压明显，不宜长期使用。

（3）耳背式助听器　没有上述两款的缺点，又具备上述助听器的优良性能，价格适中，但有影响外耳道固有共振频率的缺点。

（4）耳内式助听器　更加隐蔽，并保留了人耳的一些固有功能。对老年人用残存听力最大限度听清和理解语言信息，带来了较为理想的听觉效果，但费用较为昂贵。

3. 助行器具

辅助人体支撑体重、保持平衡和行走的工具统称为助行器具。行走不便的老年人可以使用拐杖、助行器或轮椅。

（1）拐杖　拐杖的种类有多种（图 5-3），主要有手杖（分为单足杖和多足杖）、前臂杖、腋杖及平台杖（也称类风湿拐杖）等。拐杖要求长度合适，安全稳定。拐杖的长度包括腋垫和杖底防滑胶垫的高度。通常使用者的身高减去 41 cm 即为腋杖的长度，站立时大转子的高度即为把手的位置；手杖的长度及把手的位置与髋部同高，即站立时大转子的高度；同时把手要易于抓握，感觉舒适。

（2）助行器或轮椅　助行器通常分为两大类（图 5-4）：一类是无脚轮助行器，主要用于帮助不能行走的老年人站立，并训练老年人的行走能力；另一类是有脚轮的助行器，适用于有一定生活自理功能的老年人，减轻自理活动时的疲劳，以及进行下肢功能训练。

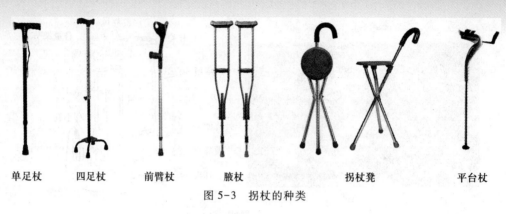

| 单足杖 | 四足杖 | 前臂杖 | 腋杖 | 拐杖凳 | 平台杖 |

图 5-3　拐杖的种类

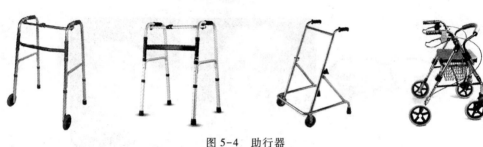

图 5-4　助行器

第三节　日常生活护理中沟通与交流

在老年人日常生活护理中,良好的沟通能帮助护理人员更好地评估资料、观察病情、了解需求、解决问题,为老年人提供更好的护理,促进老年人的健康和舒适。

一、沟通的方式

1. 语言沟通

语言沟通是指沟通者以语言或文字的形式将信息传递给接受者的沟通行为。语言沟通依据传递载体分为口头语言沟通和书面语言沟通。

(1)口头语言沟通　口头语言是老年人抒发情感和维护社交互动的良好方式,日常生活中应为老年人提供足够的口头表达的机会。

(2)书面语言沟通　书面语言沟通信息较为准确、保存时间长,对能识字老年人,通常运用书写方式来发挥对常用重要事项进行提醒的功能。

2. 非语言沟通

非语言沟通是借助于非语言符号,如姿势、表情、动作、空间距离等进行的沟通。当老年人因认知障碍或疾病无法进行语言沟通时,常通过面部表情、目光、点头、姿势转换、手势、拍打等非语言符号传递信息,进行非语言沟通。

二、与老年人沟通的常用技巧

(一)语言沟通技巧

1. 口头语言沟通的技巧

(1)善于诱发、引导谈话,激发老年人的谈话兴趣,建立融洽的谈话氛围。

(2)重视反馈信息,了解双方是否都能够理解谈话内容。

(3)集中注意力倾听并观察。

(4)使用美好语言,如安慰性语言、鼓励性语言、劝说性语言、积极的暗示性语言等。

2. 书面语言沟通技巧

(1)使用与背景色对比度较高的大字体。

(2)对关键的词句应加以强调和重点说明。

(3)用词浅显易懂,尽可能使用非专业术语。

(4)运用简明的图表或图片来解释必要的过程。

(5)合理运用小标签,如在小卡片上列出每日健康流程该做的事并贴于常见的地方,以防记错或遗忘。

(二)非语言性沟通技巧

1. 表情与目光

护理人员通过合理地运用面部表情、与老年患者的目光接触,可判断对方态度和情绪。

2. 身体姿势

日常生活护理中可运用的身体姿势有很多,如伸手指出物品所在地;伸手指认自己或他人;模仿和加大动作以指出洗手、刷牙、梳头、喝水、吃饭等日常功能活动。注意运用手势时要了解老年人的习惯风俗,避免失礼的举止。

3. 触摸

适宜的触摸能给予安慰,使老年人感到关爱。护理人员需尊重老年人社会文化背景,了解适宜的触摸位置,通常容易被接受的部位是手、手臂、背部与肩膀,头部则一般不宜触摸。不要突然从背后或暗侧给予触摸,防止老年人被惊吓。护理人员也应适当地接受老年人抚摸自己的手、手臂或肩膀来表达谢意,对老年人的触摸予以正确的反应。

三、与老年人沟通的注意事项

(1)注意自己和老年人的情绪,态度诚恳、耐心,表情要柔和热情。

（2）说话时身体略前倾，声音要缓慢清晰，说话简短得体，注意倾听。

（3）保持目光的接触。对于使用轮椅代步的老年人，注意不要俯身或利用轮椅支撑身体来进行沟通，而应适时坐或蹲在旁边，并维持双方眼睛于同一水平线，以利于平等地交流与沟通。

（4）避免突然改变话题。在与老年人沟通过程中，若护理人员对于谈话内容缺乏耐心，而很快改变话题，则会阻止老年人说出有意义的事情，也给老年人一种护理人员不愿听他说话的感觉。

（5）多表扬少批评。在沟通过程中，护理人员应及时对老年人所取得的进步予以肯定和表扬，少用批评性语言。批评责备老年人会妨碍交流。

（6）若老年人无法用口头表达清楚，则可鼓励他们以身体语言来表达再给予反馈，以利于双向沟通。

第四节　养老服务中的人文关怀

养老服务中的人文关怀是指尊重老年人的主体地位和个性差异，关心老年人的个体需求，以老年人的物质生活需求基本得到保障为前提，满足精神需求。

人文关怀对养老服务的要求包括以下几层含义：① 尊重老年人，承认老年人的价值。老年人不仅需要物质生活，也需要政治生活、精神生活乃至整个社会生活。② 关心老年人的多方面、多层次的需求。不仅关心老年人物质层面的需求，更关心老年人精神文化层面的需求；不仅创造条件满足老年人的生存需求、享受需求，更着力于老年人的自我发展、自我完善需求的满足。③ 促进老年人的自由全面发展。激发老年人的主动性、积极性和创造性，实现"老有所乐、老有所为"目标。

一、家庭的人文关怀

人进入老年后由于工作环境、经济收入、社会地位等均发生了变化，身体各系统出现退行性改变和疾病，特别需要家庭的关爱。家庭的关爱通常是老年人最重要的精神支柱。老年人多见的"空巢综合征""离退休综合征"等都需要其家庭成员的安慰和帮助，特别是丧偶老年人，家庭的安慰与支持可帮助其转移注意力，建立起新的生活方式。

2013 年实施的《中华人民共和国老年人权益保障法》以法律形式规定家庭成员应当关心老年人的精神需求，不得忽视、冷落老年人，与老年人分开居住的家庭成员应当经常看望或者问候老年人。

二、养老机构的人文关怀

人文关怀是养老机构重要工作内容之一，良好的人文关怀能使老年人成为养老机构的主人，使养老机构成为老年人安享晚年的地方。2013 年 7 月 30 日，我国民政部要求，农村敬老院、光荣院、老年人和残疾人社会福利机构等各类民政服务机构要关注供养服务对象的心理健康，重视掌握其心理动态，加强对供养服务对象的人文关怀和心理疏导，确保供养服务对象身心健康。

养老机构应建立人文关怀制度，加强对养老机构从业人员的人文关怀能力培养，提升从业人员职业素质。养老机构还要提醒督促入住养老机构的老年人的亲属定期探望，组建志愿组织，组织社会志愿者对入住养老院的老年人进行人文关怀。

三、社区的人文关怀

社区在养老服务中具有较好开展人文关怀的优势，社区在体现对老年人人文关怀时应注意以下几方面。

1. 设施的适老设计和建设

社区建筑与环境设计要体现人文关怀，进行设施的适老设计，改造原有的不合适设施，建设新的适老建筑。

2. 满足老年人的娱乐和人际交往需求

积极组织开展各类活动，丰富老年人的生活；社区可组织各种活动，通过参与，一方面培养和激发老年人的兴趣爱好，在休闲娱乐中陶冶情操；另一方面，增进与邻里、朋友的联络，满足与人信息交流的欲望，体会到更多的快乐和归属感。

3. 建立完善老年组织

社区应通过建立各种形式的老年组织，加强老年人精神生活建设，并可充分发挥老年组织的作用，让老年人发挥余热，为社会提供力所能及的贡献。

4. 加强养老文化建设

树立积极的老年文化观，尊重老年人的社会价值，让老年人感受生命的价值与意义，扩大老年人社会参与度，弘扬中华民族传统美德，营造敬老、爱老、助老的良好氛围。老年人要树立终身发展的理念，保持自尊自爱自立自强的精神风貌和健康文明的生活方式，积极面对老年生活，提高晚年生活质量。

5. 发挥志愿者在社区养老的重要作用

志愿服务能够有效补充政府和家庭在社区养老中的不足，社区可推进社区养老志愿服务机制的构建。为满足社区老年人不同的需求，可吸收不同职业、不同年龄的具有奉献精神和良好素质的人员参加志愿者队伍,通过各种技能培训,提高志愿者队伍服务水平,有针对性地帮助各类老年人。建立社区养老的志愿服务网络体系和交流平台,实现信息、资源和志愿者共享,促进社区养老志愿服务常态化、连续化。

目前有些地方政府部门在推行城乡社区居家养老服务照料中心建设的同时,动员社会各方力量,在部分小区内试点推行以"楼长制"为基础的养老服务;通过财政补贴方式,每日前往"空巢老人"的家中进行探视,为老年人提供各种服务;社区通过组建志愿者服务队和聘请"养老助理员"的方式,定期上门为老年人提供生活服务,同时为老年人开展心理疏导,满足老年人的精神生活需求。这些措施有效地发挥了社区在养老中的人文关怀优势。

本章小结

本章从生活环境、日常生活护理、日常生活护理中的交流与沟通、人文关怀这几大方面阐述了家庭、社区、养老院的老年人养老及护理。其中详细讲解了老年人的日常生活护理,它包括建立合理的生活方式、饮食护理、清洁护理、活动护理及辅助生活用品的使用。

运动后最适宜心率(次/min)=170-年龄,运动量适宜的判断标准为:运动后的心率达到最适宜心率,全身有热感或微微出汗,运动结束后3~5 min心率恢复到运动前水平且食欲增进,睡眠良好,精力充沛。

良好的沟通是为老年人提供良好护理的前提,护理人员应掌握与老年人沟通的方法与技巧。

养老服务中的人文关怀是指尊重老年人的主体地位和个性差异,关心老年人的个体需求,以老年人的物质生活需求基本得到保障为前提,满足精神需求。重视养老服务的人文关怀,才能真正实现"老有所为,老有所乐"。

思 考 题

王先生,72岁。有冠心病史十余年。老伴半年前去世,子女均在国外。王先生每天坚持早起锻炼。近段时间经常感觉心前区有不适,但他认为锻炼贵在坚持,仍每天早起慢跑。某天早上锻炼时晕倒在地,被路人送往医院。医院诊断:急性心肌梗死。

(1)王先生的锻炼方法有哪些不正确的地方?

(2)该怎样对类似王先生情况的老年人早锻炼进行指导?

(张红菱)

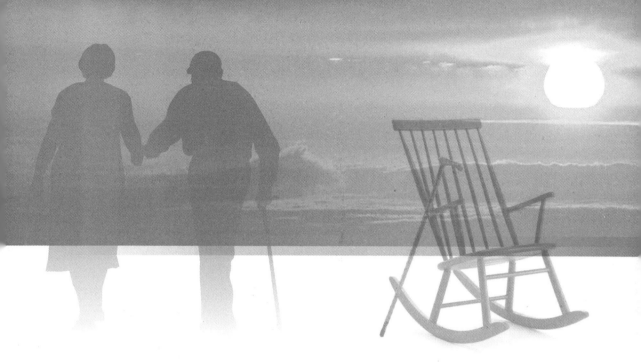

第六章　老年人常见心理与
精神问题的护理

学习目标

1. 掌握老年人心理特点及常见心理精神问题的主要表现与护理。

2. 熟悉老年人心理健康维护和促进的措施。

3. 了解心理健康的定义及老年人心理健康的标准。

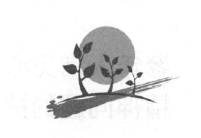

> 　　吴奶奶，68 岁，退休技师。在一次体检时被怀疑得了胃癌，虽然最后确诊不是，但是她越想越害怕。由于前些年老伴去世，唯一的儿子又不在身边，整天一个人在空房子里，没有什么事情可做，身体稍有不适，就怀疑自己得了癌症，每天吃不下，睡不着，坐立不安，对生活极度消沉，情绪低迷、抑郁。
>
> 　　请问：
>
> 　　1. 分析案例中吴奶奶的主要症状。
>
> 　　2. 如何对吴奶奶的心理护理进行指导？
>
> 　　3. 如何指导其家属对吴奶奶进行关怀？

　　作为个体发展的最后阶段，老化对处于老年期个体的身、心功能的影响更为明显，老年人一方面需要经历生命早期，并持续一生的、逐渐而稳定的退化，另一方面还需要经历由于疾病、过度劳累或者缺少锻炼造成的退化。这些"退化"使得老年人的心理具有其特殊的年龄特征。然而，老年期的心理变化不是单纯的退化，还有发展。关注老年人健康，实现积极健康老化，不仅要关注老年人的身体健康，还需要关注老年人的心理健康，维护和促进老年人心理健康，提高老年人生活质量。

第一节　老年人心理特点

一、感知觉

　　感知觉是指个体对客观世界直接作用于个体感觉器官客观事物的主观反应。感知觉是个体心理发展最早，也是衰退最早的心理功能。随着年龄的增加，老年人各种感觉器官功能逐渐衰退，老年人的感知能力逐渐下降，这种下降主要表现为以下几个方面。

　　（1）感觉阈限提高，敏感性下降。例如，老年人的眼睛需要更亮的光线才能看清楚；老年人需要更大的音量才能听清楚。除此之外，由于老年人感受身体所处空间位置信息的感受细胞的敏感性下降，使得老年人的平衡感下降，这也是导致老年人容易跌倒的原因之一。

　　（2）知觉能力下降，即使刺激非常强烈，远远超过阈限，老年人可能难以解释感觉信息，进而出现知觉困难。例如，在一个充满噪声的环境里，老年人难以理解快速的对话。当知觉任务具有新颖性和复杂性时，老年人知觉将出现更大的困难。

（3）老年人的味觉、嗅觉、皮肤觉、触觉和温度觉等也随着年龄增加逐渐迟钝。例如和年轻人相比，老年人对温度的变化有更少的敏感性，有时即使家里温度很高，他们也没有意识到热。与此同时，更需要引起注意的是老年人身体的衰老也让他们不如年轻人能保持自身的温度，因此，老年人面临一种在热浪和寒冷中猝死的危险。总体上来说，60岁以后认知过程的退行性变化是老年期心理发展的总体趋势。

二、记忆

记忆是指个体获取、储存和使用（提取）信息的能力。许多老年人都报告自己在记忆事物上存在不同程度的困难，比如记忆日常活动、将要买的物品等，记忆衰退通常也被视为衰老的标志之一。个体记忆变化的总趋势是随着年龄增加而减退，记忆困难严重地影响老年人的生活，在老年晚期更为明显。然而，不是所有老年人都存在记忆困难，也不是所有类型的记忆任务都导致老年人的记忆困难。其减退主要表现为：与需要重组或精细化的任务相比只需要复述或重复的任务，随着年龄增长而下降得较少；长时记忆较之短时记忆随年龄增长下降更少。不同类型的长时记忆老化程度也不尽相同，与运动技能、习惯和过程有关的程序记忆相对来说不易受年龄影响，与某个特定情境相关的情境记忆则是最易随年龄增长而衰退的，涉及历史事实、地理位置、文字意义及类似知识的语义记忆衰退程度则居于两者之间。

三、智力

智力是综合的心理特征，由很多因素组成，包括观察力、注意力、记忆力、理解力、判断力、计算力、想象力、推理和概括能力等。卡特尔把智力分为流态智力和晶态智力：流态智力是指人们获得新观念，洞察复杂关系的能力；晶态智力是指人们运用语言、文字、观念、逻辑推理等抽象思维能力。研究者围绕智力随年龄如何变化做了大量深入的研究，已有研究结果显示，不同智力的老化模式不同，表现出以下特征：① 流态智力较早开始下降，并且随着年龄增加持续下降，但是晶态智力下降缓慢甚至出现上升。② 老年人在需要复杂性技能的任务上加工能力有所下降，但是在依赖长期形成的习惯和知识的任务上表现得更好。目前研究者多采用成熟智力量表测量老年人智力，然而拥有智力的目的并不是为了参加测验并取得高分，而是处理日常生活中的各种挑战。令人欣喜的是，与测验得出结果不同，很多研究发现老年人实际日常问题解决能力并未如流态智力那样较早就出现下降，而是并无明显变化。

四、情绪情感

情绪情感是一种复杂的心理现象,是指人对客观事物是否符合个人需要而产生的态度体验及相应的行为反应。情绪情感的产生变化取决于机体内外刺激及个体主观的需要。

老年人情绪情感具有以下特征:① 由于生理、心理的退行性变化及社会交往、角色地位的变化,使老年人渴望被社会接纳、认可的主观需要难以得到满足,老年人比较容易产生消极的情绪,如孤独感、抑郁感、自卑等。② 老年人的情绪情感体验深刻而持久,老年人形成了比较稳固的价值观及较强的自我控制能力,他们的情绪情感一般不容易因外界因素的影响而发生起伏波动,但老年人的情绪一旦被激发,通常需要花费较长时间才能恢复平静。另外,对于老年人而言,各种"丧失"是情绪体验的最重要的诱发事件,各种"丧失"包括经济地位、配偶、朋友、亲人、健康等的丧失,这些都会成为激发老年人深刻情绪情感体验的激发事件。

五、人格特征

人格是个体独有的特征、动机、价值和行为的组合体,是个体心理特征中较为稳定的部分。老年人的人格特征与其他年龄阶段个体一样,既呈现稳定性,又存在变化性。遗传因素、童年期经验的持续影响及环境的稳定性都促使个体的人格特征在其生命的整个周期都呈现出一定的持续性和稳定性,然而内化环境因素的改变及个体与环境的适应程度则可能会导致人格特征的变化。如由"亨廷顿病"引起神经系统的退化,有可能使患者变得喜怒无常、易怒。由于各种因素的影响,老年人人格特征变化表现出以下共同特点:① 不安全感增加,主要表现在对健康和经济两个方面过分关注与担心产生的不安、担忧。② 孤独感增加,约有1/3的老年人有较为明显的孤独感。由于社会活动的减少,社会角色的变化及老年人在家庭中的失落感,使得老年人孤独感增加。③ 适应性差,老年人心理不容易适应新环境和新情境,对周围环境的态度也逐渐趋于被动,依恋已有的习惯,较少主动地体验和接受新的方式。④ 保守、固执,老年人表现出更多的"刻板"行为,喜欢依赖"经验"解决问题。⑤ 爱回忆往事,老年人的心理世界逐渐从外部世界转向内部世界,社会活动的减少也使得老年人更喜欢回忆往事,越是高龄,这种回忆往事的趋势越明显。然而尽管老年人的人格特征出现以上变化,但人格的基本特质是持续稳定的。

综上所述,老年期心理变化不仅包括衰退,同时也包括生长。心理发展总是由衰退和生长两个方面结合而成并贯穿个体的一生。不同心理功能发展的形态和变化速率具有特异性,如感知觉最先发展成熟,也较早开始衰退;而抽象思维较晚开始发展,随着年龄的增长而不断增强。个体的心理发展是多因素综合作用的结果,年龄是影响心理发展的主要因素之一,但是不能将其看成唯一的影响因素。

第二节 老年人的心理健康

老化和衰老是不可避免的,然而面对老化、衰老及各种心理和行为问题,可以通过采用适宜的方法加以维护和促进。

一、老年人心理健康标准

心理健康(mental health)又称为心理卫生,是指在身体、智能及情感上与他人的心理健康不相矛盾的范围内,将个人心境发展成最佳状态(第三届国际心理卫生大会,1946)。心理健康包括以下两层含义:一是心理功能正常,无心理疾病;二是能够积极调节自己的心理状态,适应环境,完善自我。也就说,心理健康不仅意味着没有心理疾病,心理功能正常,还意味着个体的社会适应良好和自我充分发展。

目前国内外尚无统一老年人心理健康标准。我国著名的老年心理学专家许淑莲教授把老年人心理健康的标准概括为五条:① 热爱生活和工作。② 心情舒畅,精神愉快。③ 情绪稳定,适应能力强。④ 性格开朗,通情达理。⑤ 人际关系适应强。

心理健康与不健康之间并不存在绝对界限,心理健康与不健康不是一个对立面,而应该是一个连续体。人的心理健康状况是一个动态、开放的过程,总是在平衡与不平衡之间变化,环境的变化、机体的变化及来自社会各方面的压力,都会使得个体表现出心理紧张、打破原先的心理平衡状态,严重时可能出现心理障碍,心理健康是需要维护和促进的。根据心理健康的内涵,心理维护和促进的目标包括两个方面:一是预防和治疗心理疾病和适应不良行为,二是维护和促进心理健康,发展健全人格,保持并增进适应能力。

二、增进老年人心理健康的措施

1. 帮助老年人正确认识和评价衰老、健康和死亡

树立正确的衰老观、疾病观和生死观,正确看待生老病死,树立积极的生活态度,克服对疾病和衰老的恐惧感。认识到随着年龄的增加,机体各器官会发生一系列的退行性变化,疾病的发生及死亡都是自然的、不可避免的生命发展规律。但是老化并

不等同于恶化,保持乐观的心态,保持良好的生活方式也能让老年人保持较好的健康状况。

2. 做好离退休的心理调节

树立老有所为、老有所用的新观点,丰富精神生活,老年人随着年龄增加,由原来的岗位上退下来,生活的内容和节律都发生了很大变化。老年人应该对此有足够的思想准备,正确看待离退休,适应社会角色转变;指导老年人根据自身的具体条件和兴趣,学习和参加一些文化活动,如阅读、写作、绘画、书法等,开阔视野,陶冶情操,丰富精神生活,减少孤独、空虚和消沉之感。在退休之前从行动上做好准备,建立第二生活模式,使老年人明白退休不是"结束",而是一个新的"开始"。

3. 鼓励老年人勤用脑

树立"老有所学"的新观点,坚持活到老学到老,坚持学习,进行脑力锻炼,有助于延缓和推迟衰老,特别是有利于增强记忆力和智力。研究结果显示,从事复杂的、挑战性的认知活动的个体,其心理能力保持的时间更长。指导老年人进行适当的脑力劳动,老年人可以根据自己的特长和身体情况,培养自己的兴趣爱好,丰富生活内容,坚持适量运动,增添生活的乐趣;树立"老有所用"的观点,提升自身价值,尽可能根据自身的身体情况,在社区、单位及家庭承担一些力所能及的事情,发挥余热。

4. 妥善处理家庭关系

从生命早期开始,家庭关系与个体的心理健康息息相关,对于老年人而言,社会活动减少,家庭成为其主要活动范围,和睦的家庭气氛,特别是和睦的夫妻关系对于老年人来说,是老年人具有健康的心理适应能力,保持良好心理健康状态的基础。家庭成员彼此间应该相互尊重对方的价值观和生活方式,面对"代沟",应求同存异,相互包容;注重老年人与家庭成员之间的情感沟通;支持"丧偶"老年人再婚,满足老年人的需要。

5. 营造良好的社会支持系统

动员全社会的力量,创造尊老、敬老的良好氛围;进一步完善相关法律,将精神养老提高到法律层面,增强老年人安全感;加强养老服务设施建设,开展丰富多彩的老年活动,真正做到"老有所养,老有所乐";关注老年人的心理健康问题,构建广泛的社会支持系统网,宣传心理健康保健知识,根据老年人的心理特征,为老年人提供优质的、有针对性的心理卫生服务。

第三节　老年人常见心理问题及护理

人作为社会动物,生活于社会群体中,扮演着不同的社会角色,有着不同的心理需要与社会适应任务。随着年龄的增加,社会活动和社会角色均发生了较大的变化,如离退休、子女离家等,面对这些变化老年人若不能很好适应则容易出现适应障碍,心理产生阶段性变化,这里主要介绍"离退休综合征"、"家庭空巢综合征"及"高楼住宅综合征"三种老年期常见适应障碍。

一、离退休综合征

1. 定义

离退休综合征是指老年人由于离退休后不能适应社会角色、生活环境和社会生活方式的变化而出现的焦虑、抑郁等消极情绪,或由此产生偏离常态行为的一种适应性的心理障碍。该心理障碍更容易发生在那些非自愿退休、在退休前对退休有消极期望及低自我效能感的个体。根据自我概念理论,离退休综合征是由于离退休使得个体丧失最主要的社会角色之一——职业角色,自我概念受到重大冲击,如果老年人不能适应这些变化并及时采取措施进行自我调适,就会出现心理障碍。

2. 主要表现

孤独、忧郁,空虚和严重失落感;坐立不安,性情变化明显,易躁易怒,烦躁不安,或者闷闷不乐、郁郁寡欢;情绪忧郁、焦虑紧张、情绪不稳定、难以自控;行为重复、犹豫不决;体力和精力减退明显;失眠、惊悸、多梦等。心理上老化现象加快,自我感觉不良,悲观失望。

3. 心理护理措施

离退休不是单一的事件,而是持续的过程。个人资源(健康、社会经济地位、人格等)、经济资源及社会关系资源(如来自伴侣和朋友的支持)等,对离退休者安然度过这种变迁都有影响。为了更好地帮助老年人平稳度过离退休带来的不适。首先,帮助老年人在离退休前做好充分的思想准备,改变认知方式,以积极乐观的心态对待离退休;其次,保持充实的生活,建立第二生活模式。活动性理论认为老年人在保持他们先前的生活方式和生活水平的程度上,能够找到令他们满意的生活,或者继续他们的老年活动。因此,帮助老年人转移生活重心,增添新的生活内容,根据自身的年龄、体质等培养健康的兴趣爱好,帮助老年人适应家庭生活,主动调整自己与其家庭成员的家庭关系,鼓励老年人主动参加社会活动,有助于帮助老年人成功适应离退休给他们带来的变化。

二、家庭空巢综合征

1. 定义

空巢老人一般指子女离家后的老年人,随着我国社会老龄化的加剧,同时随着第一代独生子女父母步入老年,空巢家庭成为我国老年人家庭的主要形式,空巢老人的身心健康成为不容忽视的社会问题。家庭空巢综合征是指当子女由于工作、学习、结婚等原因离开家庭以后,独守"空巢"的老年夫妇由此而产生的心理失调症状。

2. 主要表现

常感觉到沮丧、孤寂、失落等消极情绪,常常心神不宁、茫然无助等;孤独、悲观、社会交往少;行为上闷闷不乐,唉声叹气,甚至流泪哭泣,对于存在生理障碍/残疾的老年人,以上负性情绪可能加重,导致行为退缩、兴趣减退、自我封闭,严重者可能出现抑郁症状。除此之外,"空巢"的不良情绪可诱发一系列的躯体化症状和疾病,如食欲缺乏、睡眠失调、头痛、消化不良及心律失常、高血压、冠心病等。

3. 心理护理措施

(1)帮助老年人建立新型家庭关系,减轻对子女的心理依恋。受传统文化思想影响,孩子经常是一个家庭关系的基础和核心,许多老年人曾经把养育子女当作他们个人生活的最重要内容,甚至唯一的内容,这样的家庭关系容易使得父母对孩子产生强烈的依恋心理。一旦子女离开,父母亲的角色便开始部分丧失,甚至全部消失,这让父母难以接受。因此,首先应从认知上改变这种依恋,建立新型的家庭关系,适当减轻对子女的情感投入,将家庭关系的重心从父母与子女的关系转向夫妻关系。另一方面,子女要了解处于老年期的父母的心情,经常与父母进行情感和思想交流,并在生活上予以照顾,这是对处于孤独和空虚中的老年人的最大安慰。

(2)充实生活内容,拓展人际关系。进入老年期后的个体,由于各种社会角色的丧失及机体功能的丧失,导致其自我价值感和自我效能感下降,进而使他们产生对人际关系和社会交往活动的恐惧,而子女关系是个体所有社会关系最特殊的,一旦子女离开,父母会产生一种被疏离、舍弃的感觉。因此,要减轻"空巢"的负面影响,应该鼓励老年人及时充实自己生活,主动拓展自己活动范围,拓展新的人际关系,参加丰富多彩的社会活动,寻找子女"离巢"后的代替的社会角色和创造性的生活方式。

三、高楼住宅综合征

1. 定义

高楼住宅综合征是指一种因长期居住于城市的高层闭合式住宅里,与外界很少接触,也很少到户外活动,从而引起一系列生理上和心理上的异常反应的疾病。

2. 主要表现

身体虚弱、四肢乏力、面色苍白、身体活动减少,出现睡眠差、消化不良等躯体化症状;户外活动、社交活动减少、人际交流减少;精神不振、悲观、精神空虚,烦躁不安、性情孤僻、难以相处等。

3. 心理护理措施

（1）指导老年人加强体育锻炼和活动量，尤其是户外活动。鼓励老年人根据自己的身体条件和爱好选择适当的运动项目和适宜的活动量，如散步、太极拳、体操等，确保每日均有一定时间的户外活动，呼吸户外的新鲜空气，并注意坚持。

（2）增加老年人的人际交往。左邻右舍应经常走走，串串门，聊聊天，增加老年人的人际交往，有助于独居高楼居室的老人调适心理，消除孤寂感。及时帮助老年人与其子女进行沟通，让子女了解老人内心的需要和感受，平时常常来看看父母，在周末、节假日时陪着老年人进行户外活动。

第四节　老年人常见精神问题及护理

一、老年人的精神特点

随着年龄的增加，老年人各器官功能都逐渐老化，各种心理活动和心理功能都开始产生退行性变化，与此同时，社会活动和人际交往减少，精神空虚无聊，感到无所事事，情绪多变，敏感，容易产生衰老感、孤独感等不良情绪；性格发生变化，健忘、话多；睡眠质量下降，容易出现入睡困难、易醒等睡眠问题。

二、常见精神问题护理

（一）老年认知功能障碍与痴呆

1. 痴呆的定义

痴呆（dementia）是精神病学上的常用术语，是以认知和行为功能的下降为主要表现的心理障碍。老年痴呆主要为老年性痴呆和血管性痴呆，其中老年性痴呆（即阿尔茨海默病）是老年期最常见的一种，是由于脑的老化直接发展成为脑萎缩性心理障碍的一种疾病，年龄越大，患病的风险就越大，病情逐渐进展性恶化；血管性痴呆则是以脑血管疾病为基础，继发引起神经细胞功能减退，并进一步形成器质性变化，病情一般为阶梯式进展。

2. 临床表现

无论是老年性痴呆还是血管性痴呆，其表现主要如下。

（1）判断、知觉和定向能力障碍　老年痴呆患者出现不知道自己身在何处；在自己熟悉的路上迷路，不知道今天是几号等状况，即出现时间、地点的定向力障碍。

（2）记忆障碍　老年痴呆患者记忆力障碍非常突出，特别是近期记忆障碍，从记忆的过程来看，痴呆记忆障碍特别是早期主要是识记困难，即新的信息不易储存，这与一般老年人记忆减退不同，后者主要是信息提取过程的问题，即不能很好地从记忆库提取已经储存的信息。

（3）思维障碍　老年痴呆患者会出现抽象能力、概括能力、分析能力等思维能力减退的症状。患者可能完全忘记所有数字，连简单的计算也无法完成，甚至不能理解基本常识。日常生活能力减退，不能胜任原来熟悉的工作。

（4）语言障碍　老年痴呆患者的言语表达能力和躯体表达思想、情感的能力下降。甚至可能出现失用、失认的现象，即可以看书、看报，但是不能理解每个字的含义。

此外，老年痴呆患者还经常出现人格障碍、行为障碍及情绪障碍。痴呆患者的人格特征改变明显，固执和暴躁是老年痴呆患者常见的性格特征；而患者的行为也会出现显著的改变，行为主动性丧失是该类患者常见的行为特征，痴呆患者会表现得极为被动，如整天呆坐，不修边幅，生活懒散或无目的外出，流落街头。此外，痴呆患者的情绪波动非常迅速，会出现安静时毫无原因的哭泣，或者突然极为愤怒等。

3. 预防措施

尽管截至目前，还未有治愈痴呆的方法，痴呆是不可逆的，因此防治和护理很重要，其防治原则主要是预防机体过早衰老，努力控制促进衰老的因素，延缓或防止该病的进程，并提高患者生活质量。以下几个方面措施可供参考。

（1）帮助老年人进行适当的脑力活动。随着年龄增加，大脑出现退行性变化是生理上的自然规律，是不可避免的，但是科学研究结果表明，人的大脑具有高度的可塑性，勤用脑有助于缓解大脑的老化。例如记忆训练可以提高老年人的认知功能，鼓励老年人更多地参加社会活动，与人交流，有助于提高老年人言语表达能力和理解能力。

（2）指导老年人健康饮食，注意大脑营养的补给。营养对于老年人来说是非常重要的，现有研究证实，老年痴呆的发病与多种维生素及蛋白质的缺乏密切相关，因此保证摄入充足的营养物质对于防治老年期痴呆有重要的意义。

（3）注重老年人心理健康状况。首先，要注意尊重理解患者，对于患者出现的一系列人格和行为变化，医护人员及家人要理解、宽容、给予爱心，多鼓励，尽量满足其合理要求，切忌采用伤害患者感情、自尊的言语和行为来对待患者。

4. 老年痴呆患者的护理

（1）认知功能障碍、生活自理能力障碍的护理　帮助患者记住他居住地环境，患者外出时有人陪伴扶持；在患者口袋里放一张写有患者姓名、地址、联系电话的卡片，以便患者走失寻找，督促患者每天进行锻炼，鼓励患者进行力所能及的活动；帮助患者进餐及制订饮食的摄入量；在洗澡时，注意水的温度，避免烫伤。

老年痴呆患者的护理

（2）行为、情绪障碍的护理　患者情绪不稳定时，记录患者不适当的感情和情绪变化，明确引起情绪情感变化的因素，使患者离开刺激源。鼓励患者参加一些力所能及的活动，减少压力。患者焦虑时与其进行有效的沟通，建立诚恳的患护关系，对患者表示理解和尊重，认识到患者的焦虑，承认患者的感受。向患者介绍周围的环境，消除患者的陌生感和紧张感，使其能积极配合治疗。有暴力行为危险时，允许患者用语言表达烦躁不安的情绪，如有可能，给患者较宽敞的活动空间；若患者对自己或他人有损伤的危险，则可以考虑使用躯体束缚，必要时遵医嘱给予药物治疗。

（3）饮食、睡眠障碍的护理　定期测量患者的体重，保证其饮食量和营养，必要时给予鼻饲流质饮食。进餐时要有专人观察，叮嘱其细嚼慢咽；进食困难者给予协助，谨防噎食。安排有助于睡眠、休息的环境，保持周围环境的安静，保持病室内适宜的温度。

（4）心理状态的护理　尊重理解患者，耐心倾听患者诉说，了解并分析患者的心理问题，运用恰当的沟通技巧，消除和解释患者的消极情绪。对有言语障碍、智力减退、表述有困难者，需全面仔细观察病情，正确提供信息，帮助其认识亲人，反复强化，以增强记忆，防范意外事件的发生。

（5）用药的护理　指导监督患者服药，以免错服，对于服药的患者一定要监督其把药吞咽，确认咽下，防止患者在无人看管后将药吐掉。观察药物不良反应，报告医生，便于及时调整给药方案。妥善保管药物，服药后将剩余药品存放到安全的地方，以免患者误服、多服、乱服而导致中毒。

（二）老年期抑郁症

老年期抑郁症（depression in the elderly）是老年人最为常见的功能性精神障碍之一。据世界卫生组织统计，老年期抑郁症占老年人口 7%～10%，而老年期常见疾病如脑卒中、糖尿病、冠心病等导致抑郁症发病风险增加。数据显示，患有各种躯体疾病的老年人其发生率可达到 50%。同时因为抑郁症常反复发作，使患者丧失劳动能力和日常生活功能，严重影响老年人的精神健康。随着人们预期寿命的延长，老年人口不断增加，开展对老年期抑郁症的防治，已成为全社会关注的公共卫生问题。

1. 定义

老年期抑郁症指首次发病年龄在 60 岁以后，以显著而持久的抑郁心境为主要特征的精神障碍疾病。其具体临床表现以情绪低落、活动能力减退，以及思维迟缓为主要特征，病程持续至少 2 周，并由此导致患者在心理、生理和生活等方面出现效率下降、功能减退及能力下降等状态。

2. 临床表现

（1）抑郁心境　常感到闷闷不乐，情绪低落，压抑，甚至悲观、绝望。患者往往感受不到生活乐趣,兴趣消失,找不到生活的价值和意义。

（2）思维迟缓　常伴随广泛的认知功能损害,表现为主动言语减少、语速缓慢、反应迟钝、精神不集中、记忆力差等,部分患者可出现妄想症状。

（3）躯体症状　早期往往表现为各种躯体不适症状,最常见的躯体症状包括睡眠障碍、体重下降、胃肠道不适、背肩部疼痛、疲乏无力、消化不良、心血管症状等。

（4）意志消沉　由于精神运动受到严重抑制,表现为行为阻滞,通常以随意运动缺乏和缓慢为特点,肢体活动减少,患者多数时间处于缄默状态,对提问常不能立即回答,行为迟缓,双目凝视,情感淡漠,对外界变化反应迟钝。

需要特别注意的是,老年抑郁症患者的临床表现具有年龄的特异性。国外多项研究结果显示,与年轻抑郁症患者相比,老年抑郁症患者情绪低落并不突出,却更多地表现为失眠、食欲减退及各种躯体不适,部分患者还存在明显的认知功能损害。因而,不少患者常常最先由于躯体不适而就诊于非心理/精神专科,造成诊断贻误,严重影响患者的治疗效果和生存质量。

3. 护理措施

护理总目标是患者能减轻抑郁症状,减少复发的危险,提高生活质量,促进身心健康状况,减少医疗费用和病死率。具体措施包括以下几个方面:

（1）心理护理

① 阻断负向的思考:老年抑郁症患者常会不自觉地对自己或事情保持负向的看法,护理人员应该协助患者确认这些负向的想法并引导其用正向的观点加以取代,其次,要协助患者检视其认知、逻辑与结论的正确性,修正不合实际的认知,鼓励患者参加某些建设性的工作,参与社交活动,减少患者的负向评价,并提供增强患者自尊的机会。

② 鼓励患者抒发自己的想法:抑郁症患者由于思维受到影响,思维过程缓慢,因此,护理人员在面对语言反应很少或者缓慢的患者时,应以耐心、缓慢及非语言的方式表达对患者的关心和支持,同时利用沟通技巧,协助患者表述其观点。

③ 协助患者学习新的应对方式:为患者创造与他人或者团体接触的机会,帮助患者改善处理问题和人际交往的方式,并教会患者家属亲友识别和鼓励患者的适应性行为,忽视和纠正不适应性行为,从而强化患者的正确应对方式。

④ 社会重视:社区和老年人护理机构等应创造条件让老年人进行相互交往和参加一些集体活动,针对老年期抑郁症的预防和心理健康促进等开展讲座,提供心理健康教育和心理指导服务。

（2）日常生活护理

① 保持合理的休息和睡眠:协助患者形成良好的作息时间,鼓励患者白天参加各种娱乐活动和适当的体育锻炼;为患者创造舒适安静的睡眠环境,确保患者充足的

睡眠。

② 加强营养:饮食方面,既要注意营养成分的摄入,又要保持食物的清淡。多吃高蛋白富含维生素的食品,如牛奶、豆制品、鸡蛋、水果、蔬菜,少吃糖类、淀粉类食物。对于拒食的患者要劝说喂食,必要时采取鼻饲、静脉输液等措施,以维持适当的水分和营养。

（3）安全护理

① 识别自杀倾向:老年期抑郁症患者消极悲观的思想可能使其萌生绝望的念头,产生自伤害甚至自杀行为,因此防止自伤或自杀行为是安全护理中的核心。首先应与患者建立良好的治疗性人际关系,在与患者接触过程中,能够识别其自杀倾向,同时给予正确的心理支持和帮助,避免意外发生。其次,做好危险物品及药物的管理,认真仔细检查,不留死角,保管好剪子、刀子、玻璃等危险物品,以防患者利用其作为自杀工具;妥善保管好药物,以免患者一次性大量服用,造成急性药物中毒。

② 环境布置:患者住处应光线明亮,空气流通,房间色彩以明快为主,可摆放适量的鲜花,以利于调动患者积极良好的情绪,激发其对生活的热爱。

③ 专人守护:对于严重抑郁症患者特别是有强烈自杀倾向的患者要有专人 24 h 看护,必要时经解释后予以约束,以防意外发生。同时要注意对凡能成为患者自伤的工具和药物进行严格管理,以防意外发生。

（4）用药护理

① 密切观察药物疗效和可能出现的不良反应:护理人员应熟悉各种常见抗抑郁药物的疗效和可能出现的副作用,使用抗抑郁症的药物,要严格掌握其适应证和禁忌证,能够对患者出现的不良药物反应进行准确识别,同时向医生反映。

② 督促患者坚持服药:由于抑郁症治疗用药时间长,有些药物有不良反应,患者经常因为对治疗信心不足或不愿治疗而出现拒药、藏药或随意增减药量等行为,护理人员要注意监护,并协助患者严格遵医嘱服药。

（5）健康教育与出院指导

① 指导患者进行适当的锻炼,做一些力所能及的活动,增强患者的自信心。出院后要根据医嘱按时服药,定期随访,发现病情变化及时就诊。除此之外,护理人员应当对患者家属进行家庭用药指导,让家属监督老年患者的家庭用药,保证老年人定时、定量、准确服药,避免老年人藏药或者随意增减药物,密切观察药物的不良反应,并及时向医务人员反映。

② 应反复向家属交代病情,取得家属的帮助和配合,做好患者的心理疏导和安全防范工作,细心做好日常生活护理。

精神疾病与老年人健康

　　随着人口老年化程度的进一步加深,老年人精神卫生状况已经成为重要的公共卫生问题,应当引起社会的重视。研究表明,精神疾病严重威胁老年人身心健康,其中主要为老年期痴呆和老年期抑郁症。

　　根据世界卫生组织统计,60 岁及以上成年人痴呆患病率为 5%～8%,而我国公布的数据显示,我国 60 岁及以上人群老年期痴呆患病率为 4.2%。随着老龄人口的增加,这一数据将进一步提高,老年痴呆已经成为老年人致残的主要原因。

　　抑郁症是另一个影响老年人健康和生活质量的疾病。根据世界卫生组织的数据,单极性抑郁症在一般老年人中总的发病率为 7%,而来自我国的流行病学调查数据显示,有 12.5%～14.8% 老年人有抑郁症状,符合抑郁症诊断标准的患病率为 3.9%。尽管这一数据低于其他发达国家,但是研究者普遍认为,由于老年人抑郁症状经常被老年人自己及医务人员忽视和低估,因此实际的发病率和患病率要更高。

(三) 老年期疑病症

1. 定义

　　老年期疑病症是疑病性神经症的简称,是以患者一心想着自己身体健康,担心某些器官患有其想象的难以治愈的疾病为特征的神经症。老年期疑病症就是以怀疑自己患病为主要特征的一种神经性的人格障碍。

2. 临床表现

　　主要表现包括心理表现和躯体症状两种。

　　(1) 心理表现　老年期疑病症的心理表现体现在疑病感觉,即患者对某身体部位的感受增加,过分敏感或者关注,进而疑病。患者的描述较为含糊不清,具体部位不恒定;但另一些患者则表现为对自己的身体感受描述形象逼真,认为自己患有某种疾病,要求各种检查,尽管检查结果显示正常,医生的解释也无法消除其疑病信念,坚持认为自己患有某种疾病。于是终日忧心忡忡、焦虑、惶惶不安。

　　(2) 躯体症状　伴随着患者对自身身体过分关注,以及坚持与实际健康状况不相符的疑病性解释,逐渐出现相应躯体化症状。其中疼痛是该类患者最常见症状,常见部位包括头部、下腰部等,另外患者还容易报告涉及身体不同区域的、表现多样而广泛的躯体症状,如腹痛、心悸、呼吸困难等。

3. 心理护理措施

　　(1) 帮助老年人正确评价自身健康状况。老年人普遍认为自我健康状况不良,容易对身体健康产生过分消极的评价,因此应该指导老年人正确、客观地评价自身的健康状况,对健康保持积极乐观的态度。

（2）鼓励老年人培养多种兴趣爱好。鼓励老年人根据自身的条件和爱好,学习和参加一些文化活动,转移老年人的注意力,开阔视野、丰富老年人的生活,减少孤独,有助于避免老年人过分地关注自身健康。

（3）安排好家庭生活,建立良好的家庭支持。家庭作为老年人生活的主要场所,老年人需要家庭成员的理解、支持和照料,和睦的家庭对于缓解老年人的精神空虚,减少孤独,促进老年人健康具有至关重要的作用。

本章小结

本章首先从感知、记忆、情绪及人格等方面系统阐述老年人的心理特征,其次围绕离退休综合征、家庭空巢综合征、高楼住宅综合征、痴呆症、抑郁症及疑病症等老年人常见心理、精神问题的临床症状、护理措施进行详细讲解。老年人社会活动和社会角色均与年轻时发生了较大的变化,若不能很好适应则容易出现适应障碍,离退休综合征、家庭空巢综合征及高楼住宅综合征是三种老年期常见适应障碍。护理人员应关注老年人的心理特点,为其提供有针对性的心理健康服务,如帮助老年人正确认识和评价衰老、健康和死亡;做好离退休的心理调节;处理好家庭关系及构建良好的社会支持系统;鼓励老年人勤用脑,延缓和推迟记忆力和智力的退化等,这些是促进老年人心理健康的重要途径。精神疾病严重威胁老年人身心健康,其中主要为老年期痴呆和抑郁症,老年期疑病症也较为常见。老年痴呆症患者的护理包括认知功能障碍、行为和情绪障碍、生活自理能力障碍的护理。老年期抑郁症的护理包括心理护理、日常生活护理、安全防护与用药护理。老年期疑病症的护理主要是心理护理。

思 考 题

李先生原是一名高级干部,去年年满60岁正式退休。退休后他不用每天按时上下班,没有人向他汇报工作,也听不到同事们的欢声笑语,家里的一切都不是李先生感兴趣的事,做起来枯燥乏味,每天刻板地吃饭、看电视,整天无所事事。半年后他觉得自己的身子发硬,腿脚越来越不灵便,腰也弯了,每天一点精神都没有。

1. 李先生的主要临床症状有哪些?

2. 对李先生应采用哪些有针对性的护理措施?

（齐 玲）

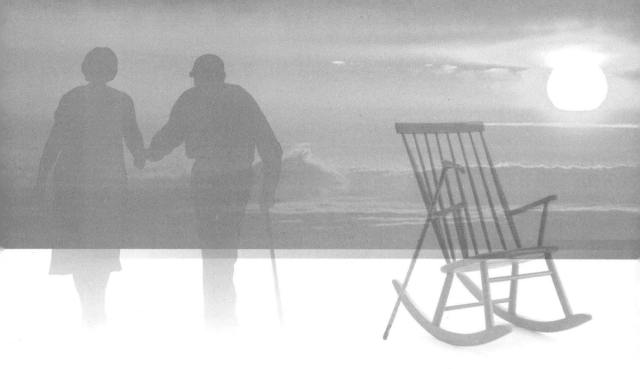

第七章　老年人常见认知与感知问题的护理

学习目标

1. 掌握老年人白内障、老年性耳聋、脑梗死、脑出血、帕金森病、睡眠障碍的概念、护理措施及健康教育。

2. 熟悉老年人白内障、老年性耳聋、脑梗死、脑出血、帕金森病、睡眠障碍的疾病特点。

3. 了解老年人神经系统和感觉系统的解剖生理变化。

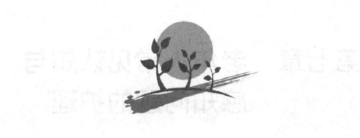

> 患者，男，75岁，主诉近2年来看东西模糊、有重影，见光流泪，眼前总是有固定的黑影，近段时间视力下降越发厉害，只能辨别光影。
>
> 请问：
>
> 1. 该老人可能出现了什么问题？
>
> 2. 在护理该老人时应该注意什么问题？

第一节　老年期解剖生理改变

感觉器官是产生感觉和知觉的重要器官，认知是大脑接收、感知信息，加工处理、推断等功能的表现。步入老年期，老年人的感觉系统和神经系统发生生理性老化，使机体对内外环境刺激的反应性降低，给老年人的日常生活、安全和健康带来不同程度的影响。

一、神经系统的变化

（一）神经细胞的改变

脑神经细胞自20岁开始，每年丧失0.8%，至60岁时大脑皮质神经细胞减少20%～25%，70岁以上老年人神经细胞总数减少可达45%，不同个体之间存在很大差异，脑神经细胞减少使大脑主要表现为皮质萎缩，体积减小，脑质量减轻。脑萎缩主要见于大脑皮质，脑萎缩可引起蛛网膜下腔增大、脑室扩大、脑沟增宽、脑回变窄，脑脊液量增多。脑质量减轻，从20岁到90岁，人脑的质量约减少10%。神经细胞的老化不仅表现为细胞数量减少，而且细胞形态和功能也有显著变化，随着年龄增长，神经细胞的突触和相应的递质释放减少，视神经功能受到损害。

（二）胶质细胞

中枢神经系统内的胶质细胞的数量与神经细胞的数量比例约为10：1，在结构和功能上都与神经细胞具有密切的关系，对神经元的正常活动与物质代谢都有重要作用。研究证实，胶质细胞老化的主要特点是星形胶质细胞增生而形成瘢痕，并产生抑制受伤轴突重新生长的分子以抑制神经修复。星形胶质细胞增生形成胶质瘢痕被作为老化的标志。

（三）神经递质

神经递质是在化学突触传递中担当信使的特定化学物质,简称递质。重要的神经递质和调质有乙酰胆碱、儿茶酚胺、5-羟色胺(5-HT)、氨基酸递质、多肽类神经活性物质。老年人脑内合成神经递质能力下降,各种递质间平衡失调,引起神经系统衰老。这些神经递质中乙酰胆碱的合成和释放减少,使老年人出现记忆力减退,尤其是近期记忆,多巴胺的减少与帕金森病的发生有很大的关系,儿茶酚胺、5-羟色胺减少可导致老年人睡眠不佳、神情淡漠、情绪抑郁。

（四）神经肌肉

老年人神经肌肉开始老化表现为脊髓前角 α 运动神经元减少,对肌肉的营养减少,肌肉失去弹性,肌力的静止性、运动性均减弱,肌肉活动效率降低,易疲劳。由于脊髓后索及后根的退行性变日益明显,老年人会出现下肢深感觉减退,运动的敏感度下降,使老年人对外界事物反应迟钝、动作协调能力下降,以致出现步态不稳、夜间走路困难、容易发生跌倒意外,这些衰老征象影响了老年人的日常生活和对外界的适应能力。

（五）老年斑、脂褐质、神经纤维缠结

老年斑位于新皮质、海马等脑组织中。随着年龄增长,这些物质逐渐在大脑中堆积,使神经细胞传递及接收信息的能力下降。老年斑是阿尔茨海默病患者脑内的标志性病理变化之一,其数量与患者的认知水平和疾病的严重程度有关。

脂褐质又被称为老年色素,随年龄的老化变化,神经细胞内出现脂褐质聚集。脂褐质增加到一定程度会导致细胞萎缩甚至死亡。

神经纤维缠结过多时,可引起阿尔茨海默病。神经元纤维缠结与老年斑一起构成阿尔茨海默病最显著的标志性病理变化,神经元纤维缠结程度与认知功能有关。正常老化也导致脑内神经元纤维缠结,特别发生在高龄老年人的脑皮质、海马和脑内其他区域的大神经细胞胞体内。

（六）脑动脉

脑动脉由颈内动脉系统和椎-基底动脉系统组成,脑动脉为脑部提供了丰富的血液供应。老年人脑动脉硬化引起脑血液循环阻力增大,血流速度减慢,脑血流量与氧代谢速率降低,葡萄糖利用率降低,能量代谢减少,容易导致脑软化。此外,细胞膜的组成成分磷脂合成降低,影响膜的通透性,进而影响神经的传导和受体的结合能力,因此易导致头痛、头晕、眩晕、耳鸣、手颤、睡眠质量下降、易疲劳、记忆力减退等症状。

脑动脉硬化,血管壁变得非常脆弱,跌倒时有发生颅内血管破裂的危险,因此老年人日常活动要注意安全。

二、感觉系统的变化

步入老年期,老年人的感觉器官接收和感知信息的能力降低。感官系统的疾病给老年人的生活带来不便,同时严重影响老年人的身心健康,应给予积极的治疗和精心护理,以期提高老年人的生活质量。感觉系统涉及很多方面,这里主要讨论老年人视觉、听觉、味觉、嗅觉和本体觉的改变及其影响。

(一) 视觉

1. 角膜

角膜位于眼球的最前方,无色透明,富有弹性,覆盖虹膜、瞳孔及前房,并为眼睛提供大部分屈光力。加上晶状体的屈光力,光线便可准确地聚焦在视网膜上成像。由于角膜有丰富的三叉神经末梢分布而无髓鞘,所以十分敏感,如外物接触角膜,便会不由自主地瞬目以保护眼睛。角膜含水量恒定,由于无血管分布,角膜营养主要来自其周围的毛细血管、泪液和房水。随着增龄,角膜的表面微绒毛显著减少,导致其上皮干燥和角膜透明度减低,视力减退,同时角膜变平,屈光力减退导致远视或散光。60 岁以后角膜边缘基质层发生脂肪变性,出现灰白色环类脂质沉积,称为老年环,表现为角膜上、下缘距角膜 1 mm 处出现灰白色混浊带,逐渐扩展,连接成环,但不影响视力,不需要治疗。

2. 巩膜

巩膜位于眼外层纤维的后 5/6,主要由胶原纤维组成,老年期巩膜组织纤维出现不同程度的脂肪变性,所以老年人巩膜的颜色略呈黄色。

3. 虹膜、瞳孔、睫状体

虹膜位于前房和后房之间,后面有晶状体支托,为一圆盘形膜。它的根部和睫状体前缘相连,向中央延伸到晶状体前面,构成眼球前后房分开的一个重要隔膜。虹膜中央有瞳孔,瞳孔的大小随光线的强弱而改变。老年人的虹膜基质萎缩变薄,色素上皮脱失,基质内结缔组织增生及玻璃样变性。睫状体结缔组织增生变厚,睫状肌萎缩。老年人的瞳孔相对较小,瞳孔对光的反应不及年轻时灵敏。由于老年人的瞳孔缩小,加上老年期晶状体增大,虹膜和睫状体接触面积增大,使房水排出的阻力增加,对于解剖上房角比较窄的人易引起青光眼。

4. 晶状体

晶状体位于虹膜之后,玻璃体前侧,为一双凸透镜,使进入眼内的光线折射成像,是唯一具有调节力的屈光间质。老年人的晶状体核逐渐变大、变硬、弹性减退,且睫状肌逐渐萎缩,晶状体改变曲度的调节能力减弱,导致调节功能和聚焦功能逐渐减退,视近物能力下降,出现老视。晶状体中非溶性蛋白质逐渐增多而出现浑浊,导致晶状体的透光度降低,增加了老年白内障的发生。老年人的晶状体对紫外线的吸收增强,对短波长光线吸收多于长波长光线,致使对低色调颜色,如蓝色、绿色、红色的感觉减退。晶状体悬韧带张力降低,引起晶状体向前移位,使前房角狭窄甚至关闭,影响房水回流,以致眼压升高。

5. 玻璃体

玻璃体为无色透明胶状物质,水占玻璃体体积的 99%。位于晶状体后面,充满于晶状体与视网膜之间的空腔里,具有屈光、固定支持眼球壁和视网膜的作用,使视网膜与色素上皮贴紧。玻璃体占眼球内容积的 4/5,随着年龄的逐渐增长,晶状体与玻璃体的粘连性也逐渐变差,因此在进行老年白内障手术时很容易将它们分开。玻璃体的老化主要表现为液化和玻璃体后脱,玻璃体后脱增加了视网膜脱离的可能性,脱离的玻璃体随着眼球转动时,牵拉视网膜可引起"闪光感"。玻璃体因各种原因发生浑浊时,看东西时会觉得眼前如有蚊虫飞舞。

6. 视网膜

视网膜位于眼球壁的内层,是一层透明的薄膜,视网膜上重要的标志为黄斑和视盘。随年龄增高,可出现眼底动脉硬化,脉络膜变厚,视网膜变薄,黄斑变性,视力减退。患有高血压或糖尿病的老年人,易发生视网膜出血或血管阻塞。

7. 泪器

泪器由泪腺和泪道两部分组成。泪道包括泪点、泪小管、泪囊和鼻泪管四部分。老年人的泪腺萎缩,泪液分泌减少,导致眼睛发干和角膜的透明性降低。同时,老年人泪管周围的肌肉、皮肤弹性均减弱,收缩力降低,不能将泪液很好地收入泪管,所以有些老年人常有流泪现象。

(二)听觉

听觉的外周感受器是耳,由外耳、中耳和内耳的耳蜗三部分组成。超过 50 岁的人听力开始下降,50~59 岁被视为中国人听力老化的转折期。早期不易察觉,中耳各部分可变硬或萎缩引起传音性耳聋。内耳到脑的神经传导功能退化,对声音逐渐失去辨识能力。内耳功能改变首先从高频听力开始,逐渐向低频扩张,日常生活中主要表现为小声音听不到,放大声音又怕吵。听觉高级中枢对音信号的分析减慢,反应迟钝,定位功能差,导致在噪声环境中听力障碍变大,故老年人有喜欢静、喜欢听人慢语速讲话的特点。

（三）味觉

味觉的感受器是味蕾,主要分布在舌背部的表面和舌缘,口腔和咽部黏膜的表面也有小部分味蕾存在。味觉刺激主要有酸、甜、苦、咸四种,随年龄的增长,味蕾逐步萎缩,数量减少,功能减退,口腔黏膜细胞和唾液腺发生萎缩,唾液的分泌减少,影响了食物的吞咽,造成食欲减退。另外长期吸烟、饮酒会污染口腔,抑制味觉,使味蕾对食物的敏感性降低,所以老年人在饮食中常常通过增加食盐或糖的数量来提高对食物的敏感性,但摄入过量的盐或糖,对老年人尤其是患有糖尿病或心血管疾病的老年人十分不利。

（四）嗅觉

老年人的嗅神经数量减少、萎缩、变性,这使得老年人的嗅觉敏感度降低,对气味的分辨力下降,男性尤为明显。嗅觉功能的减退可能会降低食欲,从而影响机体对营养物质的摄取,此外,嗅觉丧失也会使老年人对一些危险环境的敏感度降低。

（五）本体觉

本体觉又称深感觉,是指来自肌肉、肌腱、关节等的位置觉、运动觉和震动觉。老年人脊髓感觉根有髓神经纤维减少,大脑皮质的躯体感觉皮质变薄,神经细胞数量缺失,外周和中枢感觉通路的突触呈衰老趋势,因此对躯体部分的认知能力、立体判断能力下降,使位置觉的分辨力也下降。神经细胞缺失,神经传导速度减慢,对伤害性刺激反应不敏感,对烫伤、冻伤、刺伤、扎伤、撞伤、内脏病变引起的疼痛反应迟钝,在行走中对路况不能做出精确判断,易造成跌倒摔伤。

第二节　常见疾病与护理

老年性白内障
的预防

一、老年性白内障

老年性白内障(senile cataract)即年龄相关性白内障,是指中老年开始发生的晶状体浑浊,随着年龄增加,患病率明显增高。由于其主要发生于老年人,以往习惯称之为老年白内障。流行病学研究表明,年龄、职业、紫外线照射、过量饮酒、吸烟、营养状况及糖尿病、高血压、心血管疾病等均是年龄相关性白内障的危险因素。老年性白内障多发生于 50 岁以后,发病率随年龄的增长而增加,60 岁以上人群白内障平均发生率为 1/10,80 岁以上人群高达 1/3。女性患病率高于男性,农村居民患病率高于城市居民。

老年性白内障为双眼病,但双眼的发病可先后及轻重不等,主要表现为无痛性、进行性视力减退等,是老年人最主要的致盲因素之一。白内障部位和程度不同,对视力的影响也有所不同,若白内障位于晶状体的周边部,则视力可不受影响;若位于晶状体的中央部,早期的症状可能有视物模糊、色调改变、畏光、眼前固定黑影、复视(看物体时有双影)、晶状体性近视等,晚期症状则为视力下降,最后只能在眼前辨别手指或仅剩下一点光感。老年性白内障,从发病到完全成熟,时间长短不一,一般 2~5 年,少则数月,多则可达十数年,可停止在某一个阶段静止不变。老年性白内障如得不到及时有效的治疗,将会引起严重的并发症,如急性闭角型青光眼、晶状体过敏性葡萄膜炎、晶状体溶解性青光眼等。

老年性白内障在初发期和未成熟期,用非手术疗法可抑制或延缓病情发展以延缓白内障的发展,但最有效的治疗方法是手术治疗,根据手术采用的术式不同分为囊内摘除术、囊外摘除术、白内障摘除并人工晶状体植入术、白内障超声乳化吸出术及激光乳化白内障吸出术。

【护理评估】

1. 病史

患者有无视力改变或视力减弱,头痛或眼睛疲倦及发作的程度、部位、时间和特点。了解患者有无与眼睛有关的全身性疾病,如糖尿病、营养不良、高血压等全身性疾病及疾病家族史。长期使用眼镜的老年人最近一次眼睛检查及验光后重新配镜的时间。

2. 身体状况

评估患者受损程度及对其生活的影响。

3. 实验室及其他检查

检查方法及注意事项详见《眼科护理学》等相关书籍。

4. 心理、社会资料

了解老年患者的心理状态,老年人因视力障碍,影响其自理能力及外出活动和社会交往,往往会产生孤独感,了解家属对老年人的关心、支持程度。

【常见护理诊断/护理问题】

(1)感知改变、视力障碍　与白内障晶状体浑浊有关。

(2)有外伤的危险　与白内障导致视力下降、丧失有关。

(3)自理能力缺陷　与白内障导致视力下降、丧失有关。

(4)社交孤立　与白内障导致视力下降、丧失,活动范围缩小有关。

(5)潜在并发症　继发性闭角型青光眼、晶状体过敏性葡萄膜炎、晶状体溶解性青光眼。

（6）知识缺乏　缺乏白内障自我保健的相关知识。

【护理措施】

1. 保护眼睛

外出活动尽量安排在白天,同时要避免紫外线照射,外出戴防紫外线深色眼镜（或戴遮阳帽）,需精细用眼的活动最好安排在上午进行,注意正确的用眼姿势,看书报、电视的时间不宜过长。

2. 指导用药

遵守医嘱用药,指导患者正确使用滴眼液滴眼。

（1）滴眼液使用前要了解其作用、适应证、禁忌证、维持时间,检查滴眼液有效期,有无浑浊变性、变色等。

（2）了解滴眼液的副作用,β 受体阻滞剂用于治疗老年人原发性开角型青光眼,但患有哮喘、慢性阻塞性肺疾病老年人,心率<60 次/min 的老年人群不适宜使用,滴药后要压迫眼角数分钟,防止滴眼液被泪小管吸收,对呼吸系统、循环系统产生影响;另外,缩瞳剂要晚上临睡前滴用,避免因药物作用出现视物模糊而发生意外。

（3）滴药方法:拇指、示指分开眼睑,嘱老年人向上看,迅速将滴眼液滴进下穹隆,闭眼,再用拇指、示指把上眼睑轻轻提起,使滴眼液均匀分布在整个眼结膜腔,滴药时注意不要用滴药管接触角膜、巩膜。

3. 心理护理

老年性白内障患者常因视力障碍导致性格孤僻或暴躁,应掌握患者的心理状态,主动热情地与其交谈,耐心细致地介绍手术情况及术中注意事项,帮助他们解决困难,以消除其对手术的顾虑,缓解紧张与恐惧心理,使之以最佳的身心状态接受手术。

4. 手术护理

术前、术中护理详见《眼科护理学》类相关书籍。术后指导患者及家属注意观察术眼情况,如发生明显眼痛、恶心、呕吐、视力下降、复视,应及时就诊。

【健康教育】

1. 科学用眼

保证眼睛必要的休息,嘱患者不要连续长时间看书、看电视,更不宜在光暗、卧床、行走、乘车等不适宜的条件下阅读。经常在户外或日光下曝晒时,采取措施减少阳光对眼睛的辐射和紫外线对晶状体的光化学损伤,如戴上黄褐色太阳镜,就可防止视力进一步减退和预防白内障的发生。

2. 生活方式

保证每天充足睡眠 8 ~ 10 h,必要时给予睡眠指导;适当运动,保持大小便通畅;

多吃些含维生素丰富的食物,维生素 C 能减弱光线和氧对晶状体的损害,具有防止老年性白内障形成的作用。

3. 积极治疗相关慢性病

尤其是患高血压、糖尿病、肺心病的老年人,要积极进行治疗。

4. 预防脱水

人体在发生脱水的情况下,体内液体正常代谢紊乱,损害晶状体。脱水可使已有白内障的患者病情加剧。

二、老年性耳聋

老年性耳聋(presbyacusis)是指听觉系统随年龄增长,逐渐衰老退变而表现出的双耳对称性的、缓慢进行的以高频听力下降为主的感觉神经性耳聋,其主要原因是听觉器官生理性老化。临床上多见于 60 岁及以上的老年人,通常情况下 65~75 岁的老年人中,发病率可高达 60%,男性、有烟酒嗜好者及长期慢性消耗性疾病和心血管疾病为高发人群,耳聋给老年人的日常生活和社会交往活动造成很大不便,一定要加强预防保健。

老年性耳聋主要是由于年龄增长而致听觉器官的退化所致,也与长期接触噪声、遗传因素、高脂饮食、微量元素缺乏、药物、精神因素有关。老年性疾病,如高血压、动脉硬化、高脂血症和糖尿病等是加速老年性耳聋的重要因素。另外,老年人由于骨质增生和沉积,使内耳听道及附近的骨性小孔狭窄或闭塞,相应的神经纤维、螺旋神经节萎缩,神经细胞减少,是老年性耳聋的又一病因。

老年性耳聋的
预防

老年性耳聋临床表现为原因不明的双侧对称性感音性聋,由高频向语频缓慢进行,伴高调持续耳鸣。耳鸣出现率随年龄而渐增,60~70 岁时达到顶点,此后即迅速下降。多数伴有耳鸣的老年人,随着年龄的增长,对耳鸣会逐渐感到"习惯",以后耳鸣可以自动消失。还可伴有眩晕、嗜睡、脾气较偏执等。当听力下降严重影响老年人的正常生活时,可产生自卑感和孤独感,出现消极、悲观情绪。

早期发现、早期诊断老年性耳聋,并早期治疗,争取恢复或部分恢复已丧失的听力,尽量保存并利用残余的听力,适时进行听觉言语训练,适当应用人工听觉。

【护理评估】

1. 病史

患者有无促使听觉感受器和(或)蜗后听神经系统受损的老年性疾病,如高血压、冠心病、脑动脉硬化等;询问患者用药史,有无服用过氨基糖苷类、链霉素、庆大霉素等损伤听神经的药物,以及服用时间;了解是否有长期的高脂饮食,老年人过去从事的职业、生活环境是否嘈杂及有无长期吸烟及挖耳朵的习惯。

2. 身体状况

询问患者听力下降的性质。患者有无疼痛、眩晕及发生部位、持续时间和频率、原因和缓解因素,是突发性的还是渐进性的。

3. 实验室及其他检查

(1) 鼓膜与外耳道　触压耳部了解有无耳部触压痛,借助耳窥镜检查耳道,观察有无充血、肿胀、分泌物、囊肿、异物、耳垢栓塞并观察鼓膜形态。

(2) 听力测定　正常听力每个频率为 ≤ 25 dB;轻度聋为 26 ~ 40 dB;中度聋为 41 ~ 55 dB;重度聋为 56 ~ 70 dB;极重度聋为 71 ~ 90 dB;全聋为 ≥ 91 dB。

(3) 影像学检查　有利于确定病变的部位、范围及程度。

4. 心理、社会状况

听力下降严重影响老年人的社交活动,妨碍了其正常的生活习惯,使老年人产生自卑感和孤独感,不愿与人交往,对生活自信心降低,易产生消极、悲观情绪,严重损害老年人的身心健康。

【常见护理诊断/护理问题】

(1) 感知改变,听力下降　与听力受损有关。

(2) 舒适状态改变　与眩晕、恶心、呕吐、耳鸣有关。

(3) 焦虑　由眩晕和听力障碍所致。

(4) 有受伤的危险　与听力下降、丧失有关。

(5) 社交孤立　与听力下降、丧失有关。

(6) 知识缺乏　缺乏关于老年性耳聋的知识。

【护理措施】

1. 建立良好的生活方式

饮食宜清淡,少吃高胆固醇、高脂肪、高盐饮食,多吃富含维生素、铁、锌的食物。戒除烟酒。保持适当运动,促进全身血液循环,使内耳获得良好的血液供应,改善内耳器官的代谢。注意安全,外出时应有人陪同,防止发生意外。

2. 定期做听力检查

当听力减退时,及时到专科医院进行检查,如有必要应及时配用适当的助听器。

3. 心理护理

老年性耳聋的患者比一般老年患者的思维能力下降、记忆力减退、感知能力下降,对医护人员要求高、依赖性强、孤独寂寞感强,护理人员首先应在感情上尊重他们、理解他们,对其合理要求尽可能满足,切不可由于语言交流障碍流露出急躁、厌烦的心理。另外还应与患者家属交流,通过患者熟悉的人可以让其产生安全感,也可以更准确地传达医务人员的话语。护理人员要与患者建立起互动,取得患者信任,这些都有利于患者建立起社会交往的信心,使其更好地回归社会。

4. 用药护理

避免应用耳毒性药物,特别是慎用对听力有严重影响的药物,如链霉素、庆大霉素等,必须使用时要严格按照医嘱,如家族中已有耳毒性药物中毒史者,应禁用此类药物,一旦发生中毒,将不可逆转。

知识链接

使用助听器的注意事项

1. 新近发生的老年性耳聋,不要急于佩戴助听器,要进行一段时间的治疗(包括药物、运动、按摩、针灸等),若仍没有改善,再考虑佩戴助听器。过早佩戴助听器可能会因接受强声刺激而加重耳聋。

2. 在使用助听器时,必须由专科医生进行全面的检查,根据各人不同的听觉下降程度,确定选用何种类型的助听器。不可自行选购、随意佩戴,以免损害残存的听力。

3. 老年性耳聋,双耳的耳聋程度常不一致。宜佩戴在听力较差的一侧,使另一只耳朵仍能聆听大自然的声音,以求双耳听觉的协调一致。

4. 若一耳为中度耳聋,另一耳已达重度,则应佩戴在听力较好的一侧,这样可获得最佳的听音效果。

5. 对于双耳耳聋程度一致的中重度耳聋,可双耳轮替佩戴,以减轻疲劳感。

6. 对于存在"重振现象"的患者,佩戴助听器后,必须能够及时增减音量,以免声音从小突然变大,造成不适应。

7. 一旦出现异常情况,应及时去医院检查并进行进一步的治疗。

【健康教育】

(1)指导定期接受听力检查　有利于早期发现、早期诊断、早期治疗。

(2)指导正确使用助听器　佩戴助听器要在专业医师指导下进行,选择适合自己的助听器类型。指导老年人掌握助听器各种按钮的使用方法,正确使用开关及控制音量等功能。

(3)积极治疗相关慢性病　如高血压、冠心病、动脉硬化、糖尿病、高脂血症等,减缓对耳部血管的损害。

(4)避免长时间的噪声刺激　尽量防止噪声,如放鞭炮、尖叫等,听见刺激性声音应远避或掩耳,以免损伤听力。

三、脑血管疾病

脑血管疾病(cerebral vascular diseases,CVD)是由各种病因引起脑血管病变所致的脑功能缺损的一组疾病的总称,它与心血管疾病、恶性肿瘤构成大多数国家的三大致死疾病,近年来患病率呈上升的趋势。

(一)短暂性脑缺血发作

短暂性脑缺血发作(transient ischemic attack,TIA)是颈动脉或椎-基底动脉系统发生短暂性血液供应不足,引起局灶性脑缺血导致突发的、短暂性、可逆性神经功能障碍。发作持续数分钟,通常在 30 min 内完全恢复,超过 2 h 常遗留轻微神经功能缺损表现,或 CT 及 MRI 显示脑组织缺血征象。TIA 好发于 34～65 岁,65 岁以上者占 25.3%,男性多于女性。发病突然,多在体位改变、活动过度、颈部突然转动或屈伸等情况下发病。颈内动脉系临床表现为一过性对侧肢体或单侧肢体活动障碍,肢体麻木,感觉减退或消失,失语、失读,计算或书写障碍,短暂的单眼失明。椎-基底动脉的脑缺血表现为眩晕、视物模糊、偏盲、呃逆、发声障碍、吞咽困难、共济失调、猝倒发作、交叉性瘫痪、交叉性感觉障碍。

【治疗要点】

(1)老年人被确诊为 TIA 后,首先针对病因积极治疗,如有效控制高血压,治疗糖尿病、心肌病变、心律失常,纠正高血黏稠度、高血脂等。

(2)药物治疗包括抗血小板聚集制剂,如阿司匹林、双嘧达莫、氯吡格雷等;抗凝治疗,如低分子肝素钠;钙通道阻滞剂防止血管痉挛、增加血流量、改善微循环,如尼莫地平、盐酸氟桂利嗪;中医常用川芎、红花、丹参等药物治疗。

(3)外科治疗:经血管造影确诊为颈动脉狭窄程度超过 70%,药物治疗效果不佳的,可进行颈动脉内膜剥离-修补术,但须慎重考虑,不宜轻易实施。

【护理评估】

1. 病史

了解患者的年龄、性别,有无眩晕、恶心、呕吐、复视、共济失调、双下肢无力、一过性黑蒙等症状,有无高血压、糖尿病、高脂血症病史,询问起病的时间、方式及诱发因素。

2. 身体状况

评估患者意识状态与精神状况,发病前一些患者可有一些未引起注意的前驱症状,如头晕、头痛等。神经系统的症状因 TIA 发生的系统不同而异。

3. 实验室及其他检查

(1)头部 CT 和 MRI　检查可正常;在 TIA 病发时,MRI 加权成像可显示脑局部缺血性改变。

(2)单光子发射计算机体层摄影(SPECT)　能显示脑局部有低灌注区,并可发现脑代谢率降低。

(3)颈动脉超声检查　颈动脉超声检查是 TIA 患者的基本检查手段,对颈动和椎-基底动脉的颅外段进行检查。

4. 心理、社会状况评估

包括患者及照顾者对疾病的认识程度,家庭条件与经济情况,社区就医环境,患者的心理反应。

【常见护理诊断/护理问题】

（1）有受伤的危险　与突发眩晕、共济失调、一过性失明有关。

（2）知识缺乏　缺乏防治本病的知识。

（3）潜在并发症　脑卒中。

【护理措施】

1. 休息与活动

TIA病发时应卧床休息,枕头不宜过高(15°~20°)。仰头或头部转动时动作应缓慢、轻柔,转动幅度不宜过大,防止因颈部活动过度或过急导致发作而跌伤,发作频繁的老年人应有人陪护,以免跌倒、受伤。

2. 饮食指导

选择低盐、低脂、充足蛋白质和丰富维生素饮食,多食谷类、鱼类、新鲜水果蔬菜、豆类,少食甜食,钠盐摄入量每日不超过6 g,戒烟、限酒。

3. 运动指导

体育锻炼可改善心肌功能,增加脑血流量,改善微循环,降低血压,控制血糖,降低体重。鼓励老年患者进行适当的体育锻炼,如散步、慢跑、太极拳等适合老年人的体育运动项目。

4. 用药指导

指导患者按医嘱正确服药,不能随意更改、终止,告知患者药物作用、不良反应及服药注意事项,如服用抗凝药物时应密切观察有无出血倾向;使用噻氯匹定等抗血小板凝集药物时,可能出现可逆性白细胞和血小板减少,应定期查血象。

【健康教育】

（1）保持情绪稳定,避免精神紧张。

（2）生活规律,坚持适当的体育锻炼,注意劳逸结合;发作频繁的患者,应避免重体力劳动,外出时应有人陪伴,扭头或仰头动作幅度不宜过大,防止诱发TIA跌伤。

（3）遵医嘱正确服药,积极治疗高血压、糖尿病、高脂血症、动脉硬化、肥胖症。

（4）发现肢体麻木、无力、头晕、头痛、复视等应引起重视,及时到医院就诊。

（5）合理饮食,选择低盐、低脂、充足蛋白质、高维生素饮食,注意饮食荤素搭配、粗细搭配。

（二）脑梗死

脑梗死(cerebral infarction,CI)又称缺血性卒中,中医称之为卒中或中风。本病系由各种原因所致的局部脑组织区域血液供应障碍,导致脑组织缺血缺氧性病变坏死,进而产生临床上对应的神经功能缺失表现。脑梗死依据发病机制的不同分为脑血栓形成、脑栓塞和腔隙性脑梗死等主要类型。其中脑血栓形成是脑梗死最常见的类型,约占全部脑梗死的60%,因而通常所说的"脑梗死"实际上指的是脑血栓形成。本文以脑血栓形成为叙述重点,详细介绍脑梗死的相关问题。

脑动脉粥样硬化是脑血栓形成最常见的病因。发病前部分患者可有某些未引起注意的前驱症状,如头晕、头痛,部分患者可有 TIA。大部分老年人在安静或睡眠状态起病,1~3 日症状达到高峰,意识清楚,颅内压增高不明显。主要表现为局灶性神经功能缺损的症状和体征,如偏瘫、半侧肢体障碍、肢体麻木、偏盲、失语、交叉性瘫痪、眼球震颤、构音困难、语言障碍、记忆力下降、口眼歪斜、吞咽困难、共济失调,部分患者还有头痛、呕吐、昏迷等全脑症状。

脑血栓形成急性期的治疗原则是溶栓治疗、扩张血管、预防和治疗脑水肿,恢复期促进神经功能的恢复,康复护理贯穿全过程。

【护理评估】

1. 病史

了解患者的年龄、性别,有无颈动脉狭窄、高血压、糖尿病、高脂血症及 TIA 病史。询问起病的时间、方式,有无明显的前驱症状和伴发症状。了解患者的生活方式、饮食习惯,是否长期摄入高盐、高动物脂肪饮食,有无烟酒嗜好。

2. 身体状况

了解患者可有前驱症状和伴发症状,为患者测量生命体征,做头颈部检查和四肢躯干检查,评估其意识与精神状态。

3. 实验室及其他检查

(1) 血液学检查　包括血常规、血液流变学、血电解质、血糖、血脂检查。

(2) 影像学检查

① 头部 CT 和 MRI:发病当天,特别是 6 h 内,CT 检查多无明显变化;24~48 h 后病变区出现低密度灶,边界不清;在 72 h 后绝大多数能显示梗死病灶;MRI 可在发病后数小时内清晰显示早期缺血性梗死、脑干及小脑梗死,加权成像后的 MRI 可以在发病后数分钟内检测到缺血性改变。

② 单光子发射计算机体层摄影:能较早显示与临床症状相应的脑局部有低灌注区,并可发现充血区。

③ 血管造影:数字减影血管造影、CT 血管成像可显示脑部大动脉的狭窄、闭塞及其他的脑血管病变,脑血栓形成部位、程度及侧支循环建立情况。

4. 家族史

了解患者家族中有无脑卒中病史。

5. 心理、社会状况评估

包括患者及照顾者对疾病的认识程度,家庭条件与经济情况,社区就医环境,患者的心理反应,家属对患者的关心程度及对疾病治疗的支持情况。

【常见护理诊断/护理问题】

(1) 自理缺陷　与意识障碍、偏瘫、神经肌肉萎缩、损伤、运动障碍有关。

(2) 语言沟通障碍　与理解和使用语言的能力受损有关。

(3) 躯体活动障碍　与偏瘫或平衡能力降低有关。

(4) 吞咽障碍　与意识障碍或延髓麻痹有关。

【护理措施】

1. 加强基础护理

监测血压、呼吸、脉搏、体温有无异常,观察患者意识改变情况,密切观察病情变化,使患者保持安静及情绪稳定。急性期卧床休息,避免劳累,病情稳定后早期进行肢体被动活动,以促进瘫痪肢体血液循环,促进肌力和关节活动度。

2. 饮食护理

饮食宜清淡易消化,进食低盐、低脂、低胆固醇、适量糖类、高蛋白质且富含维生素和粗纤维的食物,多吃水果和蔬菜,多饮水,预防便秘,进食时避免采用水平仰卧及侧卧体位。

(1) 鼓励能吞咽的患者进食半流质、软烂稀饭,食物应有适当的黏性不易松散且爽滑,避免进食粗糙、干硬、辛辣等刺激性食物。

(2) 对于吞咽困难的患者,应注意防止其误吸,如发生呛咳、误吸、呕吐应立即取头侧位并及时清理口鼻分泌物和呕吐物,保持呼吸道通畅。

(3) 患者不能进食时应予以鼻饲饮食,教会患者及照顾者饮食原则和内容、鼻饲方法和注意事项。鼻饲饮食有牛奶、鸡蛋羹、豆奶、鱼汤、蔬菜汤等无刺激性的流质。

3. 康复护理

(1) 医护人员、患者照顾者和患者共同制订肢体锻炼计划,告知患者保持功能性体位和正确运动模式的必要性。早期进行坐位训练,从抬高床头 30° 开始,每次 10 min,循序渐进。

(2) 指导患者和照顾者早期进行肢体主动和被动运动的方法,床上训练抬举下肢,从抬高小角度逐渐到大角度。鼓励患者每天做数次"十指交叉握手"的自我辅助运动,注意进行肌肉力量和耐力的训练,对肢体仍未完全恢复者,出院后继续做被动运动及按摩。

(3) 及早对患者进行语言及认知功能训练,指导患者进行唇、舌、齿、咽喉等肌群的训练,由易到难,先从唇音、唇齿音、舌音、单音节开始训练,反复练习,逐步增加单词、词汇等练习项目,促进语言功能的改善、恢复。可帮助脑血栓后记忆障碍患者进行一些恢复记忆的训练,如图片再认、彩色卡片拼图、回忆故事、复述短小故事、手指保健操等。

4. 药物护理

（1）坚持遵医嘱服药　不可随意间断或增减药物,指导患者正确服用降压药、降糖药、降脂药,定期门诊复查。

（2）溶栓、抗凝药物　应用溶栓、抗凝药物时应严格掌握用药剂量,监测出凝血时间、凝血酶原时间,密切观察患者皮肤是否有出血点、紫斑,注意是否有消化道出血症状等;若患者再次出现偏瘫或原有症状加重,则应考虑是否并发颅内出血,同时要观察有无栓子脱落引起小栓塞等,出现异常及时通知医师。

（3）脱水剂　使用甘露醇脱水时,应注意选择较粗血管,快速输入;甘露醇结晶易堵塞肾小管引起血尿或无尿等肾损害,应注意查尿常规,心肺功能不良的患者应慎用。

（4）血管扩张药　应用尼莫地平等钙通道阻滞剂时,应注意输液的滴速,一般每分钟少于 30 滴,同时监测血压变化,密切观察患者有无头部胀痛、颜面潮红、血压降低等不良反应。应用右旋糖酐 40 时密切观察有无发热、皮疹、过敏性休克等严重不良反应。

5. 预防并发症

经常更换体位,保持床单清洁、平整、干燥,促进局部及全身血液循环,预防压疮的发生。做好呼吸道护理,鼓励有效咳嗽,经常翻身拍背,促进痰液排出,预防肺部感染。

6. 心理护理

体贴、关心、尊重患者,避免挫伤患者自尊心,多与患者交流,并耐心、缓慢、清楚地解释每个问题,直到患者理解,营造亲情氛围和语言学习环境,使其克服悲观情绪,避免过分依赖心理。提供有关疾病的发生、治疗、预后的可靠专业信息,强调正面效果,必要时用康复成功的案例鼓励患者,以增加患者自我照顾的信心。

【健康教育】

健康教育对患者早期康复治疗、运动功能的提高起着重要的作用,它可以降低致残率,提高老年人生命质量,有助于患者尽可能回归社会。

1. 合理饮食

平日应保持低盐、低脂、低糖饮食,忌辛辣,戒烟酒等。

2. 日常生活指导

养成良好的生活习惯。适当参加体育锻炼;老年人晨间睡醒后不要急于起床,遵循 3 个 30 s(醒后静卧 30 s,坐起 30 s,下床后站立 30 s),然后开始活动;气候变化时注意防寒保暖,防止感冒。

3. 预防复发

如发现眩晕、步态不稳、血压升高、肢体麻木无力、言语模糊或失语等异常情况,应立即就诊,防止病情进一步发展同时严格遵医嘱用药,定期来院复查,复查血糖、血压、血脂等指标,以观察病情变化,随时调整治疗方案。

4. 康复护理

调动患者的主动性和家属的积极性,为患者出院后康复训练打下良好基础。每天至少进行 3 h 的康复训练,每周至少训练 5 天;患者和照顾者学会健康教育内容和各种训练技能,并指导患者出院后每天相应训练不少于 4~5 h。

(三) 脑出血

脑出血(cerebral hemorrhage)又称脑溢血,是指非外伤性脑实质内的自发性出血,病因多样,绝大多数是高血压小动脉硬化的血管破裂引起,故有人也称高血压性脑出血,本病好发年龄为 50~70 岁,发病率随年龄的增长而增高,但 70 岁后有所下降,男性稍多,冬春季易发病。

脑出血的临床表现,突然起病,少数老年患者有头晕、头痛、口齿不清、肢体麻木等前驱症状。多数老年人在情绪紧张、兴奋、用力、排便时发病,往往数分钟至数小时内病情发展达到高峰。急性期出现头痛、呕吐、偏瘫、失语、意识障碍、大小便失禁、癫痫发作等,重者呼吸呈潮式呼吸。深昏迷患者神经体征不易检出,昏迷不深者可检出局灶性神经受损体征。根据出血部位不同,临床上可分为以下几种类型。

1. 壳核出血

壳核出血为最常见的脑出血,占 50%~60%,出血常累及内囊而出现"三偏症",即对侧肢体偏瘫、对侧肢体感觉障碍、对侧偏盲,也可出现记忆力和计算力障碍。出血量较小(<30 mL),症状轻,预后好;出血量较大(30 mL 以上),症状重,可引起脑疝出现相应症状,甚至死亡。

2. 丘脑出血

丘脑出血约占 20%,表现为丘脑性感觉障碍、失语、痴呆和眼球运动障碍,侵及内囊可出现对侧肢体瘫痪,下肢重于上肢。

3. 脑干出血

脑干出血约占 10%,大多数为脑桥出血。常表现为突然发病,剧烈头痛、呕吐、眩晕、复视;双侧面部和肢体瘫痪,双侧病理反射阳性,双侧瞳孔极度缩小;还可出现中枢性高热和呼吸改变,病情多迅速发展,在 24~48 h 内死亡。

4. 小脑出血

小脑出血约占 10%,临床表现为突发眩晕、呕吐、头痛但无偏瘫、眼震、共济失调、肌张力降低、颈项强直。

5. 脑叶出血

脑叶出血占 5%～10%,脑出血的部位以顶叶多见,顶叶出血可有偏侧感觉障碍;颞叶出血可有对侧中枢性舌瘫和以上肢为主的瘫痪;枕叶出血多有视物模糊、同向偏盲和象限盲;额叶出血常表现为偏瘫、失语、精神障碍等。

6. 原发性脑室出血

原发性脑室出血占 3%～5%,表现为突然头痛、呕吐,迅速昏迷:双侧瞳孔缩小、四肢肌张力增高、病理反射阳性;早期可出现脑膜刺激征阳性,去皮质强直;可出现丘脑下部受损的表现,如大汗、高热、应激性溃疡、急性肺水肿、尿崩症等;脑脊液可呈血性。

脑出血可分为内科治疗、外科治疗和康复治疗,其治疗原则是防止再出血、控制脑水肿、维持生命功能和防治并发症。

【护理评估】

1. 病史

起病的方式、速度及有无明显诱因;询问患者有无糖尿病、高血压、高血脂、动脉硬化和家族脑卒中病史;了解患者的性格特点、生活习惯与饮食结构;了解是否遵医嘱使用抗凝血、降压等药物。

2 身体评估

生命体征、瞳孔大小及对光反射有无异常;有无失语及其类型;有无肢体瘫痪及其分布、性质与程度;有无意识障碍及其程度;有无吞咽困难及饮水呛咳;有无排便或排尿障碍;有无脱水征和营养失调;有无颈部抵抗和病理反射;有无剧烈头痛、喷射性呕吐、打哈欠、嗜睡或烦躁不安等颅内压增高的表现。

3. 实验室及其他检查

(1)头颅 CT、MRI 检查　为首选检查,出血区密度增高,易见异常。

(2)脑脊液　腰穿脑脊液压力增高,呈均匀血性。

(3)脑血管造影　可寻找到破裂的动脉瘤或动脉畸形等。

(4)其他检查　血常规、尿常规、血糖、肝功能、肾功能、凝血功能、血离子及心电图等检查。

4. 心理、社会状况

了解患者因突然发生肢体残疾或瘫痪卧床,生活不能自理,可能产生的焦虑、恐惧、绝望等心理反应;患者及家属对脑血管病的病因、病程经过、防治知识及预后的了解程度,能否接受偏瘫、失语需要长期照顾的现状;家庭成员组成、家庭环境及经济状况;家属对患者的关心支持程度等。

【常见护理诊断/护理问题】

(1)意识障碍　与脑出血、脑水肿所致大脑功能受损有关。

（2）语言沟通障碍　与语言中枢受损有关。

（3）躯体移动障碍　与肢体瘫痪有关。

（4）潜在并发症　脑疝、消化道出血、肺部、泌尿系统感染。

（5）有失用综合征的危险　与脑出血所致意识障碍、运动障碍或长期卧床有关。

【护理措施】

1. 一般护理

（1）卧床休息　急性期绝对卧床休息2～4周，床头抬高15°～30°，以减轻脑水肿，保持环境安静及空气清新，各项治疗护理操作应集中进行，严格限制探视，避免刺激。谵妄、躁动患者加保护性床栏，必要时应用约束带适当约束。

（2）生活护理　给予高蛋白质、高维生素的清淡饮食；昏迷或有吞咽障碍者，发病第2～3天应遵医嘱保留胃管鼻饲。做好口腔护理、皮肤护理和大小便护理，每天床上擦浴1～2次，每2～3 h应协助患者翻身1次，注意保持床单整洁、干燥，有条件可使用气垫床或自动减压床，预防压疮。发病后24～48 h内在变换体位时应尽量不要使头部摆动，以防加重出血。保持肢体功能位置，指导和协助肢体被动运动，预防关节僵硬和肢体挛缩、畸形。

2. 急性意识障碍护理

（1）保持呼吸道通畅　平卧头侧位或侧卧位，及时清除口腔和鼻腔的分泌物，防止舌根后坠、窒息、肺部感染。

（2）病情监测　严密观察病情变化，定时测量生命体征、意识、瞳孔并做详细记录；使用脱水降颅压药物时注意监测尿量的变化和电解质变化，防止低钾血症和肾功能损害。

3. 潜在并发症

（1）脑疝

① 观察有无脑病的先兆表现：应当严密观察患者有无剧烈头痛、喷射性呕吐、躁动不安、血压升高、脉搏减慢、呼吸不规则、一侧瞳孔散大、意识障碍加重等脑病的先兆表现，一旦出现，应立即通知医师。

② 抢救：保持呼吸道通畅，防止舌根后坠和窒息，及时清除呕吐物和口鼻分泌物；迅速输氧；建立静脉通路，遵医嘱给予快速脱水、降颅压药物，如快速静脉滴注甘露醇；备齐气管切开包、脑室穿刺引流包、监护仪、呼吸机和抢救药物。

（2）上消化道出血

① 病情监测：注意观察患者有无呃逆、上腹部饱胀不适、胃痛、呕血、便血、尿量减少等症状和体征；胃管鼻饲的患者，注意回抽胃液，并观察胃液的颜色是否为咖啡色或血性，观察有无黑便，如有异常及时报告医师并留取标本检测大便隐血。如果患者出现胃管抽出咖啡色液体，解柏油样便，同时伴面色苍白、口唇发绀、呼吸急促、皮

肤湿冷、烦躁不安、血压下降、尿少等,应考虑上消化道出血和出血性休克,要立即通知医师,积极配合抢救。

② 心理护理:告知患者和家属上消化道出血的原因,上消化道出血是急性脑血管病的常见并发症,主要是因为病变导致下丘脑功能紊乱,继而引起胃肠黏膜血流量减少,胃、十二指肠黏膜出血性糜烂,点状出血和急性溃疡所致;应安慰患者,消除其紧张情绪创造安静舒适的环境,保证患者休息。

③ 饮食护理:遵医嘱禁食,或给予清淡、易消化、无刺激性、营养丰富的流质饮食。

4. 康复护理

保持瘫痪肢体功能位,以防足下垂。坚持恢复期的康复训练,病情平稳后,鼓励患者做渐进性活动,先将床头摇高,在床边摆动脚数分钟;将患侧手伸直,掌面撑在床上,以保持身体的平衡;让患者学习用健侧足将患肢抬高,再将两腿一起移到床边,然后着地;下床时,要使用助步器并有人扶持。

5. 心理护理

脑出血老年患者由于一系列的疾病症状与严重的后遗症,易产生焦虑、抑郁等负面情绪,护理时要懂得倾听,鼓励患者多与家人交流,指导患者正确面对疾病,增强患者战胜疾病的信心。

【健康教育】

避免诱因:脑出血的常见病因为高血压并发动脉硬化和颅内动脉瘤,脑出血的发病多数因用力和情绪改变等使血压骤然升高所致,应指导患者尽量避免使血压骤然升高的各种因素,如保持安静的环境、稳定的情绪和平衡的心态,避免过分喜悦、愤怒、焦虑、恐惧、悲伤等不良心理刺激;建立健康的生活方式,注意适当休息,生活规律,保证充足睡眠,适当运动,避免体力或脑力的过度劳累和突然用力过猛;养成定时排便的习惯,保持大便通畅。

其他同本节"脑梗死"患者的健康指导。

(四) 帕金森病

帕金森病(Parkinson disease,PD)是一种中老年人常见的运动障碍疾病,起病年龄平均55岁,发病率随年龄的增长而增高,男性稍多于女性。帕金森病自然病程为8~12年,平均9年。一般不会自行缓解,但一些患者可以静止一段时间不进展,随着病情的加重,晚期因少动而卧床,患者生活不能自理,翻身困难、咳嗽无力,多死于呼吸道和肺部感染,或因意外事故死亡。死亡率高于自然人群的3倍。本病病因迄今不明,主要与年龄老化、遗传、环境因素有关,而年龄老化成为帕金森病关键性易感因素。目前我国帕金森病患者已超过200万。

帕金森病的临床表现,本病起病缓慢,进行性进展,多数以震颤为首发症状,其次为步行障碍、肌强直和运动迟缓,症状多由一侧上肢开始,逐渐蔓延到同侧下肢,对侧上肢、下肢。

治疗主要包括药物治疗、手术治疗及康复治疗,适当的药物可在不同程度上改善临床症状,并可因减少并发症而延长患者生命,常用的药物有抗胆碱能类、金刚烷胺类、左旋多巴、多巴胺受体激动剂等。

【护理评估】

1. 病史

患者有无肌肉抽动、神态思维改变或功能改变,有无与神经系统功能相关的住院史、创伤史或手术史等,了解患者家族中有无癫痫、智能不足及精神方面的异常患者,询问患者近期是否服用解热镇痛药、抗痉挛药、中枢神经药、麻醉药、镇静药等。

2. 身体状况

帕金森病主要在中老年发病,缓慢进行性加重,症状以震颤最多(60%~70%),少数患者无震颤(10%),其他症状包括肌强直(10%)、运动迟缓(10%)。

3. 实验室及其他检查

(1)CT、MRI 检查　可查出不同程度脑萎缩征象。

(2)功能显像诊断　特定的放射性核素检测,可发现脑内多巴胺转运体功能明显降低,多巴胺受体活性早期超敏、晚期低敏,多巴胺递质合成减少等。

4. 心理、社会状况

老年人因患帕金森病而引起静止性震颤、肌强直、运动迟缓或姿势步态异常表现,既影响了老年人的日常生活质量,也严重影响了心理健康,了解家属对老年人的关心及对疾病治疗的支持程度。

【常见护理诊断/护理问题】

(1)生活自理缺陷　与震颤、肌肉强直、运动减少有关。

(2)躯体活动障碍　与神经肌肉受损、运动减少、随意运动减弱有关。

(3)便秘　与肠蠕动障碍及活动减少有关。

(4)语言沟通障碍　与咽喉部、面部肌肉强直,运动减少、减慢有关。

(5)思维过程改变　与严重脑损伤有关。

(6)潜在并发症　外伤、压疮、感染。

【护理措施】

1. 日常生活护理

鼓励患者做力所能及的事情,如穿衣、进食等,增加生活独立性及自信心;适当协助患者洗漱、进食、沐浴、大小便料理和做好安全防护。

（1）保持皮肤清洁,穿柔软、宽松的棉质服装。避免长时间保持一种体位,定期给卧床患者翻身叩背,做好受压部位的皮肤护理。

（2）患者精细动作能力下降,常有失误,应谨防进食时烫伤,避免选用易打碎的玻璃和陶瓷制品,宜使用不锈钢餐具。

（3）对于行动不便者,呼叫器和生活日用品固定放置于患者伸手可及处,生活起居处方便患者。应配备高度适中的座厕、沙发或椅、床,以利于患者起坐时借力,配备手杖、室内或过道扶手等必要的辅助设施。

（4）应训练卧床患者学会配合和使用便器,协助其在床上大小便,定时翻身拍背,预防压疮和坠积性肺炎。帮助饭后漱口,每日温水全身擦拭,并注意做好骨凸部位的保护和皮肤护理。

2. 饮食护理

指导患者和照顾者合理饮食及采取正确的进食方法。

（1）饮食原则　给予高营养、高维生素、低脂、适量优质蛋白质、易消化的饮食,多吃新鲜蔬菜、水果,及时补充水分,保持大便通畅,减轻腹胀和便秘;对于吞咽困难者,给予半流质食物,鼓励其细嚼慢咽。

（2）进食方法　取坐位或半卧位进食或饮水,进食时保持注意力集中,并给予充足的进食时间。对于流涎过多的患者可让其使用吸管吸食流质;对于咀嚼能力和消化功能减退的患者应给予易消化、易咀嚼、无刺激性的软食或半流食,少量多餐;对于咀嚼和吞咽功能障碍者应选用稀粥、麦片、蒸鸡蛋羹等精细制作的食物,并指导患者少量分次吞咽;对于进食困难、饮水返呛的患者要及时给予鼻饲,并做好相应护理,防止经口进食引起误吸、窒息或吸入性肺炎。

（3）营养支持　根据病情需要进行营养支持,遵医嘱给予静脉补充足够的营养,如葡萄糖、电解质、脂肪乳、氨基酸等。

3. 运动护理

运动锻炼可以防止和推迟关节强直与肢体挛缩,与患者和照顾者共同制订切实可行、具体详细的锻炼计划。

（1）多参与各种形式的活动,如散步、打太极拳、做床旁体操等,注意掌握活动幅度不要过大,保持身体和各关节的活动强度又不致使其受到损伤。

（2）对于某些功能已出现障碍或起坐已感到困难的患者,要制订具体计划坚持锻炼,告诉患者知难而退或由他人包办只会加速功能衰退。每天做完一般运动后,反复练习起坐动作。

（3）对于姿势步态异常的患者,嘱其步行时思想要放松,尽量跨大步伐,向前走时脚要抬起,双臂要尽量配合摆动,目视前方不要低头看地面。转弯时不要碎步移动,否则会失去平衡。护士或照顾者在协助患者行走时,不要强行拉患者走,当患者感到脚固定在地上时,可告诉患者先向后退一步,再往前走,这样会比直接向前容易得多。

(4)帮助晚期患者采取舒适体位,活动关节,按摩其四肢肌肉,注意动作轻柔,勿造成患者疼痛及损伤。

4. 用药护理

指导患者了解药物不良反应、注意事项及其处理方法,按医嘱正确服药,定期复查肝功能、肾功能、血常规和定期监测血压变化。

5. 心理护理

及时了解患者心理状态的变化,加强与患者的沟通,鼓励老年人倾诉自己的感受,解除心理负担,积极地配合治疗。

【健康教育】

1. 疾病知识指导

告知患者本病的病因、发病机制、常见症状与并发症,以及治疗和预后的关系,教会患者自我病情观察,掌握有关自我护理的知识。

2. 饮食指导

饮食应多样化、富有营养、可口、制作精细、黏稠不易反流,少量多餐,多食水果和蔬菜,保持大便通畅。

3. 心理指导

本病病程较长,应树立信心,积极治疗可以减轻症状和预防并发症。指导老年患者保持平衡心态,避免情绪紧张、激动,学会转移注意力,如看电视、看报等,寻求适当的支持系统来减轻压力。

4. 运动指导

指导患者进行适当的锻炼,决定活动的方式、强度与时间,加强日常生活动作、平衡功能及语言能力的训练,以增进其随意动作的能力,提高生活质量。

5. 意外伤害预防

外出时照顾者要陪伴,看护其不要登高,尤其是精神智能障碍者应随身携带写有患者姓名、住址和联系电话的"安全卡片",以防走失。

四、睡眠障碍

睡眠障碍(sleep disorders)是指睡眠量不正常及睡眠中出现异常行为的表现,也是睡眠和觉醒正常节律性交替紊乱的表现,如睡眠减少或睡眠过多、入睡困难、梦魇与夜惊、梦游症等。睡眠障碍是常见病,尤其老年人发病率更高。据 2015 年中国睡眠研究会抽样调查:我国成年人失眠发生率已达 38.2%,其中老年人失眠发病率高达

74.1%。睡眠是维持人体生命的极其重要的生理功能,对人体必不可少,因此,睡眠障碍必须引起足够的重视。长期失眠会导致大脑功能紊乱,记忆障碍,对身体造成多种危害,严重影响身心健康。

老年人最常见的睡眠障碍可分为夜间失眠、白天睡眠过多和睡眠-觉醒节律障碍三种类型。老年人失眠表现:① 睡眠时间少于正常时间,并伴有睡眠不足所致的不适感觉,如头晕、乏力、记忆力下降等。② 入睡困难,入睡时间延长至 1 h 以上。③ 早醒,常提前 1 h 以上。④ 睡眠浅,易醒,并且醒后不容易再次入睡。⑤ 病态假性失眠,是指个体持续 1 周以上具有睡眠时间大大减少的主观体验,但实际睡眠时间并未减少,或完全没有减少,又称为缺乏睡眠感。

睡眠障碍常见的致病因素有生理老化因素、不良睡眠和生活习惯、不良的睡眠环境影响、身体疾病因素、神经系统疾病(脑血管病、帕金森病等)、心理和精神疾病因素、医源性因素、家庭和社会因素等。

老年期睡眠障碍的治疗比较困难,一般采用综合治疗方法,主要是消除身体和精神症状,改变影响睡眠质量的生活方式。短期可以使用催眠药,长期治疗应考虑非药物方法,如光疗和认知行为疗法等。

知识链接

睡眠障碍的国际分类

睡眠障碍的国际分类由美国睡眠障碍学会制定,从 1990 年至今,国际睡眠障碍性疾病分类(international classification of sleep disorder,ICSD-1)已经进行了数次修订。2014 年出版的 ICSD-3 将睡眠障碍分为以下七大类:失眠障碍、与呼吸相关的睡眠障碍、中枢性过度嗜睡、昼夜睡眠节律障碍、异态睡眠、与运动相关的睡眠障碍和其他睡眠障碍。

【护理评估】

1. 病史

了解患者有无脑血管病、帕金森病及癫痫等神经系统疾病病史,是否服用安眠药及以往采取的有效的促进睡眠方式等。

2. 身体状况

表现入睡困难、早睡、醒后不易再次入睡及次日精神状况不良等情况。

3. 实验室及其他检查

检查包括睡眠脑电图、多导睡眠图和肢体活动电图,还可考虑心电图、CT、血糖检查等。

4. 心理、社会状况

评估患者的心理反应,家属对患者的关心程度及对疾病治疗的支持情况。

【常见的护理诊断/护理问题】

（1）睡眠形态紊乱　与社会心理因素刺激、焦虑、睡眠环境改变、药物影响等有关。

（2）疲乏　与失眠、睡眠障碍引起的不适状态有关。

（3）焦虑　与睡眠形态紊乱有关。

（4）恐惧　与异常睡眠引起的幻觉、梦魇有关。

（5）个人应对无效　与长期处于失眠或异常睡眠有关。

【护理措施】

睡眠质量不好会直接影响机体的活动和身体状况,会出现烦躁易怒、精神萎靡、食欲减退、疲乏无力,甚至导致疾病的发生。老年人休息虽然增多,但睡眠时间相对减少,每天睡眠时间大约 6 h,并且个体差异很大,睡眠的质量也因个人和环境的因素受到一定的影响,如疾病的疼痛、呼吸系统疾病、情绪变化、更换睡眠环境、夜尿频繁等,所以护理老年人睡眠应注意以下几个方面:

（1）积极治疗原发性疾病。

（2）合理膳食,多食富含蛋白质、维生素的食物,忌食辛辣、刺激性食物。

（3）根据睡眠障碍的老年人在不同方面存在的问题,在健康睡眠生活模式的基础上,根据不同问题可增加不同的干预方法。睡眠质量差,即浅睡眠,可沐浴疗法加饮食疗法;入睡时间长,即入睡困难,可采取刺激控制疗法加音乐疗法,促进睡眠;睡眠效率低,在床上的时间过长使睡眠时断时续,可采取睡眠限制疗法;白天觉醒困难,可适当增加室外活动,采用运动疗法。

（4）药物治疗可以选择安眠药、抗抑郁剂等,如巴比妥类、非苯二氮䓬类、新型催眠药、褪黑素及中草药等,使用时应严格控制剂量,不可长期应用,注意药物的毒副作用。

（5）维持老年人特有的睡眠习惯,提倡早睡早起、适当午睡的习惯。对于已经养成的特殊睡眠习惯,不能强迫立即纠正,需要多解释并给予诱导,使其睡眠时间尽量正常化。

（6）老年人夜尿多,夜间起床易发生定向障碍和意识混乱,故应注意房间的调整安排,通往卫生间的路不放置障碍物,地面要平,要防滑,最好有防滑毯,避免滑倒,夜间卫生间最好打开照明灯。对于起床困难的老年人,要训练其在床上解小便,床边备有便器。老年人要选择高矮和硬软度合适的床,必要时放床挡,可防止坠床。

（7）情绪对老年人的睡眠影响很大,由于老年人的思维比较单一,又比较固执,遇到问题会反复考虑,直到问题解决,若百思不得其解,则将直接影响到睡眠。所以调整老年人睡眠,首先要调整情绪,家庭成员有问题或事情不宜晚间告诉老年人,以免影响其睡眠。

（8）有些老年人最大的睡眠问题就是入睡困难，因此服用镇静剂可以帮助睡眠，但也有许多副作用，如抑制机体功能、降低血压、影响胃肠蠕动和意识活动等，甚至可影响身体健康。老年人一般感觉比较迟钝，发生不良反应主诉较少，所以对于服用镇静剂的老年人应该多观察，防止出现不良反应。

（9）建立良好的护患关系，加强护患间的理解与沟通，消除其失眠诱因，解除心理负担，使其积极配合治疗。心理治疗包括支持性心理治疗、行为治疗、人际关系治疗及家庭心理治疗等。

【健康教育】

（1）饮食指导　如规律三餐、晚饭不能过晚过饱，睡前禁饮咖啡、茶及过多的饮料等。合理搭配一日三餐食物中的蛋白质、糖类、脂肪、矿物质、维生素等。另外还可应用食疗法在一定程度上缓解睡眠障碍。

（2）重建规律、有质量的睡眠模式　晚上按时就寝，无论夜间睡眠质量如何，都必须按时起床，固定短时午休，避免白天长时间睡觉。

（3）积极治疗相关的慢性病　如高血压、糖尿病、动脉硬化、冠心病等。

（4）保证良好的休息和充足的睡眠　提供良好的睡眠环境，室内温度适宜、光线柔和、床铺舒适等。

（5）养成良好的生活习惯　日间避免过度疲劳、精神过度紧张，白天多在户外活动，接受太阳光照，晚上睡前不看情节刺激的书刊、电视。

（6）避免噪声的刺激　应尽量避开噪声大的环境及场所，日常生活和户外活动时要注意加强个人防护。

本章小结

步入老年期，老年人在认知和感知方面会出现老化，容易出现老年性白内障、老年性耳聋、脑梗死、脑出血、帕金森病及睡眠障碍等一系列认知感知问题。

老年性白内障是全球第一大致盲疾病，可能发生在任何一个老年人身上，护理重点包括术前和术后的护理，以及日常生活中眼睛的保护。老年性耳聋是一种无法治愈的老年人感知问题，只能尽力保持残余听力，借助辅助手段减轻其对于老年人的影响，在护理该类老年人的时候，应有足够的耐心。老年人容易发生的脑血管疾病，主要有脑梗死、脑出血及帕金森病。脑梗死和脑出血护理的重点是预防基础性疾病：高血压、高血脂、脑动脉硬化，同时注意生活护理和预防并发症的发生，积极进行康复训练。帕金森病为慢性进展性疾病，尚无根治的方法，护理过程中加强运动指导和康复训练，延缓身体障碍的发生和发展。老年人的睡眠受很多因素的影响，容易出现睡眠障碍，护理的过程中首先要评估影响睡眠的因素，从而对症下药，采取多种方式改善老年人的睡眠。

　　王大妈,62 岁,有高血压病史 11 年,近 3 年内有多次"短暂性脑缺血发作",一天前晨起发现右侧肢体无力,不能活动,并有言语不清,无大小便失禁。查体:血压 170/100 mmHg,神志清楚,口角歪斜,右侧肢体肌力 2~3 级。头颅 CT 检查可见低密度梗死灶。请问:

1. 该患者主要的护理诊断有哪些?
2. 应采用哪些有针对性的护理措施?
3. 健康指导要教会该患者哪些内容?

（黄　莉）

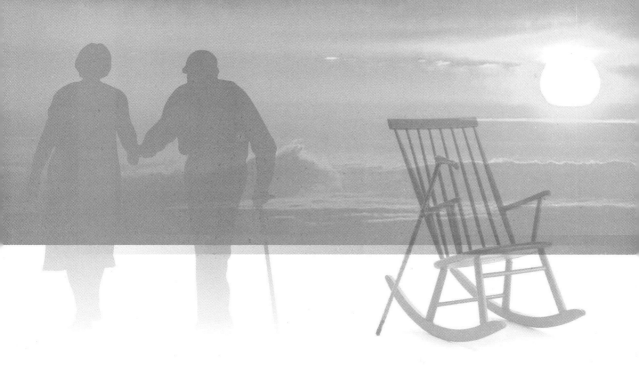

第八章 老年人常见营养与排泄问题的护理

学习目标

1. 掌握老年人消瘦和肥胖症、便秘和二便失禁、糖尿病、痛风症、前列腺增生的概念、护理措施、健康教育。

2. 熟悉老年人消瘦和肥胖症、便秘和二便失禁、糖尿病、痛风症、前列腺增生的疾病特点。

3. 了解老年人消化系统、内分泌系统、能量代谢和泌尿系统的生理功能变化。

随着年龄的增长,机体的消化、泌尿、内分泌系统不同程度地发生退行性改变。这些系统的老化直接影响老年人的营养与排泄,常出现营养不良、营养过剩、便秘、尿潴留、大小便失禁等问题,这些问题也是老年人日常生活护理中常见的、重要的健康问题,影响老年人的生活质量。

第一节　老年期解剖生理改变

一、消化系统

（一）口腔

老年人牙齿变脆,易损伤、松动脱落。牙龈萎缩,牙根外露,对各种刺激过敏,牙间隙变大,易残留食物残渣,有利于细菌繁殖,发生牙龈炎、龋齿。口腔黏膜对刺激的对抗能力减弱,唾液腺萎缩,唾液分泌量明显减少,常感口干,口腔的自洁和保护功能降低,易发生损伤和感染。

老年人味蕾萎缩,对酸、甜、苦、咸的敏感性下降,常食而无味,甚至出现味觉异常。故有些老年人为增加食物味道,增加食盐或糖的用量,造成危害。部分老年人长期吸烟饮酒,加重了味觉的减退。

（二）食管

老年人食管黏膜逐渐萎缩,食管肌肉退行性改变,食管括约肌功能减退,故老年人易出现吞咽困难、胃反流,使误吸、反流性食管炎发病率增高。由于食管平滑肌萎缩,食管裂孔增宽,导致食管裂孔疝的发病率增高。老年人发生吞咽困难应引起重视,警惕其他疾病。

（三）胃

老年人胃黏膜变薄,胃腺体萎缩,胃酸分泌减少,对细菌杀灭作用减弱,消化功能减退,影响营养物质的吸收;平滑肌萎缩,胃腔扩大,胃蠕动减慢,胃排空时间延长。故老年人易出现消化不良、缺铁性贫血、慢性胃炎、胃溃疡、胃下垂等。

（四）肠道

老年人肠道蠕动变慢,上皮萎缩,有效吸收面积减少,吸收功能变差。小肠液分泌量减少,各种消化酶水平下降,小肠消化吸收功能大大减退。肠蠕动缓慢无力,对水分的吸收减少,可引起老年性便秘。由于消化功能紊乱,老年人腹泻也常见。

(五) 肝、胆、胰

老年人肝细胞数减少,蛋白质合成功能下降,肝酶的活性降低,可出现清蛋白降低;肝内结缔组织增多,容易造成肝纤维化;肝解毒能力下降,对药物的代谢能力下降,易出现药物不良反应;胆汁的分泌和排泄功能也减弱,胆汁分泌量减少,收缩和排空缓慢,可导致消化吸收功能降低、胆汁淤滞、胆石症。老年人胰腺功能下降,可导致消化能力下降,代谢紊乱。

二、内分泌系统

(一) 下丘脑

老年人下丘脑体积缩小,血流量减少,细胞发生改变,引起中枢调控失常,导致老年人各方面的功能退化,故又称为下丘脑的"老化钟"。

(二) 垂体

老年人垂体的体积缩小,生长激素释放减少,因而老年人肌肉萎缩,脂肪增多,蛋白质合成减少,骨骼中的矿物质减少,骨质疏松。垂体分泌的抗利尿激素减少,引起尿量增多,特别是夜尿增多。

(三) 甲状腺

进入老年期后,甲状腺逐渐萎缩,甲状腺素分泌减少,引起蛋白质合成减少,基础代谢率降低,因此老年人容易出现迟缓、怕冷、毛发脱落,甚至抑郁等。

(四) 肾上腺

老年人肾上腺萎缩,肾上腺皮质激素分泌减少。同时由于下丘脑-垂体-肾上腺系统功能减退,机体的应激反应能力明显降低,表现出对冷(热)、缺氧及创伤等的耐受力减退;活动能力明显下降;活动后体力恢复所需的时间大大延长。

(五) 胰岛

老年人胰岛细胞逐渐萎缩,胰岛素的分泌量减少,体内的胰岛素受体减少,对胰岛素的敏感性降低,故好发糖尿病。

（六）性腺

随着年龄的增长,女性卵巢逐渐萎缩,60岁时只有成熟期的40%,性激素水平降低。绝经后期功能几乎消失,易引起骨质疏松及绝经期综合征,萎缩性膀胱炎和多种尿道疾患。

男性睾丸体积和质量均随着年龄的增长而逐渐下降,70岁时只有青春期的50%。雄激素合成能力下降,睾酮水平显著降低。雄激素分泌下降也是导致前列腺增生的原因。

三、泌尿系统

（一）肾

老年人肾萎缩变小,肾血流量减少,肾小球滤过功能、肾小管浓缩稀释功能、肾的水和电解质代谢调节功能、酸碱平衡功能及内分泌功能等均逐渐下降。对药物的排泄速度减慢,故老年人易发生药物蓄积中毒。肾促红细胞生成素减少,可引起贫血。

（二）输尿管

老年人输尿管的肌层变薄,支配肌肉活动的神经减少,尿液流入膀胱速度减慢,且易产生尿液输尿管反流而引起逆行感染。

（三）膀胱

老年人膀胱肌肉萎缩,收缩无力,容量减少,因此排尿困难、尿潴留、尿失禁、尿频、夜尿增多等排尿问题逐渐增多。由于膀胱的自主神经功能和随意控制能力减弱,常出现尿频或尿意延迟,甚至尿失禁的情况。老年女性因盆底肌肉松弛,易发生压力性尿失禁。

（四）尿道

老年人尿道括约肌逐渐萎缩、松弛和纤维化,使尿液流速减慢,排尿无力、不畅,导致残余尿和尿失禁;尿道腺体分泌减少,尿道感染发生率增高。

（五）前列腺

男性前列腺从45~50岁开始退化,到60岁以后前列腺逐步萎缩,而腺内结缔组织增生形成前列腺肥大。产生尿路梗阻。

四、能量代谢

老年人基础代谢率(basal metabolic rate,BMR)降低,主动自由体力活动的强度和频率下降,因此全日总能量消耗(total energy expenditure,TEE)减少。

第二节 常见营养和排泄问题的护理

一、消瘦和肥胖

(一)消瘦

消瘦(emaciation)是指机体的肌肉组织、脂肪储备不足,体重较标准体重低 10% 或以上者。老年人出现消瘦常见的原因是蛋白质-能量营养缺乏症,表现为食欲减退、肌肉消耗、低体重,可有贫血。

常见引起消瘦的危险因素:① 生理性因素:食欲减退,咀嚼困难,消化吸收能力降低;蛋白质摄入不足,机体出现负氮平衡。② 药物影响:很多药物有消化道副作用,如排钾类利尿药、地高辛、肼苯达嗪、抗生素、阿司匹林等;甲状腺素、茶碱等增加能量代谢致使患者体重下降。③ 疾病影响:代谢亢进性疾病,如甲状腺功能亢进症等;消耗增多性疾病,如结核病、肿瘤;吸收不良性疾病。④ 精神、心理、社会因素:如躁狂症、神经性厌食症、痴呆症等,孤独、贫困、生活兴趣减少,这些均可使食欲减退,进食减少,体重减轻。

消瘦的治疗主要是以饮食调节为主,必要时应用药物治疗,有原发疾病者要积极治疗原发病,以增进食欲,防止恶性循环。

【护理评估】

1. 病史

询问饮食习惯,近期的饮食情况,咀嚼功能、食欲、味觉、嗅觉等有无变化。了解有无营养不良史及引起消瘦的危险因素。

2. 身体状况

评估体重减轻及减轻的程度、肌肉萎缩的程度、有无水肿及面色苍白等。

3. 实验室及其他检查

(1)体重指数(body mass index,BMI) BMI=体重(kg)/身高的平方(m²)。BMI 在 17.0~18.4 为轻度消瘦,BMI 在 16.0~16.9 为中度消瘦,BMI<16.0 为重度消瘦。

（2）血清清蛋白含量测定　清蛋白 2.9~3.5 g/L 为轻度营养不良，2.1~2.8 g/L 为中度营养不良，<2.1 g/L 为重度营养不良。

（3）血液及其他检查　检查血红细胞及血红蛋白等，确定是否存在贫血；胃镜、肠镜、胃液等检查，确定是否存在器质性病变。

4. 心理、社会状况

了解经济条件、心理状态，以及家属对老年人的关心、照顾情况。

知识链接

世界卫生组织 BMI 参考标准

亚洲人和欧美人属于不同人种，根据世界卫生组织（WHO）的标准，亚洲人的 BMI 若高于 22.9 便属于过重。具体参考标准如下表。

137

	WHO 标准	亚洲标准	中国标准	相关疾病发病危险性
偏瘦	<18.5			低（但其他疾病危险性增加）
正常	18.5~24.9	18.5~22.9	18.5~23.9	平均水平
超重	≥25	≥23	≥24	
偏胖	25.0~29.9	23~24.9	24~27.9	增加
肥胖	30.0~34.9	25~29.9	≥28	中度增加
重度肥胖	35.0~39.9	≥30	——	严重增加
极重度肥胖	≥40.0			非常严重增加

【常见护理诊断/护理问题】

（1）营养失调：低于机体需要量　与进食减少、吸收障碍或消耗过多有关。

（2）活动无耐力　与肌肉萎缩、能量不足有关。

【护理措施】

1. 饮食护理

根据老年人的特点，提供有足够热量和营养的食物。食物种类要多样化，注意色、香、味及营养的搭配。烹饪时注意使食物软、烂一些，易于咀嚼、消化。一次进食量不要太多，可少量多餐。注意就餐环境，促进老年人愉快进餐，增进食欲。

2. 用药指导

积极治疗原发病，在医生的指导下用药，注意观察药物的作用与不良反应。

【健康教育】

1. 饮食指导

合理饮食，定时定量，少量多餐，细嚼慢咽。多吃新鲜蔬菜和水果。适当多食富含纤维素的食物，预防便秘的发生。

第二节　常见营养和排泄问题的护理

2. 注意卫生

保持口腔卫生，注意饮食卫生，餐具卫生。

3. 运动与活动

根据老年人状况进行适度的运动与活动，以增进食欲，促进消化。

（二）肥胖

肥胖（obesity）是指体内脂肪积聚过多和分布异常，造成体重超过标准体重的20%，即为肥胖。

肥胖可分为单纯性肥胖和继发性肥胖两类，老年人肥胖多属单纯性肥胖。单纯性肥胖常与生活方式、遗传、内分泌代谢紊乱等有关。肥胖易引发心血管疾病、糖尿病等内分泌与代谢紊乱疾病。

肥胖的治疗以控制饮食和增加活动量为主，不主张使用药物来减肥，如通过行为矫正、饮食控制和运动疗法都不能有效控制，可适当用药。轻度肥胖者可限制食物中的糖类、脂肪和总热量，使摄入的总热量低于消耗量。对中度以上肥胖老年人应严格控制饮食，增加运动量，效果不明显时可加用药物。

【护理评估】

1. 病史

评估老年人体重增加情况，有无肥胖所致的呼吸、运动受限情况；既往生活习惯，如运动情况、饮食习惯等。询问有无家族肥胖病史及其他能引起肥胖的疾病的患病史等。

2. 身体状况

评估患者肥胖程度，有无心血管系统、呼吸系统、内分泌代谢系统和消化系统的症状。

3. 实验室及其他检查

（1）体重指数（BMI）测定　目前国内外尚无统一标准。2002 年，WHO 肥胖专家顾问组提出亚洲成年人 BMI 的正常值为 18.5～22.9，23～24.9 偏胖，25～29.9 为肥胖，≥30 为重度肥胖。

（2）腰围（waist circumference，WC）　腰围是反映脂肪总量和脂肪分布结构的综合指标。中国肥胖问题工作组建议，我国成年男性 WC≥85 cm，女性 WC≥80 cm 为腹型肥胖。

（3）腰臀围比值（waist to hip ratio，WHR）　WHR＝腰围/臀围。其分界值随年龄、性别、人种不同而异。男性 WHR≥0.90、女性 WHR≥0.85 为中心性肥胖。老年人的肥胖多属高 WHR。

4. 心理-社会状况

评估老年人自己的心理状况；了解家属对老年人的关心、支持程度。

【常见护理诊断/护理问题】

（1）营养失调：高于机体需要量　与机体代谢异常、活动减少及营养知识缺乏有关。

（2）活动无耐力　与肥胖引起的行动不便有关。

（3）焦虑　与体形改变、行动不便、并发多种疾病有关。

（4）自我形象紊乱　与体形改变有关。

【护理措施】

1. 饮食护理

制订科学合理饮食计划。限制总热量的摄入，但蛋白质的摄入量应予以保证。蛋白质、脂肪和糖类供能的比例分别占总热量的 20%、20%～25% 和 55%～60%。进食规律，细嚼慢咽，晚餐宜少吃，进食后不要立即睡觉。不吃零食，避免能刺激食欲的食物。

2. 锻炼与活动

制订科学合理的运动计划，有条件者建议使用专业的运动处方。注意选择合适运动项目、运动强度及运动持续时间。一般情况宜采用低强度、持续时间较长的运动，建议持续 30 min 以上，使体内脂肪被动员参与供能；运动强度以运动后每分钟心率不超过（170-年龄）/次，不感到疲劳为宜。如运动后出现心慌、头晕、多汗及肌肉酸痛等情况，可能强度过大，需调整运动计划。运动时做好防护，注意安全。

3. 提供适当照顾

肥胖的老年人在日常生活中会遇到诸多的困难，应给予适当的帮助和照顾，避免出现损伤和意外。

4. 心理护理

关心了解老年患者，鼓励其说出自己的感受，增加战胜疾病的信心。同患者一起制订减肥计划，指导其如何选择食物，并建立良好的饮食习惯。

5. 用药护理

遵医嘱用药，若服药过程中出现较严重的不良反应，则要立即停药，及时与医生联系。

【健康教育】

1. 饮食指导

指导老年人了解科学合理饮食原则，并严格执行计划。

2. 运动指导

指导老年人坚持运动，积极参加社会活动，注意运动时的防护和安全。

3. 心理指导

指导老年人正确认识肥胖问题，坚定减肥信心。

各种运动和体力活动 **30 min** 的能量消耗

运动项目	活动 30 min 的能量消耗/kcal
静坐、看电视、看书、聊天、写字、玩牌	30~40
轻家务活动:编织、缝纫、清洗餐桌、清扫房间、跟孩子玩(坐位)	40~70
散步(速度 1 609 m/h)、跳舞(慢速)、做体操、骑车(速度 8.5 km/h)、跟孩子玩(站立位)	100
步行上学或上班、乒乓球、游泳(速度 20 m/min)、骑车(速度 10 km/h)、快步(速度 1 000~1 200/10 min)	120
羽毛球运动、排球(中等)运动、太极拳运动、跟孩子玩(走、跑)	175
擦地板、快速跳舞、网球(中等强度)运动、骑车(15 km/h)	150
网球运动、爬山(50°坡)、一般慢跑、羽毛球比赛、滑冰(中等)	180
一般跑步、跳绳(中速)、仰卧起坐、游泳、骑车(速度 19~22 km/h)	200
山地骑车	200~250
上楼、游泳(速度 50 m/min),骑车(速度 22~26 km/h),跑步(速度 160 m/min)	300

注:1 kcal=4.184 kJ。

二、便秘与二便失禁

(一) 便秘

便秘(constipation)是指粪便干硬、排出困难,排便次数减少(每周少于 3 次),便后无舒畅感,从病因上可分为器质性便秘和功能性便秘两类。便秘是老年人常见的健康问题,约见于 1/3 的老年人,以功能性便秘多见。老年人便秘危害很大,因用力排便可诱发心脑血管意外、猝死,占心、脑疾病死亡诱因中的 10% 左右。

引起便秘的常见原因:饮食因素,饮水不足,体力活动减少;某些药物,如解痉药、抗胆碱、镇痛药、降压药等;脊髓损伤、帕金森病、脑血管病变(脑卒中)、痴呆等疾病;过度紧张或抑郁;肠蠕动减慢,腹肌及盆腔肌张力不足,排便动力下降。

老年人便秘治疗主要是饮食疗法和行为调节,当无效时可在医生的指导下应用药物治疗。

【护理评估】

1. 病史

询问便秘发生的时间、排便次数、大便性状、有无伴随症状,是否采取处理措施,同时存在哪些疾病及用药情况;评估患者有无精神过度紧张;了解患者既往排便习惯及饮食习惯。

2. 身体状况

有无腹胀、腹痛、食欲减退、恶心、头晕、头痛、乏力、坐卧不安、骶尾部或臀部酸胀感等症状;触诊腹部有无硬实感,左下腹有无粪块;肛门指检有无触及粪块。

3. 辅助检查

疑有出口梗阻性便秘时可做肛门指检、直肠排便摄片或钡剂灌肠 X 线造影。

4. 心理-社会状况

了解有无精神过度紧张,家属对患者关心照顾程度等。

【常见护理诊断/护理问题】

(1)便秘　与胃肠蠕动减少、不合理饮食、药物不良反应有关。

(2)焦虑　与排便困难引起的机体不适有关。

【护理措施】

1. 饮食调整

饮食调整是治疗便秘的基础。食物不要过于精细,适当搭配粗粮和杂粮;摄取足够水分,保证每天的饮水量在 1 500～2 000 mL;保证富含膳食纤维的水果蔬菜的摄入;少吃辛辣刺激性食物。

2. 行为调节

每日适当运动,避免久坐久卧。训练排便规律,指导每天定时排便,建立良好的排便习惯。

3. 提供排便环境

环境隐蔽,能下床的患者可到厕所排便,如在床边或床上排便宜拉床帘以遮挡,危重者病情平稳时护理人员可暂时离去;床上排便时可酌情将床头抬高。留有足够的排便时间,避开查房、治疗及进餐时间。

4. 腹部按摩

便秘的患者排便时,腹部可按升结肠、横结肠、降结肠的顺序做环行按摩,以刺激肠蠕动,增加腹压,使降结肠的内容物向下移动,同时可做肛门收缩运动,促进排便。

5. 用药的护理

遵医嘱给药,常用的药物有缓泻剂,如番泻叶、果导片等;或使用简易通便剂,如开塞露、甘油栓等,以软化粪便,促进排便。如以上方法无效,可遵医嘱灌肠。

6. 心理护理

给予解释、指导,消除其紧张、不安心理。

【健康教育】

(1)饮食指导　帮助老年人了解能促进排便的饮食方法,建立良好的饮食习惯。

（2）排便行为指导　帮助老年人养成良好的排便习惯。

（3）心理指导　告知老年人保持乐观的精神状态有助于改善排便功能。

（4）通便药物使用指导　告知老年人遵医嘱正确使用通便药，勿滥用和长期服用通便药物。

（二）大便失禁

大便失禁（fecal incontinence）是指肛门括约肌不受意识的控制而不自主地排便。老年人由于肛门括约肌张力减弱，肛管、直肠感觉受损，大便失禁的发生率明显增多。大便失禁可造成多种并发症，严重影响老年患者的生活质量。

大便失禁可分为完全失禁和不完全失禁两种。完全失禁是指不能随意控制粪便及气体的排出；不完全失禁是指能控制干便的排出，而不能控制稀便和气体的排出。老年人大便失禁常见原因：① 肛门直肠肌肉松弛或反射功能不良引起失禁。② 肛管直肠疾病，如肛管直肠肿瘤、肛管直肠脱垂。③ 肛管直肠环损伤，括约肌失去功能，如肛管直肠手术的损伤、产妇分娩时的会阴撕裂。④ 骨盆底部肌肉组织损伤引起盆底肌功能障碍。

大便失禁的治疗应坚持个性化原则，包括重建良好的排便习惯和调整饮食结构，采用药物治疗、物理治疗和手术治疗等。

【护理评估】

1. 病史

评估老年患者大便失禁的性质、程度等情况；了解患者有无手术、产伤、外伤或神经损伤病史，有无排尿异常。

2. 身体状况

评估局部皮肤黏膜有无损伤、疼痛、湿疹、溃疡、感染，肛门有无扩张。

3. 辅助检查

直肠指检检查肛门括约肌收缩力、肛门直肠环张力；肛门测压可检测肛门压力异常低下和括约肌缺陷；内镜检查观察黏膜颜色，有无炎症、出血、肿瘤及狭窄等。

4. 心理-社会状况

评估是否有因大便失禁所致的抑郁、恐惧或自卑心理；患者自我护理的程度等情况；家庭的理解和支持情况。

【常见护理诊断/护理问题】

（1）有皮肤完整性受损的危险　与粪便长期刺激局部皮肤有关。

（2）自我形象紊乱　与大便失禁引起的生理与心理负担有关。

【护理措施】

1. 调整饮食

饮食应易消化、吸收，少油，适量纤维。适量纤维可增加粪便的体积，刺激肠蠕动,有助于恢复肠道功能,加强排便的规律性,有效地改善肛门失禁状况。伴腹泻时及时补充水分,防止脱水,保持电解质平衡。

2. 皮肤护理

保持局部皮肤清洁、干燥,及时更换尿布、尿垫,掌握患者排便规律,按时接便盆排便。排便后用温水清洁局部皮肤,肛周可涂氧化锌软膏,也可给予局部烤灯照射。

3. 自我训练疗法

每隔 2~3 h,让老年患者用一次便盆,训练自己的排便习惯,逐步恢复肛门括约肌的控制力。

4. 心理护理

理解、尊重患者,多与其沟通,了解其心态,给予心理安慰,消除顾虑。

【健康教育】

(1)教会患者进行肛门括约肌及盆底肌肉收缩锻炼:指导患者取立、坐或卧位,试做排便动作,先慢慢收缩肛门肌肉,然后慢慢放松,每次 10 s 左右,连续 10 次,每次锻炼 20~30 min,每日数次,以患者感觉不累为宜。

(2)教会患者及家属预防与护理大便失禁方法:向患者讲解的原因及预防方法,进行生活与护理指导,如饮食搭配、皮肤护理方法等。

(三)尿失禁

尿失禁(urinary incontinence,UI)是指排尿失去意识控制或不受意识控制,尿液不自主地流出,尿失禁发病率随年龄的增长而增高,女性发病率高于男性。尿失禁可造成皮肤糜烂、身体异味、反复尿路感染,使老年人产生孤僻、抑郁等心理问题,有些老年人因此而不敢喝水,严重影响老年人的生活质量。

老年尿失禁常见类型有以下几种。

(1)**真性尿失禁** 又称急迫性尿失禁,即膀胱内稍有一些存尿便会不自主流出,膀胱处于空虚状态。原因是膀胱括约肌受损或支配括约肌的神经受损和其他病变所致膀胱括约肌功能不良,常见于截瘫、昏迷、手术或分娩损伤。

(2)**假性尿失禁** 又称充溢性尿失禁,即膀胱不能完全排空,存有大量残余尿量,当膀胱充盈到一定压力时,即可导致尿液不自主溢出。常见于前列腺增生、尿道狭窄引起的尿路梗阻和脊髓损伤。

(3)**压力性尿失禁** 即在腹腔内压增加时,如咳嗽、喷嚏、大笑、弯腰和举重等,尿液不自主排出,量较少。压力性尿失禁是由盆底肌及韧带松弛,膀胱括约肌及尿道固有括约肌功能减退所致,多见于中老年女性。

(4)**暂时性尿失禁** 较为常见。常由于谵妄、泌尿系感染、萎缩性尿道炎或阴道炎、某些药物、行动不便、高血糖导致尿量增多、便秘等原因所致。

尿失禁的治疗依据不同发病机制而进行,药物治疗方法目前尚未得到推广。

【护理评估】

1. 健康史

评估老年患者尿失禁的性质、程度及规律性,了解有无诱发尿失禁的原因如咳嗽、打喷嚏等,失禁时有无尿意等;询问老年女性的既往分娩史,有无阴道、尿道和其他外伤史;有无老年痴呆、脑卒中、脊髓损伤和其他中枢或外周神经系统等相关的疾病;老年人使用的厕所设计是否合理,是否有排便不方便等因素存在。

2. 身体评估

有无会阴皮疹、压疮、尿路感染;身体有无异味;女性外生殖器检查有无阴道前后壁膨出、子宫下垂、萎缩性阴道炎等。

3. 辅助检查

(1)尿常规、尿培养 了解有无泌尿系统感染。

(2)尿道压力测试 当患者膀胱内充满尿液时,取站立位咳嗽或举起重物,以观察膀胱加压时是否出现漏尿情况,以诊断是否为压力性尿失禁。

4. 心理-社会状况

评估老年人是否有因尿失禁所致的自卑、孤僻、抑郁心理,家庭成员的理解和关心程度、支持情况等。

【常见护理诊断/护理问题】

(1)排尿异常 与骨盆肌肉松弛和尿道括约肌功能降低有关。

(2)有皮肤完整性受损的危险 与皮肤长期受尿液浸渍及自理能力下降有关。

(3)社交障碍 与尿频、身体异味及负性情绪有关。

【护理措施】

1. 生活护理

尿失禁后及时用温水清洗会阴部皮肤,更换衣裤、床单、尿垫或纸尿裤,保持清洁干燥,局部皮肤可涂适量油膏保护。必要时可采用外部引流法,防止漏尿,男性可用带胶管的阴茎套接尿,女性可用纸尿裤。对因尿失禁而不敢喝水的老年人,向老年人说明水分对排尿反射刺激的必要性,保持每日必要的液体摄入量。

2. 排尿行为训练

(1)盆底肌锻炼 对压力性尿失禁者鼓励其坚持训练。

主动锻炼:① 提肛训练。站立位紧缩肛门,每次 10 s,然后放松 10 s,连续 15～30 min,每日数次。② 仰卧起坐。平躺在床上进行运动 10 min,2 次/天。③ 伸缩双腿:平卧在床上进行快捷而有规律地伸缩双腿运动 10 min,3 次/天。

尿潴留护理

尿失禁护理

被动辅助锻炼:如电刺激疗法,能使盆底肌肉收缩,可有一定的疗效。

（2）膀胱行为训练　对真性尿失禁者制订规律的排尿计划,告诉与提醒患者定时排尿。开始每隔 30~60 min 排空膀胱,逐渐增加 2 次排尿的间隔时间。对有留置导尿管的患者进行膀胱再训练时,应夹闭导尿管,有尿感时开放导尿管 10~15 min,然后尽量延长 2 次排尿的间隔时间。

3. 心理护理

维护老年人的自尊,进行安慰与疏导,消除自卑心理;积极与家属进行沟通,为老年人争取支持和帮助。

【健康教育】

（1）向老年人及其家属讲解引起尿失禁的可能原因和预防措施。指导老年人积极治疗相关疾病;避免或合理使用镇痛药、镇静剂、降压药及抗抑郁药等可能引起尿失禁的药物,用利尿药时尽可能早晨顿服,减少夜间尿失禁的发生;睡前限制饮水,以减少夜间尿量。

（2）指导老年人排尿行为训练,如盆底肌锻炼、膀胱行为训练。

（3）指导家属尽可能改善环境,如改良厕所、便器、衣裤等,减少因尿失禁给老年人带来生活的不便。

三、老年糖尿病

糖尿病(diabetes mellitus,DM)是由于体内胰岛素分泌不足或胰岛素作用障碍,致使体内糖类、蛋白质、脂肪代谢异常的一组临床综合征,常以慢性高血糖为突出表现。糖尿病随年龄增加发病率逐渐增多,从 40 岁起每增加 10 岁,发病率增高 10% 左右。老年糖尿病(elderly diabetes mellitus,EDM)是指年龄在 60 岁以上的糖尿病患者,其中一部分是在进入老年期即在 60 岁以后发病的,另一部分是 60 岁以前确诊为糖尿病而后进入老年期的患者。

糖尿病是老年人群的常见疾病,尤其是体胖者,或有糖尿病家族史者。老年糖尿病的病死率、致残率较高。患者早期无症状或代谢紊乱综合征不典型,往往是在查体或治疗其他疾病时发现患有糖尿病。老年糖尿病并发症多,且常以并发症为首发症状,易并发各种感染(疖、痈及尿路感染等)、大血管病变(冠心病、高血压、脑动脉硬化等)、微血管病变(糖尿病肾病、视网膜病变等)、周围神经病变和糖尿病足等,在应激状态下容易发生高渗性非酮症性昏迷等严重急性并发症。因老年糖尿病多为 2 型糖尿病,体内胰岛素有一定的储备,脂肪分解相对减少,故出现酮症酸中毒相对较少。血糖控制不良的患者易出现低血糖。

老年糖尿病的治疗原则与其他糖尿病患者相同,包括健康教育、饮食治疗、运动

认识老年
糖尿病

第二节　常见营养和排泄问题的护理

治疗、药物治疗和自我血糖监测。

【护理评估】

1. 病史

询问患者有无食量、饮水量、尿量、体重的明显变化；有无伤口愈合不良及反复感染等；生活方式、饮食习惯及有无糖尿病家族史等；以往的诊疗经过及转归等。

2. 身体评估

评估患者是否出现代谢紊乱综合征，有无急、慢性并发症及其他情况；评估全身重要脏器功能和营养状态。

3. 辅助检查

血糖、尿糖、口服葡萄糖耐量试验及其他相关检查有无异常。

（1）血糖测定　空腹血糖≥7.0 mmol/L和（或）餐后2 h血糖≥11.1 mmol/L，为诊断糖尿病的主要指标。

（2）糖化血红蛋白及糖化血清蛋白测定　分别反映取血前8~12周（糖化血红蛋白）和2~3周（糖化血清蛋白）的平均血糖水平。

4. 心理-社会状况

评估老年人患病后有无焦虑、抑郁等心理变化，对本病的认识程度和态度，家庭的支持情况，医疗保健服务情况等。

【常见护理诊断/护理问题】

（1）营养失调：低于机体需要量　与患者胰岛素分泌不足引起糖类、脂肪、蛋白质代谢紊乱有关。

（2）有感染的危险　与血糖增高、脂代谢紊乱、营养不良、微循环障碍等因素有关。

（3）抑郁　与疾病带来的痛苦、生活质量差、经济负担等有关。

（4）潜在并发症　低血糖，高渗性非酮症性昏迷，大血管、微血管病变等。

【护理措施】

1. 饮食护理

老年人饮食治疗应考虑其原来的饮食习惯，制订饮食计划。控制总热量，以能够维持正常体重或略低于理想体重为宜。老年糖尿病患者每日所需的总热量可根据活动情况、营养状态和生理状态来确定（表8-1）。糖类（旧称碳水化合物）占总热量的50%~60%，提倡搭配糙米和杂粮。蛋白质占总热量的15%~20%，合并有营养不良及其他消耗性疾病时酌情增加，但有肾功能不全时应加以限制。脂肪占总热量的20%~25%。食物纤维每日摄入量应在35 g以上，含食物纤维较高的食品有粗粮、豆类和蔬菜等。

血糖仪的使用方法

糖尿病患者如何吃

表 8-1　老年糖尿病患者摄入热量与营养状况、体力活动的关系

营养状况	每日所需热量/(kcal · kg^{-1})			
	重体力活动	中体力活动	轻体力活动	卧床休息
消瘦	45~50	40	35	20~35
正常体重	40	35	30	15~20
肥胖	35	30	20~25	15

2. 运动锻炼

老年糖尿病患者运动应采取循序渐进的原则,适量、规律、安全,提倡有氧运动,如步行、慢跑、骑车、健身操、太极拳等。运动中的注意事项如下:

(1)运动前全面评估身体状况,包括足部评估。了解糖尿病及并发症的情况,以便选择合适的运动方式、时间和强度。晚期糖尿病伴有并发症者,宜在恢复期运动,且在医护人员的指导下进行。

(2)运动宜在餐后进行,运动量不宜过大,持续时间不宜过长。

(3)避免剧烈运动、强烈对抗性运动、起床后即运动,以免发生血压增高、脑血管意外。

(4)老年糖尿病患者易发生骨质疏松症,运动时要提防骨、关节损伤。

3. 用药护理

注意药物疗效与不良反应。老年人肾功能减退,药物排泄减慢,特别是服用作用时间长的降糖药,如格列苯脲类药物,易导致老年人低血糖昏迷。使用双胍类降糖药的患者还会有胃肠道反应,如恶心、口腔金属样异味、食欲下降,严重不良反应有乳酸性酸中毒,在老年患者中病死率极高,一旦发现应立即报告医生,做好抢救配合。使用胰岛素时注意低血糖反应,常与剂量过大或饮食失调有关,患者和家属应熟知此反应,及早发现和处理。长期皮下注射胰岛素的患者,在注射部位可发生皮下脂肪萎缩或增生,应经常更换注射部位。

4. 心理护理

鼓励患者讲出自己的感受,帮助患者树立信心,保持良好的心态,积极配合治疗和护理。

5. 预防并发症的护理

(1)预防感染的发生　指导或协助患者保持口腔、皮肤卫生,勤擦洗、勤更衣。修剪的指(趾)甲不可过尖,以防伤及皮肤。注射胰岛素时,局部皮肤应严格消毒,以防感染。

(2)预防糖尿病足的发生　防止足部皮肤损伤和感染,叮嘱患者勤更换鞋袜,每日进行足部皮肤的清洗、按摩。鞋袜平整、宽松。观察足部皮肤颜色、温度和湿度的

变化,检查有无水肿、皮损及足背动脉搏动,有表皮破溃时应及时处理。

【健康教育】

（1）疾病知识指导　运用多种方法让老年患者了解糖尿病的病因、临床表现、血糖监测和治疗方法,使老年患者提高对疾病认识,提高治疗依从性。

（2）饮食指导　讲解饮食计划的原则、食物的组成和分配,使老年患者掌握饮食治疗的具体要求和措施,并长期坚持。

（3）运动指导　指导老年患者合理运动,并做好运动时身体状况的监测和安全防护。告知患者运动中如感到头晕无力或出汗应立即停止运动,外出运动随身携带甜食和病情卡片以备急需。

（4）用药指导　讲解口服降糖药及胰岛素的相关知识,教会观察药物疗效与不良反应。

（5）生活指导　生活规律,戒烟酒,注意个人卫生,每日做好足部的护理,预防各种感染。

四、痛风症

痛风(gout)是慢性嘌呤代谢障碍引起的一类代谢性疾病。临床特点为高尿酸血症、反复发作的痛风性关节炎、痛风石、间质性肾炎,严重者关节畸形及功能障碍,常伴有尿酸尿路结石。多见于老年男性。根据病因可分为原发性和继发性两大类,其中原发性多见。

老年痛风患者血尿酸增高除遗传因素外,主要与老年人脏器功能减退和伴发其他疾病有关。常见导致血尿酸升高的原因包括:① 老化致生理性肾功能减退。② 多种疾病如高血压、冠心病、心力衰竭、糖尿病、血脂异常等引起肾动脉硬化,肾循环血量不足,肾小球滤过率下降及肾小管排泄功能降低,从而使血尿酸排泄障碍而引起血尿酸升高。③ 合并其他疾病治疗用药,如小剂量阿司匹林、非甾体解热镇痛药、噻嗪类及襻利尿药等,均可影响尿酸排泄。老年高尿酸血症和痛风患者常伴发高血压、高血脂、动脉粥样硬化、冠心病、糖尿病,上述因素综合作用常导致患者肾功能损害。

由于老年人肾储备功能下降或已有肾功能减退,排尿酸药物不是老年痛风患者降血尿酸的最佳选择,常选择别嘌醇抑制尿酸生成。痛风与饮食结构有密切关系,老年痛风患者应注意限制高嘌呤饮食,戒酒、多饮水,服用碳酸氢钠碱化尿液,使尿酸不易在尿中形成结晶。

【护理评估】

1. 病史

询问患者关节和软组织红肿、疼痛情况,有无肾绞痛发生;了解患者有无家族史;

有无酗酒、进食高蛋白质、高嘌呤食物。

2. 身体评估

评估患者关节、肌腱和关节周围软组织情况,无有活动障碍、畸形,皮肤有无发亮、破溃、感染等,日常活动能力情况,全身重要脏器功能和营养状态。

3. 辅助检查

(1)尿酸测定 一般男性或绝经后女性血尿酸含量>420 μmol/L(7 mg/dL)可确定为高尿酸血症。

(2)关节腔液及痛风结节内容物检测 可见白细胞内尿酸盐结晶。

(3)影像学检查 包括 X 线、CT 和 MRI 等,有助于了解与判断尿酸结晶沉积、关节及软组织损伤状况。

4. 心理-社会状况

评估患者心理状况,了解家属对老年患者的态度和生活照顾程度。

【常见护理诊断/护理问题】

(1)疼痛 与尿酸盐结晶沉积在关节引起炎症反应有关。

(2)活动受限 与关节受累、关节畸形有关。

【护理措施】

1. 饮食护理

肥胖患者应限制总热量,1 200～1 500 kcal/d;蛋白质量控制在 1.0 g/(kg·d);避免进食高嘌呤食物,如动物内脏、鱼虾海鲜类、肉类、菠菜、蘑菇、豆类;饮食宜清淡,易消化,忌辛辣和刺激性食物,禁酒,宜选择牛奶、鸡蛋、蔬菜、水果嘌呤含量低食物。增加水的摄入并碱化尿液,保证尿量以利于尿酸排出。

2. 休息与卧位

避免过度劳累,当关节炎发作时,应绝对卧床休息,抬高患肢,避免受累关节负重,待疼痛缓解 72 h 后方可恢复活动。

3. 局部护理

为减轻关节疼痛,可用夹板固定制动,也可用冰敷或 25% 硫酸镁湿敷,消除关节的肿胀和疼痛。痛风严重时可能导致皮肤溃疡,故要保持患部皮肤清洁,避免感染的发生。

【健康教育】

(1)疾病知识指导 给患者和家属讲解疾病的有关知识,特别是疾病与饮食的关系,指导老年人合理选择食物,增加饮水量,避免痛风的诱发因素。

(2)保护关节指导 指导老年患者尽量避免负重,经常变换姿势,保持关节舒适。关节局部肿胀时暂时不要活动。

(3)用药指导 禁用或少用影响尿酸排泄的药物,如青霉素、四环素、大剂量噻嗪类及氨苯蝶啶等利尿药。

五、前列腺增生

前列腺增生即良性前列腺增生（benign prostatic hyperplasia，BPH），是指由于前列腺间质细胞良性增生而造成前列腺体积的增大。前列腺增生是老年男性的常见病。

前列腺增生的病因尚不太清楚，与高龄、雄激素与雌激素的平衡失调有关。该病起病缓慢，早期症状不明显。常见的早期表现为尿频、尿急、夜尿多。随着增生前列腺的梗阻，可出现排尿无力、尿线变细和尿滴沥。梗阻继续发展，前列腺血管在压力增高的情况下会发生破裂，使得尿液中带血，即为血尿。在受凉、饮酒、憋尿时间过长或感染等原因下，可出现急性尿潴留。

前列腺增生的治疗方法有药物治疗、手术治疗等。症状很轻或前列腺体积较小者，一般不需治疗，但需注意随访。

【护理评估】

1. 健康史

了解患者排尿困难及程度，治疗经过，有无其他伴随症状。

2. 身体评估

评估前列腺肿大的程度，有无下腹部膨隆等急性尿潴留表现。评估全身重要脏器功能和营养状态，患者对手术的耐受程度。

3. 辅助检查

（1）尿常规、肾功能检查。

（2）尿动力学检查：包括尿流率、膀胱压及尿道压的测定。

（3）B超检查：可显示增生的前列腺，残余尿增加。

4. 心理社会状况

评估老年人是否有紧张、焦虑情绪，了解夜间睡眠情况，家属对老年人的支持关心程度及经济支持情况。

【常见护理诊断/护理问题】

（1）舒适的改变　与排尿困难、尿潴留有关。

（2）焦虑　与排尿形态改变及担心手术有关。

（3）有感染的危险　与长期尿路梗阻或导尿有关。

（4）睡眠形态紊乱　与夜尿增多、尿潴留和排尿困难有关。

（5）潜在并发症　出血。

【护理措施】

1. 排尿、排便护理

提供适当的排尿体位和环境，关心安慰排尿困难的老年人，让其轻松排尿，做好安全防护,防止跌倒。保持大便通畅,防止腹泻,以免便秘或腹泻刺激会阴部,加重前列腺充血,使腺体增大。

2. 饮食护理

少食辛辣、刺激性食品,禁饮烈酒,防止前列腺、膀胱颈充血水肿加重,防止痔疮加重和便秘压迫前列腺。鼓励患者多饮水,防止泌尿系感染及膀胱结石形成。

3. 留置导尿的护理

定时擦洗、消毒尿道外口,按常规更换尿管及集尿袋。耻骨上膀胱造口者应定期更换造口处敷料,以防感染。

4. 用药护理

(1)α受体阻滞剂　起效快,但副作用较多,如头痛、心悸及直立性低血压等,老年人血管调节功能减弱,用药后要注意安全。

(2)缩小前列腺体积的药物　前列康为花粉制剂,含有多种生物活性酶、微量元素和氨基酸等,通过调节性激素代谢,缩小前列腺体积和改善有关症状。保列治(普罗斯卡),副作用小,但起效慢,须终身服药,故需要做好解释,鼓励患者坚持服药。

5. 手术护理

(1)术前护理

① 积极治疗合并症,控制感染。② 术前介绍该手术的目的、方法和注意事项,消除患者的恐惧心理,更好地配合手术。③ 术前训练患者床上大、小便。④ 急性尿潴留者要给予导尿,以改善前列腺充血,恢复膀胱张力。⑤ 需留置尿管的患者,做好留置导尿管的护理。

(2)术后护理

① 观察病情,监测生命体征,重点观察血压变化。② 观察引流液颜色、性质、量及通畅程度,每日擦洗尿道口 2 次,及时更换引流袋,膀胱冲洗要严格无菌操作,防止感染,根据引流液的颜色调节冲洗液的速度。③ 注意保暖,冲洗液要加热,温度保持在 36℃左右。④ 保持大便通畅,可应用缓泻剂,术后 5 日内不宜灌肠,嘱患者不要用力排便,以免引起创面出血。⑤ 鼓励进食高蛋白质、高热量饮食,以提高其抵抗力。

6. 心理护理

护理人员应耐心倾听患者主诉,并给予心理安慰,减轻其紧张、焦虑情绪。

【健康教育】

1. 指导患者避免诱发因素

减少、避免诱发和加重前列腺增生的因素,如受凉、劳累、饮酒、便秘等可引起急性尿潴留;进食易消化、含纤维素多的食物,预防便秘。

2. 指导手术患者,防止术后出血

术后 1~2 个月避免剧烈活动,如跑步、骑自行车、性生活等,防止继发性出血。指导患者术后应多饮水,定期化验尿、复查尿流率及残余尿量。指导患者经常有意识地锻炼肛提肌,以尽快恢复尿道括约肌功能。

3. 指导患者术后性生活

前列腺切除术后患者大多出现逆行射精现象,但逆行射精不会影响性生活,应给予心理疏导,减轻心理负担。少数患者可能会出现阳痿,应进行心理治疗,且同时有必要查明原因,采取针对性的治疗。

4. 指导患者按摩腹部

排尿时稍加压力按摩腹部,可促进膀胱排空,减少残余尿量,有利于膀胱功能的恢复。

本章小结

老年人与营养、排泄相关的系统、组织生理解剖出现老化性改变,出现消瘦和肥胖症、便秘和二便失禁、糖尿病、痛风症、前列腺增生等常见问题和疾病。老年人消瘦的护理重点是饮食,以饮食调节为主,积极治疗原发病,以增进食欲,防止恶性循环。老年人肥胖的护理重点是控制饮食和增加活动量。老年人便秘主要的护理措施是饮食调节和排便行为训练,二便失禁的护理包括加强饮食护理、训练排便行为、加强生活护理做好皮肤护理、加强心理护理维护老年人的自尊。糖尿病是老年人群的常见慢性疾病,即饮食疗法、运动疗法、药物疗法、血糖监测及糖尿病教育被称为糖尿病治疗的"五驾马车"。加强健康指导,使老年患者了解疾病的知识,提高对疾病认识,提高治疗依从性。老年痛风患者血尿酸增高主要与老年人脏器功能减退和伴发其他疾病有关,应指导老年人合理选择食物,增加饮水量,避免痛风的诱发因素,当关节炎发作时,应绝对卧床休息,关节局部肿胀时暂时不要活动。前列腺增生是老年男性的常见病,关心安慰排尿困难的老年人,让其轻松排尿,并做好安全防护,防止跌倒,必要时可手术治疗并做好手术护理。

思考题

1. 男,70岁,身高168 cm,体重78 kg,诊断2型糖尿病。应如何给患者制订每日的饮食计划?

2. 女,65岁。主诉:5年前开始在咳嗽、打喷嚏、用力提重物时尿液不自主地溢出,而时重时轻,近几个月来有加重趋势。妇科检查未见明显异常,尿道压力测试:在膀胱充盈状态下,站立位可见随咳嗽尿液流出,咳嗽停止后流尿消失。

(1) 这位老年女性患的是哪种类型的尿失禁?

(2) 应采用哪些有针对性的护理措施?

（3）应给该患者进行哪些健康指导？

3. 男,73 岁,自诉:2 天前夜间突然左侧大踇趾出现剧烈疼痛,伴红肿,局部发热。询问病史得知患者发病前 2 天均食用较多海鲜并饮啤酒。实验室检查显示血尿酸增高。初步诊断为痛风。

（1）结合患者情况,诱发此病的因素可能是什么？

（2）提出主要护理诊断和护理措施。

（3）如何对该患者进行健康教育？

（张红菱　李秀琪）

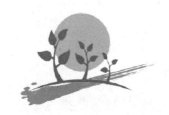

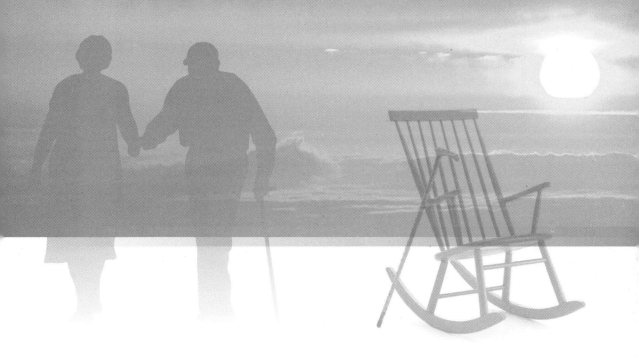

第九章 老年人休息与活动问题的护理

学习目标

1. 掌握老年骨质疏松症、腰颈椎病、关节炎、睡眠呼吸暂停综合征的概念、病因、护理措施、功能锻炼、健康教育。

2. 熟悉老年骨质疏松症、腰颈椎病、关节炎、睡眠呼吸暂停综合征的疾病特点和护理评估要点。

3. 了解老年骨骼肌肉、心血管系统、呼吸系统的解剖生理变化。

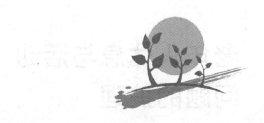

第一节　老年期解剖生理变化

休息与活动是人类最基本的生理需要。适度的活动能促进机体的新陈代谢,使生理、心理及社会各方面获得益处,也是人类健康长寿的重要条件之一。但随着年龄的增长,老年人的运动器官逐渐老化,同时功能也逐渐减弱,可出现关节僵硬、疼痛、肌肉痉挛、肢体活动受限,甚至发生骨折。

一、骨骼肌肉

骨骼肌肉系统即运动系统包括骨骼、关节、骨骼肌。

(一) 骨骼

人到中老年,骨的大小和外形变化不明显,但骨有机质和无机质的比例发生了改变。老年人的有机质如骨胶原和黏多糖蛋白的含量明显减少,使骨的弹性和韧性减弱;无机质所占比例增大。因激素水平下降,骨合成减少,骨吸收增加,钙、磷的吸收和沉积受影响,骨质出现多孔性,骨组织的总量减少,表现为骨质疏松症,骨皮质变薄,骨小梁减少变细,由此引起压缩、变形、疼痛等。且骨的脆性增大,承受负荷能力减弱,在轻微外伤或者无明显外伤的情况下都容易发生骨折,尤其是绝经后的女性,发病率远远高于男性。因骨的新陈代谢缓慢,造成老年人骨的修复与再生能力逐渐减退,骨折愈合需要的时间延长,不愈合的比例增加。同时,由于老年人椎间盘退行性改变导致厚度变薄,脊椎骨骨质疏松与塌陷,使老年人脊椎后凸与侧凸而驼背,躯干缩短,甚至影响肺功能。

(二) 关节

关节的退行性改变,尤以承受体重较大的膝关节、髋关节和脊柱最明显,且以关节软骨的退行性改变最为突出。表现为软骨面变薄,软骨粗糙、破裂,完整性受损,表面软骨成为小碎片,脱落于关节腔内形成游离体,即"关节鼠",可使老年人在行走时关节疼痛。韧带、腱膜、关节囊因纤维化及钙化而僵硬,表现为晨僵、粘着感及关节活动受限。

(三) 骨骼肌

随着年龄的增长,骨骼肌的改变进行性加速,且比其他组织更为明显。肌纤维萎缩,肌肉变硬,失去弹性。肌数量减少,老年期骨骼肌总量仅占体重的25%。肌力下降,肌腱反射减弱。加上老年人脊髓和大脑功能的衰退,使老年人活动更加减少,最终导致老年人动作迟缓、笨拙,举步抬腿不高,行走缓慢不稳,易跌倒等。

知识链接

骨骼肌减少症

骨骼肌减少症(sarcopenia)简称少肌症,是与年龄相关的骨骼肌质量及力量降低,机体活动功能下降,引起相关跌倒、残疾等不良事件为特征的疾病。少肌症在老年人群发病率为10%~20%,随着年龄增长,发病率增高。少肌症的发生机制与激素水平变化、蛋白质合成与分解失衡、神经-肌肉功能衰退及运动单位重组、线粒体染色体损伤、自由基氧化损伤及骨骼肌的修复机制受损、细胞凋亡、钙稳态失衡、热量和蛋白质摄入改变等相关。目前尚无公认的少肌症诊断标准,X线、MRI、CT、机体物理功能测量等方法有助于诊断。运动疗法是目前具有循证医学证据支持的干预措施,其他干预措施包括激素替代疗法、营养支持疗法、维生素D补充疗法、肌酸等,干预措施的安全性及有效性目前没有一致结论。

少肌症是目前全球老年医学界研究的热点。随着人口老龄化加剧,高龄老人日益增多,少肌症越来越普遍,导致老年人日常活动能力下降,跌倒、失能和死亡风险增加。早期识别和及时干预对促进老年人的生活质量能起到良好的作用。

二、心血管系统

心血管系统一般从30岁开始老化,先有形态结构上的改变,继而出现生理功能减退,导致心血管系统的代偿和适应能力降低,从而使老年人更易罹患不同类型的心血管疾病,这也是老年人致残和死亡的主要原因。

(一)心脏

随着增龄变化,心肌纤维逐渐萎缩,影响心肌收缩、舒张功能。心肌纤维之间的结缔组织增生,包绕心脏外面的间质纤维、结缔组织增多,束缚了心脏的收缩与舒张,心脏顺应性也变差。心脏瓣膜由于纤维化而增厚,易产生狭窄及关闭不全,影响血流动力学变化,可在相应瓣膜听诊区听到收缩期或舒张期杂音。窦房结、房室结的起搏细胞减少,希氏束传导细胞也减少,脂肪组织浸润,窦房结变性,导致窦性心动过缓,传导障碍,最大心率、固有心率降低,80岁时的平均心率可减至59次/min,且增加了心肌的不稳定性,容易发生心律失常。

（二）动脉

由于动脉老化及粥样硬化斑块形成，动脉管壁增厚、变硬，弹性下降。尤其是大动脉的弹性储备作用极大减弱，使心室收缩产生的压力几乎不变地传至主动脉，导致收缩压升高。而舒张期主动脉又无明显的回收，舒张压升高不明显，使脉压增大，因此，老年人高血压以收缩压升高为主，心脑血管病的发生率明显增加。长期高血压的代偿，使压力感受器敏感性降低，老年人易发生直立性低血压。

（三）静脉

由于静脉管壁增厚，静脉壁弹性降低、内膜增厚变硬、管腔扩大、静脉瓣萎缩或增厚，容易发生静脉曲张。老年人皮肤变薄及皮下脂肪减少，头、颈部及四肢的血管显得格外突出。另外，老年人回流心脏的血流动力减弱，静脉血管床扩大，血液易于淤滞，外周血管阻力加大，也会引起部分老年人舒张压升高。活动减少或长期卧床时，易发生深静脉血栓。

（四）毛细血管和淋巴

毛细血管变薄、变硬，阻碍了组织营养物质和氧气的交换，老年人心、肾微血管病变导致老年性血管性痴呆和肾功能减退，甚至肾衰竭。淋巴器官、淋巴结萎缩与纤维化导致免疫力降低。

三、呼吸系统

随着年龄的增长，呼吸系统出现退行性变，功能减退，并且随着年龄的增长而加速。

（一）鼻、咽、喉

老年人鼻黏膜变薄，嗅觉功能减退；腺体萎缩，分泌、加温、加湿功能下降，易出现口干；咽淋巴组织萎缩，腭扁桃体的萎缩尤为明显，防御功能下降，容易患鼻窦炎及呼吸道感染；血管脆性增加，容易导致血管破裂而发生鼻出血。

咽喉黏膜、肌肉退行性变或神经通路障碍，易产生吞咽功能失调，进流质饮食时易发生呛咳。有些高龄老人甚至将食团误入咽部和气管，造成窒息。由于喉部肌肉萎缩及纤维化，声带弹性下降，发音的洪亮度减弱。

（二）气管、支气管

老年气管、支气管黏膜弹性组织减少，纤维组织增生；黏膜上皮和黏液腺退行性变;纤毛运动减弱或倒伏,防御和清除能力下降,易患老年性支气管炎。

老年人小气道杯状细胞数量增多,分泌亢进,黏液滞留,部分管腔变窄、气流阻力增大,容易发生呼气性呼吸困难,并常发生早期小气道萎陷和闭合。由于管腔内分泌物排泄不畅,发生感染的机会也增多。

(三) 肺

老年人肺泡萎缩、弹性回缩能力下降,容易导致肺不能有效扩张,肺通气不足;肺动脉壁随年龄增加出现肥厚、纤维化等,使肺动脉压力增高;肺毛细血管表面积减少,肺灌注量减少,因而,老年人肺活量逐渐降低,残气量上升,肺泡与血液气体交换的能力减弱,换气效率明显降低。

(四) 胸廓及呼吸肌

老年人由于胸椎椎体退行性变,压缩致脊柱后凸,胸骨前凸,肋骨走向变化,使胸廓的前后径增大,胸廓由扁圆形变为桶状,肋软骨钙化及肋骨关节韧带的硬化等,使胸廓活动度受到限制;老年人呼吸肌萎缩,深吸气时膈肌活动度减少,肌力减弱,使呼吸效能降低。膈肌收缩时的下降幅度每减少 1 cm,可使肺容积减少 250 mL。因此,老年人的肺功能降低,呼吸容量减少。

第二节　常见骨关节病与睡眠问题的护理

一、骨质疏松症

典型案例

李大妈,71 岁,下坡时不慎摔倒,左下肢疼痛,活动受限。自诉腰部疼痛 8 年余,未做正规检查及治疗。X 线检查:左股骨颈骨折,椎骨、股骨、髋骨骨密度低,透明度加大。

请问:

1. 需评估哪些内容?

2. 该患者主要的护理问题有哪些?

3. 应采用哪些有针对性的护理措施?

4. 健康指导要教会患者哪些内容?

骨质疏松症(osteoporosis,OP)是一种以骨量降低和骨组织微结构破坏为特征,导致骨脆性增加,易于骨折的代谢性骨病。骨质疏松症按病因可分为原发性和继发性两类,是老年人常见疾病之一。60岁以上女性患病率为50%,为男性的2倍以上,是引起老年人卧床率和伤残率增高的主要因素。

老年人随着年龄的增长,骨重建功能衰退,骨代谢中骨重建处于负平衡状态,可能是老年性骨质疏松症的重要发病原因。此外,老年骨质疏松的发生还与多种因素有关。① 性别、遗传因素:决定个人的骨量峰值,骨量越高,骨骼越重,到老年发生骨质疏松症的危险性越小。② 内分泌因素:过早绝经,初孕初育年龄小于20岁;甲状旁腺素(PTH)增高和细胞因子表达紊乱,致破骨细胞活性增强和骨吸收。③ 营养因素:钙、蛋白质及维生素的缺乏。④ 生活方式因素:长期卧床及活动减少,吸烟,酗酒,高盐、高膳食纤维饮食,大量饮用咖啡、碳酸饮料,光照减少均是骨质疏松的易发因素。⑤ 药物因素:长期服用糖皮质激素、抗癫痫药、肝素等,可影响钙的吸收,并增加尿钙排泄促进骨量流失。

骨质疏松症临床表现为腰背痛,有束带感,伴四肢放射痛、麻木感,有骨折时剧痛;身长缩短、驼背;功能障碍,如呼吸功能下降等。

治疗包括病因治疗和对症治疗。抗骨吸收的药有雌激素、降钙素等;促进骨形成的药物如氟化物、甲状旁腺激素、异黄酮类等;矿化作用药物如钙制剂、维生素 D 等。对骨质疏松症性骨折给予牵引、固定、复位或手术治疗。

【护理评估】

1. 一般情况

询问患者的年龄、饮食及生活习惯;既往有无长期服用某些药物史、骨折史、月经史、孕产史、烟酒史,评估有无其他引起骨质疏松的危险因素;评估患者的心理、社会状况。

2. 身体状况

了解患者有无骨痛,疼痛的部位、性质,并进行评分;了解有无伴随症状、肌力,劳累或活动后情况;有无身长缩短、骨骼变形;有无呼吸、循环功能下降症状、体征,如胸闷、气短、呼吸困难甚至发绀。

3. 辅助检查

(1)生化检查 包括骨形成指标、骨吸收指标及血、尿骨矿成分。老年人发生改变的主要有以下几项:

① 骨钙素(BGP):反映骨形成,可有轻度升高。

② 尿羟赖氨酸糖苷(HOLG):反映骨吸收,可升高。

③ 血清镁、尿镁:均有所下降。

(2)X 线检查 摄取病变部位的 X 线片,X 线可以发现骨折及其他病变。当骨量丢失超过30%时才能在 X 线片上显示出骨质疏松,表现为皮质变薄、骨小梁减少变细,骨密度减低,透明度加大,晚期出现骨变形及骨折。

（3）骨密度检查　采用单光子骨密度吸收仪（SPA）、双能 X 线吸收仪（DEXA）、定量 CT 检查，骨密度低于同性别峰值骨量的 2.5SD 以上可诊断为骨质疏松症。

【常见护理诊断/护理问题】

（1）疼痛　与骨质疏松、骨折有关。

（2）躯体活动障碍　与骨折、骨痛引起的活动受限有关。

（3）情景性自尊低下　与身长缩短、驼背有关。

（4）知识缺乏　缺乏骨质疏松的预防知识。

（5）潜在并发症:骨折　与骨质疏松有关。

【护理措施】

1. 休息与活动

对能运动的老年人，坚持适当的体育锻炼及户外活动；对疼痛活动受限的老年人，指导进行关节的功能活动及肌肉的等长等张训练，以保持肌肉的张力；对因骨折而固定或牵引者，可指导其上下甩动臂膀，扭动足趾，做足背屈和趾屈等动作。

2. 饮食护理

合理配餐，多进食高钙和高维生素 D 的食物，例如牛奶、豆制品、肉类、鱼虾等；戒烟酒、低盐、少纤维素、少饮咖啡和浓茶、少喝碳酸饮料。

3. 缓解疼痛

注意保暖，对疼痛部位给予热敷、物理疗法或局部按摩；卧床休息，卧于硬板床上，仰卧时头不宜过高，可在膝下垫一薄枕，将膝关节置于屈曲位，以减轻腰部压力缓解疼痛；对疼痛严重者遵医嘱使用镇痛剂；对骨折者通过牵引或手术方法。

4. 预防并发症

避免弯腰、负重等行为，保证住院环境安全，如病室光线明亮，地面干燥，设有扶手，日常用具尽量放置在床边，加强巡视，预防跌倒，减少骨折的发生。指导患者进行呼吸和咳嗽训练，防止并发症的发生。

5. 用药护理

按医嘱及时正规用药，注意观察药物的疗效及不良反应。激素类药物要慎用，如需应用应定期进行妇科和乳腺检查；二磷酸盐宜餐前 30 min 直立位服用；服用钙剂要多晒太阳或口服维生素 D，以促进钙吸收，同时注意预防泌尿系结石的发生；降钙素可致过敏、食欲减退、颜面潮红。

6. 心理护理

多与老年人交谈，鼓励其表达内心的感受，了解心理活动及生活情况，给予帮助和鼓励，平和心态、增强信心、积极治疗。

【健康教育】

（1）疾病相关知识　借助图片、视频等形象、生动的资料，通俗易懂地讲解骨质疏松发生的原因、临床表现、相关检查及治疗方法。

（2）饮食指导　指导日常生活中各种营养素的搭配，多食含钙、蛋白质及维生素 D 丰富的食物。

（3）运动指导　指导老年人进行适当的体育锻炼及户外活动，多接受日光浴，生活中注意预防跌倒。

（4）用药指导　教会老年人各种药物的作用、服用方法及不良反应。

（5）康复指导　宜尽早实施，在慢性期可对骨质疏松症好发部位的相关肌群进行训练，如腹肌训练，背肌训练，坚持慢跑、步行等有氧运动。急性期注意卧位、站立、坐位姿势，卧位时选硬床垫和较低的枕头，使背部肌肉保持挺直；站立时肩膀后展，挺直腰部并收腹；坐位时双足触地，挺腰收腹。

二、腰、颈椎病

典型案例

患者男，46 岁，因间歇性颈项僵痛不适半年收入住院。入院诉颈项僵痛不适，天气变化及颈部过伸时疼痛加重，活动受限。查体：C_{3-7} 颈椎棘突压痛（＋），C_{5-7} 项韧带及左侧韧带可触及条索状结节，压痛（＋）。颈椎 X 片：颈椎生理曲线存在，C_{4-7} 颈椎前缘呈唇样改变，椎间隙正常。

请问：

1. 问诊时还需了解哪些问题？

2. 主要的护理问题有哪些？

3. 应采用哪些有针对性的护理措施？

4. 健康指导要教会该患者哪些内容？

腰、颈椎病是指腰颈椎间盘退行性变及其继发性椎间关节退行性变所致脊髓、神经及血管损害而表现出的相应症状和体征，是老年人常见病之一。

引起腰、颈椎病的发病原因是多方面的，主要有椎间盘、椎体、椎间小关节等的退行性变，急性损伤和慢性劳损，椎动脉本身因素，交感神经因素，软组织因素等。

老年人腰颈椎病具有以下特征：① 起病缓慢，病程长，反复发作。② 症状复杂多样，颈、腰腿痛多呈持续性或发作性加剧，卧床休息症状不能缓解。③ 病变位置呈多源性、多节段性，多数老年人有不同程度脊椎畸形、骨质疏松，部分有单节段或多节段的腰椎间盘突出。

颈椎病根据其症候群分为六型，分别表现为：① 颈型，以颈部酸、痛、胀及不适感为主,颈部活动受限。② 神经根型,颈椎棘突或棘突间压痛或叩痛阳性,受累椎节的脊神经根分布区根性痛、麻木和肌力障碍,压颈试验和上肢牵拉试验阳性。③ 脊髓型,表现为手足无力及麻木,下肢发紧,步态不稳易跌倒,足踏棉花感。手部不能做精细动作,持物易跌落,下肢及腹部有束带感,重者大小便不能排空,尿潴留或尿失禁,甚至瘫痪。屈颈试验阳性,生理反射异常,如膝反射及跟腱反射亢进,出现病理反射。④ 椎动脉型,表现为椎-基底动脉供血不全症状,如偏头痛,耳鸣、听力减退及耳聋,眩晕,记忆力减退,视物模糊及复视,发音不清及声音嘶哑,自主神经症状,精神症状。⑤ 食管压迫型,早期吞服硬质食物有困难感及食后胸骨的烧灼刺痛感,逐渐影响吞服软食和流质。⑥ 混合型,表现为以上五型的症状和体征。腰椎病表现为腰椎及腰部软组织酸痛、腹胀、僵硬与疲乏感,弯腰受限,严重者压迫坐骨神经,引起放射性下肢剧烈灼痛、麻痛、抽痛,活动受限,压迫马尾神经可引起括约肌功能障碍,压迫脊髓可引起瘫痪。

老年人腰、颈椎病的处理有非手术或手术治疗。非手术治疗适用于症状较轻、无椎管狭窄者,包括卧床休息、持续牵引、推拿按摩、理疗及硬膜外注射皮质激素等,主要用于缓解疼痛、局部消炎、放松肌肉等治疗。手术治疗适合于诊断明确,经严格非手术治疗无效、反复发作或脊髓压迫症状进行性加重者。

【护理评估】

1. 一般情况

询问患者年龄、职业、外伤扭伤史、手术史、家族史、慢性疼痛史、用药史、过敏史;评估生活自理能力,压疮、跌倒/坠床的危险性;了解其对疾病的认知及对手术的了解程度,心理状况;评估其家庭、亲友的支持状态等。

2. 身体状况

了解患者疼痛的部位、性质并进行量化评分;了解有无伴随症状,致疼痛加剧或减轻的相关因素,有无采取制动和治疗措施;评估肢体的感觉,运动和反射情况;患者行走的姿势、步态;有无大小便失禁现象,四肢的感觉、活动、肌力、反射异常及躯干部的紧束感。

3. 辅助检查

X 线可显示椎间隙狭窄,椎间孔变窄,椎体后缘增生,椎间盘间隙变窄。CT 及 MRI 椎体后缘骨质增生,椎间盘变性突出,黄韧带肥厚,椎管矢状径狭窄,硬膜囊脊髓受压。

【常见护理诊断/护理问题】

(1)疼痛 与椎间盘突出压迫神经,肌肉痉挛及术后切开疼痛有关。

(2)躯体活动障碍 与疼痛、牵引或手术有关。

(3)低效性呼吸形态 与颈髓水肿、植骨块脱落或术后颈部水肿有关。

（4）有受伤害的可能　与肢体无力及眩晕有关。

（5）压疮的可能　与活动受限、卧床有关。

（6）情绪不良的可能　与病程长、进行性活动受限等因素有关。

（7）潜在并发症　脑脊液漏、神经根粘连、术后出血、脊髓神经损伤。

【护理措施】

1. 休息

腰椎病老年人急性期以卧硬板床休息为主，卧床时抬高床头20°，一般采取屈髋屈膝位侧卧，两腿间垫软枕，预防压疮的发生。颈椎病老年人休息时，应使头颈部保持自然仰伸位，胸部及腰部保持自然曲度，双髋及双膝屈曲，使全身肌肉、韧带及关节获得最大限度的放松和休息，避免不良的体位，如长时间低头等。

2. 活动

鼓励患者做肌肉锻炼，如伸颈、屈颈、旋转、侧屈等各方向的颈肌运动（图9-1），每日3次；腰肌锻炼常见的方法有拱桥式、飞燕式，直腿抬高，每日2次，每次以能忍受为度（图9-2）。

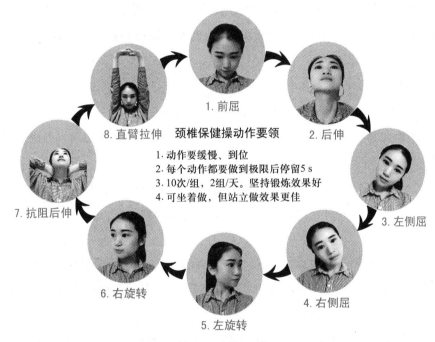

图 9-1　颈肌运动

3. 有效牵引

牵引期间观察患者体位、牵引线及牵引力度是否正确。经常检查牵引带压迫部位的皮肤有无疼痛、红肿、破损和压疮等。

4. 有效镇痛

因疼痛影响入睡时，遵医嘱给予镇痛剂等药物，缓解疼痛，保证充足的睡眠。

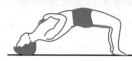
五点支撑法

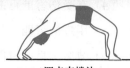
三点支撑法

四点支撑法

(a) 拱桥式

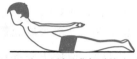
头、上肢及背部后伸

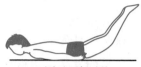
下肢及腰部后伸

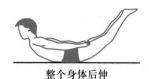
整个身体后伸

(b) 飞燕式

图 9-2　腰肌锻炼方法

5. 安全护理

嘱患者穿平跟软底鞋,并保持地面干燥,走道、浴室、厕所等日常生活场所置有扶手,以防步态不稳而摔倒。椎动脉型颈椎病患者,应避免头部过快转动或屈伸,以防猝死。颈部制动,卧床期间头颈部两侧各放置一个沙袋固定,外出检查或下床活动给予颈托或颈围固定,以限制颈椎过度活动,防止术前病情加重,必要时给予日常生活方面的帮助。

6. 完善术前准备

需要手术治疗者训练床上排便、体位训练、气管食管推移训练、呼吸功能训练等;做好心理护理,向患者解释手术方式及术后可能出现的问题,增加其对手术的认知度。

7. 术后护理

术后观察生命体征,特别是呼吸的变化;切口敷料及引流管有无渗出液及渗出液的颜色、性状、量等;观察有无脑脊液流出,是否有活动性出血,有异常及时报告医生。

【健康教育】

(1) 注意颈、腰部的保暖,避免受凉。腰椎病老年人可佩戴腰围,加强腰椎的稳定性,对腰椎起到保护和制动作用。颈围能固定颈椎,限制颈椎过度活动。但应避免长期使用,以免引发肌肉萎缩。

(2) 活动与休息中注意身体姿势和体位,避免长时伏案、低头,过于弯腰,防止肌肉、关节不合理的超量负荷,选择合适枕头,透气性好,长度超过肩宽 10~16 cm,高度以 10 cm 为宜。同时避免意外创伤。

(3) 合理营养,适度阳光浴及运动,增加骨质的形成,减少骨质的吸收,增强体质。

(4) 疾病的相关知识,包括理疗、牵引、药物、检查、功能锻炼等相关知识,使患者积极配合,增强其依从性。

三、关节炎

典型案例

刘太太,65岁。 于半年前无明显诱因突然出现右膝关节酸痛,屈曲不利,无法下蹲。X线片提示骨质增生,关节间隙轻度狭窄。 查体:右膝屈曲活动度0~50°。

请问:

1. 问诊还需了解哪些问题?

2. 主要的护理问题有哪些?

3. 应采用哪些有针对性的护理措施?

4. 健康指导要教会该患者哪些内容?

老年性骨关节炎又称退行性骨关节病、骨性关节炎、增生性关节炎等,常发生于髋、膝、脊椎等负重关节,以及肩、指间关节等部位。主要病变是关节软骨和继发性的骨质增生。多见于50岁以上人群,随年龄的增大而升高,60岁以上的老年人患病率达50%,75岁以上的人群则达80%,该病的致残率可高达53%,我国骨关节病患者至少在5 000万以上,是老年人致残的主要原因之一,给老年人晚年的生活质量带来很大影响。

病因包括① 年龄:40岁以前骨关节炎很少发生。② 性别:女性多见。③ 肥胖:有研究显示,如果体重超重20%,发病的概率会增加40%。④ 机械和外伤因素:关节外伤或手术在后期会导致骨关节病。⑤ 遗传:有些部位的骨关节病具有较强的家族性倾向。⑥ 其他关节疾病:如类风湿关节炎、滑膜软骨瘤病等。

临床主要表现:关节疼痛、肿胀、畸形、关节僵硬、关节内卡压现象、功能受限等。

治疗以减轻或消除症状、改善关节功能、减少致残为原则。药物治疗:解热镇痛药,如对乙酰氨基酚(扑热息痛);非甾体类消炎药:如阿司匹林或萘普生、布洛芬;关节腔注射皮质类固醇。非药物治疗:合适的运动、减肥、理疗、关节功能的保护;严重的骨关节病经过非手术治疗无效的患者应采取手术治疗。

【护理评估】

1. 一般情况

询问患者的年龄、关节外伤和手术史、家族史、跌倒史、吸烟史、女性月经史;饮食、生活习惯(长期不良姿势导致的关节形态异常);运动情况(长期从事反复使用关节的职业或剧烈的文体活动对关节的磨损);评估心理、社会状况。

2. 身体状况

了解患者有无关节疼痛及疼痛的性质、部位并进行评分;有无活动受限、摩擦感和响声;清晨(晨僵)或久坐起床后关节有僵硬感,不能立即活动,要经过一定时间后才感到舒服,一般不超过 30 min,但到疾病晚期,关节不能活动将是永久的;有无肢体无力、麻痹、下肢间歇性跛行;有无眩晕、耳鸣、复视、构音或吞咽障碍、大小便失禁;有无定位能力丧失或突然跌倒。

3. 实验室及其他检查

(1) X 线检查　受累关节间隙狭窄,软骨下骨质硬化及囊性变,关节边缘骨赘形成,关节内游离骨片。严重者关节面萎缩、变形和半脱位。

(2) CT 检查　用于椎间盘疾病的检查,效果明显优于 X 线。

(3) MRI 检查　不但能发现早期的软骨病变,而且能观察到半月板、韧带等关节结构的异常。

【常见护理诊断/护理问题】

(1) 疼痛　与关节退行性变引起的关节软骨破坏及骨板病变有关。

(2) 活动障碍　与关节疼痛、畸形或脊髓压迫引起的关节或肢体活动困难有关。

(3) 有跌倒的危险　与关节破坏所致的功能受限有关。

(4) 无能为力感　与躯体活动受限及自我贬低的心理压力有关。

(5) 知识缺乏　与患者和家属对疾病知识的缺乏有关。

(6) 潜在并发症　有关节畸形、肌肉萎缩、肢体关节活动障碍的可能。

【护理措施】

1. 休息与活动

根据患者的情况,制订个性化的休息与活动计划。急性发作期限制关节的活动,以不负重活动为主;症状缓解后可适当运动,如游泳、做操、打太极拳等,可有效预防和减轻病变关节的功能障碍,对肥胖老年人更应坚持运动锻炼。

2. 减轻疼痛

对患髋关节骨关节炎的老年人来说,减轻关节的负重和适当休息是缓解疼痛的重要措施,可手扶手杖、拐、助行器站立或行走。疼痛严重者,可采用卧床牵引限制关节活动。膝关节骨关节炎的老年人除适当休息外,可通过上下楼梯时扶扶手、坐位站起时手支撑扶手的方法减轻关节软骨承受的压力;膝关节积液严重时,应卧床休息。另外,局部理疗、针灸与按摩综合治疗,对任何部位的骨关节炎都有一定的镇痛作用。

3. 用药护理

指导老年人遵医嘱正确用药,用药期间加强临床观察。长期服用非甾体类消炎药者,因药物对胃肠道的损害,需饭后服用,且应在炎症发作期使用,症状缓解后停止服用,防止过度用药;硫酸氨基葡萄糖宜吃饭时服用,氨糖美辛片饭后即服或临睡前服用效果较好。

4. 手术护理

对髋关节置换术后患肢需皮牵引,应保持有效牵引,同时要保证老年人在牵引状态下的舒适和功能;膝关节置换术后患肢用石膏托固定,应做好石膏固定及患肢的护理。

5. 心理护理

首先为老年人安排有利于康复的人文环境,如合理安排患者,充分发挥疗效好、乐观患者的积极作用;安排距窗户较近,窗户的高度较低,房间距老年人活动区较近的床位;提供一些能使老年人体会到成功的活动,并对其成就给予诚恳的鼓励和奖赏,体现生存价值;为老年人分析导致无能为力的原因,协助老年人使用健全的应对技巧,鼓励学会自我控制不良情绪;嘱亲友多关心、支持、鼓励老年人,增强战胜疾病的信心;可组织老年患者集体学习、交流,以互相启发、互相交流和鼓励,参加集体娱乐活动,充实生活。

【健康教育】

1. 疾病相关知识

结合老年人的自身特点,用通俗易懂的语言介绍本病的病因、不同关节的表现、X线片结果、药物及手术治疗的注意事项,增强其依从性,积极配合治疗护理。

2. 建立健康的生活方式

戒烟、戒酒,注意补充蛋白质、维生素和钙等营养,保持平衡膳食。如多食奶制品(如鲜奶、酸奶、奶酪)、豆制品(如豆浆、豆粉、豆腐、腐竹等)、蔬菜(如金针菜、胡萝卜、小白菜、小油菜)及紫菜、海带、鱼、虾等海鲜类;多晒太阳促进钙的吸收;肥胖或超重的患者应控制每日总热量的摄取,减轻体重,从而减轻患病关节所承受的压力,有助于本病的治疗。

3. 保护关节

注意防潮保暖,防止关节受凉受寒。尽量应用大关节而少用小关节,如用屈膝屈髋下蹲代替弯腰和弓背;用双脚移动带动身体转动代替突然扭转腰部;选用有靠背和扶手的高脚椅就座,且膝髋关节成直角;枕头高度不超过 15 cm,保证肩、颈和头同时枕于枕头上。多做关节部位的热敷,热水泡洗。避免从事可诱发疼痛的工作或活动,如长期站立等,减少爬山、骑车等剧烈活动,少做下蹲动作。

4. 增强自理

对于活动受限的老年人,应根据其自身条件及受限程度,运用辅助器具,提高老年人的自理能力;对吞咽困难的老年人,应准备浓稠度适合其吞咽能力的食物,避免大口进食或摄入大块的食物;对视力不良的老年人,应在特定区域(如楼梯的防滑带或有高度变化处)以不同的颜色加以区分;对大小便失禁的老年人,应避免一次饮用大量的水,同时宜尽可能安排老年人睡在距厕所较近的卧室,以方便如厕等。

5. 康复训练

进行各关节的康复训练,通过主动和被动的功能锻炼,可以保持病变关节的活动,防止关节粘连和功能活动障碍。锻炼以循序渐进为原则,即活动量由小到大,活动范围逐渐加大,时间由短而长,注意以患者不感疲劳、患处无疼痛为宜。

不同关节康复护理和功能锻炼如下。① 髋关节:早期练踝部和足部的活动,鼓励老年人尽可能做股四头肌的收缩,去除牵引或外固定后,床上练髋关节的活动,进而扶拐下地活动,功能锻炼以加强髋关节外旋、外展、内旋的运动为主,以防关节囊萎缩而造成活动受限。② 膝关节:通过增加关节的活动范围,可减轻疼痛症状,改善关节软骨的营养和代谢。增加关节活动的方法有游泳、推拿按摩、骑固定式自行车。每天至少进行一次增加活动度的练习,要做到在可以忍受的前提下,每一个方向上都要使关节活动达到最大的角度;肌肉力量训练包括等长运动(推拉对抗静力阻力)和牵张运动,不仅使关节过度紧张,又能使关节增加力量和柔韧性,肌肉和韧带的伸展,增强肌肉力量。仰卧时将大腿伸直抬起,保持足跟距离床面 15 cm,坚持 15~20 s,放下休息,再抬起,反复训练,由少到多。可在足踝部加上适量重物练习。③ 肩关节:练习外展、前屈、内旋活动。④ 腕关节:主要锻炼腕关节的背伸、掌屈、桡偏屈、尺偏屈。

四、睡眠呼吸暂停综合征

典型案例

> 患者,男,68 岁。 体型肥胖,主诉夜间有憋气的现象,白天嗜睡、晨起头痛、记忆减退。 体检:咽部悬雍垂肥大。
>
> 请问:
>
> 1. 问诊还需了解哪些问题?
>
> 2. 主要的护理问题有哪些?
>
> 3. 应采用哪些有针对性的护理措施?
>
> 4. 健康指导要教会该患者哪些内容?

睡眠呼吸暂停综合征(sleep apnea syndrome,SAS)是指各种原因导致在每晚 7 h 的睡眠状态下,发生每次持续 10 s,反复发生 30 次或者每小时发生 5 次以上的呼吸停止现象。根据发作时胸腹运动的情况分为 3 种类型:① 阻塞型睡眠呼吸暂停综合征(OSAS),发作时口和鼻腔无气流,但胸腹式呼吸依然存在。② 中枢型睡眠呼吸暂停综合征(CSAS),口鼻腔气流与胸腹式呼吸同时停止。③ 混合型睡眠呼吸暂停综合征(MSAS),在一次呼吸暂停过程中,开始时出现中枢型呼吸暂停,继之出现阻塞型呼吸暂停。SAS 不仅严重影响患者的生活质量和工作效率,而且易并发心脑血管疾病和肺动脉高压,具有潜在的危险性。

引起 SAS 的危险因素有 3 种:① 上呼吸道狭窄或堵塞,常见的有鼻中隔偏曲、鼻息肉、慢性鼻炎及鼻窦炎,鼻甲、腺体、腭扁桃体肥大,软腭、咽侧壁、舌根肥厚,会厌组织塌陷,鼻咽肿瘤等。② 呼吸中枢调节功能异常。③ 某些全身因素及疾病可以诱发和加重本病,如遗传、肥胖、服用镇静剂、饮酒、吸烟、绝经和围绝经期、EB 病毒感染、甲状腺功能低下、2 型糖尿病、肢端肥大症等。

临床表现:有 98% 的患者睡眠打鼾,白天嗜睡、记忆力减退,晨起后口干、头痛、血压升高,部分重症患者出现性功能障碍、夜尿增加甚至遗尿、烦躁、易怒和抑郁。

治疗主要有手术治疗和非手术治疗。非手术治疗:① 调整睡眠姿势。② 药物治疗。③ 减肥。④ 鼻腔持续正压通气。手术治疗:去除病因,如腭垂腭咽成形术,鼻中隔矫正术,扁桃体切除术等。

【护理评估】

1. 一般情况

患者的年龄、性别、月经史、烟酒史、服药史;尤其注意与现患疾病相关的病史和药物应用情况,以及过敏史、手术史、家族史、遗传史和女性患者生育史;了解社会支持系统状况。

2. 身体状况

了解患者睡眠时呼吸暂停的时间、次数;白天是否有嗜睡,睡眠不足感,记忆力减退,注意力不集中;是否有性格改变,如性情烦躁、易激动、焦虑、多疑、忌妒、沮丧等;是否有原发、继发疾病的症状和体征。

3. 辅助检查

(1)多项睡眠描记图以确定睡眠呼吸暂停的性质和程度。

(2)鼻咽镜、纤维喉镜、CT、MRI 检查有助于明确上呼吸道阻塞部位,进一步确诊病变的性质和范围。

(3)应用声级计和频谱仪对鼾声做客观的声学监测。

【常见护理诊断/护理问题】

(1)气体交换障碍　与上气道反复发生塌陷阻塞有关。

(2)睡眠形态紊乱　与打鼾、憋气、疾病本身和环境的改变、心理负担过重有关。

(3)社交孤立　与鼾声打扰他人休息及性格改变有关。

(4)知识缺乏　缺乏对疾病严重性的认识。

(5)潜在并发症　缺血性脑卒中、猝死、心肌梗死、高血压、呼吸衰竭等。

【护理措施】

1. 休息

安排患者住单独病房,以免鼾声影响其他患者睡眠及休息;调整睡眠姿势,尽量采用侧卧位,以减少舌根后坠,减轻鼾声和呼吸暂停症状。

2. 饮食护理

进食清淡、富营养的食物,忌饮酒,因为乙醇可使肌肉松弛和肌张力降低,从而使睡眠呼吸暂停加重。切忌随意应用中枢神经抑制药,以免加重病情。

3. 加强睡眠过程监护

密切观察呼吸暂停情况,尤其于凌晨时要加强巡视,监测血压,如果患者憋气时间过长,应将其推醒。准备好抢救用物,以备急用。

4. 心理护理

根据患者的生活环境、个性及治疗方法,提供个性化的心理支持、疏导和安慰,解除其紧张情绪,更好地配合治疗及护理;告知患者不良的心理状态会降低机体的抵抗力,不利于疾病的康复。

5. 采用舌保护器

睡前置于口中,使舌保持轻度前置位,增加咽腔前后径距离,从而减轻上呼吸道阻塞症状;也可采用持续气道正压通气治疗。

6. 肥胖患者建议其减肥

适当增加运动量,减少食物摄入量,减轻症状,增加手术的安全性。

7. 手术后护理

患者加强术后护理,防止出血、感染等并发症的发生。

【健康教育】

(1)注意休息,生活规律,情绪乐观,合理膳食,适量运动,减轻体重,增强体质,预防感冒。

(2)保持良好的睡眠姿势,戒烟、酒,尤其是睡前 3 h 内不能饮酒。

(3)术后嘱患者不要用力咳嗽或大声说话,避免打喷嚏,如想打喷嚏或咳嗽时可做深呼吸;进行功能锻炼,适当讲话,防止伤口瘢痕挛缩,影响发音、咀嚼和导致张口困难。

(4)积极治疗并发症,如高血压、高血脂、糖尿病、冠心病等。

(5)白天嗜睡,注意力不易集中的患者,不宜从事驾驶、高空作业等有潜在危险的工作,以免发生意外。

(6)术后 6 个月、1 年时来医院复诊,监测心脏功能、血压等,防止并发症发生。

本章小结

休息与活动是人类最基本的生理需要。随着年龄的增长,运动器官逐渐老化,同时功能也逐渐减弱,可出现关节僵硬、疼痛、肌肉痉挛、肢体活动受限及骨折等。循环系统、呼吸系统也出现生理功能的减退,进一步影响老年人的休息与活动。骨质疏松症是引起老年人卧床率和伤残率增高的主要因素,应加强饮食指导,鼓励能运动的老年人坚持适当的体育锻炼及户外活动。腰、颈椎病是老年人常见的退行性病变,通过正确的康复训练可减轻和缓解症状。老年性骨关节炎常发生于髋、膝、脊椎等负重关节,以及肩、指间关节等部位,是老年人致残的主要原因之一,给老年人晚年的生活质量带来很大影响,治疗和护理的重点是减轻或消除症状、改善关节功能、减少致残。睡眠呼吸暂停综合征不仅严重影响患者的生活质量和工作效率,而且易并发心脑血管疾病和肺动脉高压,具有潜在的危险性,帮助病人调整睡眠姿势、减肥、鼻腔持续正压通气,做好药物治疗和手术的相应护理。

思考题

1. 老年骨质疏松最主要的并发症是什么?如何预防?

2. 老年腰、颈椎病患者常见的护理问题有哪些?功能锻炼的方法有哪些?

3. 老年骨关节炎患者疼痛的特点是什么?可以采取哪些护理措施缓解疼痛?

4. 引起老年睡眠呼吸暂停综合征的危险因素有哪几种?主要诱因和症状有哪些?

(胡文梅)

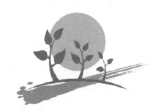

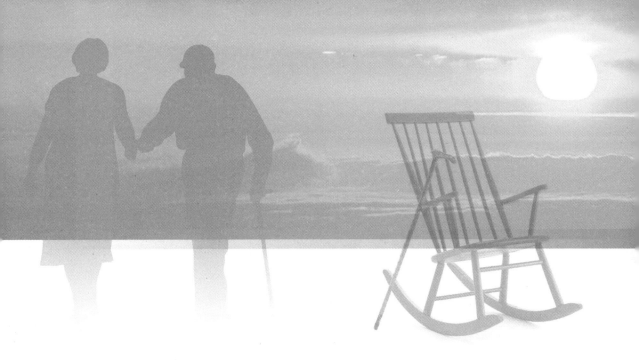

第十章　老年人其他常见问题的护理

学习目标

1. 掌握老年人安全用药的原则和护理措施,熟悉老年人用药能力的评估及药物的选择。

2. 掌握老年人发生跌倒、疼痛、噎呛、压疮的危险因素、主要临床特点及护理措施。

3. 了解老年人性生活的特点、影响因素及主要护理措施。

老年综合征

现代老年医学中经常使用"老年综合征"一词。老年医学的核心理论之一是人体年龄的老化,各器官的功能代偿能力下降,与此关联,在临床上,老年患者特别是"虚弱"的老年患者中,有一些症状特别常见,如跌倒、痴呆、尿失禁、谵妄、抑郁、疼痛、失眠、晕厥等。老年人在罹患多种急、慢性疾病时,往往不是出现某疾病典型的临床表现,而是突出表现出上述症状;另一方面,上述症状在老年人中并非某一种疾病或原因引起,而是多器官功能衰退及合并多种疾病所致。老年医学中,将这类老年人常见症状,包括一些老年人常见的医学问题如多重用药、营养不良等,称为老年综合征。

因组织器官的老化、功能衰退和老年慢性疾病引起的安全用药、跌倒、疼痛、噎呛、压疮、性需求等问题越来越严重地威胁着老年人的身心健康。为提高老年人的生活质量,减轻家庭及社会的压力和负担,实现"健康老龄化"的目标,这些老年期常见问题应引起人们足够的重视。

第一节 安全用药

典型案例

刘爷爷,62 岁。 糖尿病 3 年,三日前开始,晨起后感觉心慌、头晕、四肢无力,进食后有所缓解,并未引起重视,今日早起后下床,突然倒地,面色苍白并伴有大汗淋漓,家人立即将其送入医院,入院查体: T:36.7℃, P: 92 次/min, R: 22 次/min, BP: 89/62 mmHg,血糖:1.4 mmol/L,立即给予 5%葡萄糖注射液缓慢静滴,家属诉患者长期注射诺和灵 30R 控制血糖,但并未按时检测血糖。

请问:

1. 针对刘爷爷的症状应该给予哪些护理措施?

2. 如何对刘爷爷的安全用药进行指导?

老年人各器官功能及身体内环境稳定性随年龄增长而衰退,且常罹患多种疾病,需联合用药,因而发生用药不良反应的可能性明显高于年轻人。同时,老年人记忆力减退,学习新事物的能力下降,对药物的治疗目的、服药时间、服药方法常不能正确理解,使加强用药安全管理显得更为重要。

合理使用药物是国家药物政策的重要组成部分。合理使用药物的定义:"患者能得到适合自身的临床需要和符合其个体需要的药品以及正确的用药方法(剂量、给药间隔时间和疗程),这些药物须质量可靠,可获得,且可负担,对患者和社会的费用最低。"体现安全、有效和经济的三个要素。由于老年人各器官储备功能及身体内环境衰退,对药物的耐受程度明显下降,要求老年人用药时,一定要权衡利弊,确保用药对患者有益,即受益原则(用药时受益/风险>1)作为老年人用药的总指导原则。

【护理评估】

1. 详细评估用药史

仔细询问老年人以往及现在的用药情况,包括药物名称、计量、用法、服用时间、效果、有无药物过敏史,有无引起副作用的药物,对使用药物的了解情况,建立完整的用药记录。

2. 动态监测内脏功能

仔细评估老年人各脏器的功能状况,如肝、肾功能,生化指标,作为判断所用药物是否合理的参考依据。如肾功能减退者,应避免使用卡那霉素、新霉素等有肾毒性作用的药物或经肾排泄的药物。肝功能不良者使用地西泮、磺胺类药物时应调整剂量或选用对肝损害较轻的药物。长期使用药物者建议每隔 1~2 个月复查肝、肾功能。

3. 定期评估服药能力

老年人能否自行安全用药与其感官、神经、运动、消化系统的功能状态及思维能力等有关,因此应定期对老年人的服药能力进行评估并做好记录。评估内容包括:视力、听力、阅读力、理解力、记忆力、口腔状态、吞咽功能及手足运动功能等情况,以判断其认识用药目的、区别药物种类、自行取药、准时准量用药、坚持用药、及时发现不良反应、识别停药时机的综合能力,拟订适合老年人的给药途径、辅助手段和观察方法。

4. 心理-社会状况

(1)了解老年人家庭及经济状况,家属的支持情况。

(2)个人文化程度,饮食习惯,有无烟、酒、茶嗜好。

(3)对目前治疗方案的了解、认识程度和满意度,药物保存是否合适。

(4)对药物有无依赖、期望、反感、恐惧或其他心理反应等。

【常见护理诊断/护理问题】

(1)药物不良反应 与多种疾病联合用药及各种脏器功能减退有关。

(2)服药时间、剂量、方法错误 与记忆力减退有关。

(3)恐惧 与药物副作用有关。

(4)焦虑 与经济状况有关。

【护理措施】

（一）指导老年人进行用药的自我管理

1. 严格遵医嘱用药

注意服药时间和服药间隔，坚持按时按量服药。改变药物剂量或方案时，须征得医护人员的同意。不擅自增、减药量或停药，不随意混用某些药物等。

2. 尽量不用或少用药物

能用非药物方式缓解症状或痛苦时，不用药物。

3. 不滥用滋补药、保健药、抗衰老药和维生素

老年人服用保健品的主要目的是增强体质，预防疾病，提高生活质量和自理能力，健康地安度晚年。身体健康的老年人通过合理的饮食、乐观的心态、适宜的运动和良好的生活习惯即可延年益寿，因此一般不需要服用滋补药。体弱多病者，可在医护人员的指导下适当应用保健药，但不可盲目服用或过度服用，以免适得其反。

4. 服药技巧

服用药片多时，可分次吞服，以免发生误咽。药物刺激性大或异味较重时，可将其溶于水，用吸管饮服，用后可饮果汁，以减轻不适感。吞咽片剂或胶囊有困难时，可选用液体剂型，如冲剂、口服液等。

5. 用药方式

老年人应掌握可以口服的药物尽量口服，若因病情不同，口服有副作用或影响疗效，则可选择肌内注射或静脉注射的方式。对老年人进行静脉输液时，应注意药物的浓度和注射的速度。对于患心脏病、水肿的老年患者，输液时速度不宜过快，量不宜过多，否则容易诱发心力衰竭或输液反应。

6. 药物与饮食

有些食物会影响药物的吸收，如牛奶、豆制品中的钙会影响四环素类药的吸收利用，茶中的鞣酸可干扰铁剂等微量元素的吸收，所以服药时应尽量选用白开水来送服，避免用各类饮料送服药物。

（二）指导家属学会病情观察和药物管理

1. 及时观察用药后反应

指导家属多关心老年人，注意观察老年人服药后的反应和病情变化。一旦发现异常，应立即停药，保存好残余药，送老年人入院就诊。

2. 帮助保管药品

定期帮老年人整理药柜，弃除过期变质药品，保留常用药和正在服用的药物。

（三）预防和控制药物不良反应的发生

1. 合理选用药物

（1）遵循老年人药物选用的基本准则，在明确诊断的基础上，选择疗效肯定，最小有效剂量的药物。

（2）对于治疗窗口窄的抗心律失常药、抗癫痫药等进行治疗药物监测（therapeutic drug monitoring, TDM），以便更准确地根据个体差异调整用药剂量，指导临床用药和减少不良反应。

（3）多种疾病综合治疗时，应根据病情的轻重缓急合理用药，一般先使用治疗急重病症的药物，病情控制后，再兼顾治疗其他疾病的药物，以减少联合应用多种药物，增加药物不良反应（ADR）发生的可能性。

（4）采用正确的给药途径，适当减慢给药速度，以减少毒副作用。

2. 制订个体化给药方案

根据老年人的生理特点和各器官的功能状况，结合其所患疾病的种类及严重程度，使用药物的代谢、分布和排泄特点，制订个体化的用药方案。

3. 严格控制预防用药

掌握预防用药指征，切记随意滥用药物。

4. 纠正用药误区

对于部分长期患病用药的老年人，应注意不可凭经验随便用药或加大剂量，这种做法对体质较差或患多种慢性疾病的老年人尤为危险。同时告诫老年人不可听信广告随意用药，迷信名、贵、新药或保健品等。

5. 控制嗜好和饮食

用药期间应该控制烟、酒、糖、茶等嗜好，以免影响药物疗效，应严格按照各种药品的说明书注意饮食忌口，以免与药物发生反应。

（四）提高老年人用药的依从性

1. 建立伙伴式的护患关系，引导老年人主动参与治疗

鼓励老年人表达意愿，提出问题，参与治疗方案的讨论和制订。若老年人欲调整治疗方案或停止治疗，鼓励其陈述理由，并可根据其意愿和实际情况酌情调整，逐渐使老年人对治疗具有参与感、充满信心，形成医疗意向。治疗过程中，应关注老年人心理状况，是否存在不自觉否定疾病、"忘记"有病、对药物治疗有错误认识或恐惧感、不肯服药等情况，在充分讨论和说明基础上，帮助其解除疑虑，以顺利执行治疗方案。

2. 用药方案和指导简单易记

（1）用药方案要求简单易懂，减少服药种类、次数，缩短疗程、选择适合老年人的

药物剂型、统一服药时间,使老年人容易理解、记忆和规范自己的遵医行为。

(2) 以通俗易懂、简洁明了的话语或老年人能接受的方式解释用药的必要性,以及用量、用法、疗程、副作用和注意事项等,并附以书面说明。

(3) 在药品标签上以醒目的颜色和大字标明药品的名称、剂量和用法。

(4) 若是经济因素导致老年患者服药依从性下降,则可考虑换用相对廉价的药物。

3. 实施行为监测

将老年患者的服药行为与日常生活习惯联系起来,如将药物放在固定、易见处(建议家属为老年人设置专用的药盒或小药箱,颜色鲜艳,开关方便),使用闹铃等方法提醒老年人按时服药。教会和鼓励老年人写服药日记或病情自我观察记录。

4. 促进家庭有效应对

老年人的家属或照顾者应督促和协助老年人遵医嘱按时按量服药,帮助检查用药是否无误等;对于服药有困难或自理能力差的老年人,可提前配好老年人所用药物,分放于不同颜色的药袋或药瓶中,分别贴好"早、中、晚服用"的标签;提前帮助老年人打开药品包装或瓶盖等。

5. 完善随访工作

老年患者的依从性必须持续不间断的强化,因此需做好跟踪、随访工作。可根据老年人的不同情况采用定期电话随访、预约随访等,医患定期联络可提高老年病人的服药依从性。

【选药原则】

1. 做到六先六后

(1) 先明确诊断,后对症用药　用药必须有明确的指征,用药前应了解老年人的健康史、既往用药史及目前用药情况,分析引起老年人机体异常的原因,做出正确诊断,选择疗效确切、毒副作用小的药物。

(2) 先非药物治疗,后药物治疗　重视非药物治疗,包括物理治疗、饮食治疗和心理治疗等,可作为老年人治疗疾病时的首选。如老年人便秘时,若能通过进食纤维素丰富的食物、腹肌锻炼纠正改善,则无须用药。除急症和器质性病变外,老年人应尽量不用药物。

(3) 先老药,后新药　用药时应首选老药,避免使用新药。因新药的临床预实验往往未将老年人群纳入,新药可能对其有意外的毒副作用,老药则相对安全有效。

(4) 先外用药,后内服药　为了减少对老年人机体的毒害作用,能用外用药治疗的疾病(如皮肤病、扭伤),最好不用内服药物治疗。

(5) 先内服药,后注射药　老年人心、肝、肾等脏器功能减退,为安全起见,能经口用药使疾病缓解者,最好不用注射剂。

(6)先中药,后西药　中药大多数属于天然药物,毒副作用低于化学药物,对老年人来说相对更安全,因此在能用中药治疗时,先选中药。

2. 药物联合使用,种类宜少勿多

对老年人用药治疗时,应抓主要矛盾,用药尽量从简。必须联合用药时,应遵循少而精、先重急、后轻缓的基本原则,尽量选用疗效协同、毒副反应相拮抗、一举两得的药物(如阿托品和吗啡联用,可减轻后者所引起的平滑肌痉挛而加强镇痛作用),避免合用有相同作用或相同副作用的药物(如红霉素加阿司匹林,联合应用毒性增强,易致耳鸣,听觉减弱等),用药种类以不超过5种为宜。

3. 慎用或不用敏感药物

老年人应避免使用特别敏感的药物,如苯巴比妥类镇静催眠药,洋地黄类,经肾排泄的庆大霉素、卡那霉素等有耳肾毒性的药物,降压药中的胍乙啶、利血平等。

4. 不滥用维生素、滋补药或抗衰老药

严格掌握老年人应用维生素的适应证,注意维生素与其他药物间的相互作用。根据老年人的健康状态和病情,按照辨证施补、合理配伍的原则,科学地选用滋补药、保健药。

【应用原则】

1. 小剂量原则

老年人药动学和药效学的改变,使应用常规剂量药物治疗时药物效应和毒副作用有可能增加,因此用药剂量宜小,可以为成人量的1/2、2/3 或 3/4。小剂量原则是老年人开始和维持治疗的重要策略。

2. 从小递增,剂量个体化原则

由于老年人衰老、病理损害、平时用药不一等个体差异,有效剂量可相差数倍至数十倍,为安全起见,用药可从小剂量(成人剂量的1/5~1/4)开始,缓慢增量,密切观察分析药物的疗效与反应,以获得更大疗效和更小副作用为准则,逐渐增至最佳剂量,探索每位老年患者的最佳剂量,做到用药剂量个体化。

3. 简洁原则

用药方案简洁明了,尽可能减少用药种类和给药次数,避免间歇或交替服药。药物剂型应适合老年人服用,慎用缓释剂;药物标识(名称、用法和用量等)必须清楚醒目;药物包装开启要容易、方便,便于老年人服用,提高用药依从性。

4. 择时原则

根据疾病、药动学和药效学的昼夜节律变化,选择最合适的用药时间进行治疗,以达到提高疗效和减少毒副作用的目的。

老年人常用药物最佳用药时间

药物名称	用药时间
降压药	治疗非构型高血压应在早、晚分别服用长效降压药
	治疗构型高血压应在早晨服用长效降压药
抗心绞痛药	治疗变异型心绞痛主张睡前用长效钙拮抗剂
	治疗劳力型心绞痛应早晨用长效硝酸盐、β 受体阻滞剂及拮抗剂
降糖药	格列本脲、格列喹酮在饭前 30 min 用药
	二甲双胍应在饭后用药
	阿卡波糖与食物同服
利尿药	氢氯噻嗪应在早晨用药
铁剂	晚餐后 30 min 服用
阿司匹林	早餐后服用
平喘药	睡前服用
强心苷类	地高辛上午 8:00—10:00 时服用

183

5. 暂时停药原则

老年人长期用药十分常见,应随时了解老年人的病情和服药情况,注意观察有无潜在的感染、代谢改变或任何新的症状,定期监测血药浓度和肝、肾功能。当怀疑老年人用药不良反应(ADR)时,应在监护下停药一段时间。对于服药的老年人出现新症状,停药受益明显多于加药受益的老年人,所以暂停用药原则作为现代老年病学中最简单、最有效的干预措施之一,值得高度重视。

用药依从性的评价

Morisky 推荐采用以下 4 个问题评价患者用药依从性,已广泛应用于慢性病患者用药依从性的评价研究。

1. "你是否有忘记用药的经历?"

2. "你是否有时不注意用药?"

3. "当你自觉症状改善时,是否曾停药?"

4. "当你用药自觉症状更坏时,是否曾停药?"

评价标准:4 个问题的回答均为"否",即为依从性佳;4 个问题有一个或一个以上的回答为"是",即为依从性差。

第二节　跌倒

典型案例

　　李爷爷，76岁。平日身体健康，每日早起锻炼身体1h左右。一日清晨在小区内锻炼身体时，突然头晕，眼前发黑跌倒在地，被人搀扶到家，家人劝其去医院检查身体，李爷爷说是因为早起未吃早餐空腹锻炼导致的低血糖反应。吃了早餐后自诉感觉有所好转。次日，李爷爷在跑步时不幸再次跌倒，跌倒时手掌和膝部着地，出现皮肤擦伤，手腕部剧烈疼痛，不能用力。

　　请问：

　　1. 李爷爷可能出现了哪些问题？

　　2. 针对李爷爷的情况应采取哪些护理措施？

　　3. 李爷爷的事件中有哪些危险因素？

　　跌倒是指在平地行走或从稍高处摔倒在地并造成伤害。跌倒是老年人最常见的意外事故。老年人的跌倒问题已成为一个严重的公共健康问题，据统计每年有30%~40%老年人发生跌倒。65~69岁女性跌倒发生率为30%，85岁以上者超过50%；65~69岁男性跌倒发生率为13%，85岁以上者为31%。跌倒发生率随年龄的增加而上升，这与机体控制姿势的能力随增龄而减退有关，女性明显高于男性。

　　老年人跌倒多发生在室内，主要是浴室、卧室和厨房，少数发生在室外，主要是地滑处和台阶处。由于跌倒可导致心理创伤、骨折及软组织损伤、关节脱臼等，重者可出现肢体瘫痪、意识障碍，甚至丧失生命。

【护理评估】

（一）危险因素

1. 内在原因

　　人体的姿势稳定性取决于感觉器官、神经系统和骨骼肌肉系统三者协调一致。任何一个系统的功能损害都可以降低机体的稳定性，导致跌倒的发生。

　　（1）生理因素　随年龄增长，老年人的前庭感觉功能、本体觉、深度觉均在减退，视力下降、反应迟钝、中枢神经系统和周围神经系统的控制与协调能力下降，下肢肌力量减弱，故易发生跌倒。

　　（2）病理因素　神经系统、前庭疾患可影响老年人的平衡和步态，加重跌倒危险,据统计约有 20% 的社区老年人有平衡和步态障碍。脑血管意外、脑萎缩、小脑病变、帕金森病、脑卒中、骨关节疾病、外周神经病等疾病会影响老年人的智力、肌力、肌张力、感觉、平衡能力、反应能力及反应时间,使跌倒危险性增加。

（3）药物因素　药物在跌倒的病理生理方面有重要的作用。服用镇静剂、精神类药品、降血压的药,会影响平衡能力,容易导致跌倒。接受高血压治疗的患者发生直立性低血压的概率几乎是其他人的 2 倍。在所有药物中,以抗抑郁药引起跌倒的危险性最大。此外,饮酒过量也是老年人跌倒的常见诱因。大量或多种药物混合作用增加了跌倒的危险性,跌倒的危险会随着服药的种类呈指数增长。

（4）心理因素　老年人跌倒与认知被损害、特殊定向损害等因素有关,或不服老、不愿麻烦他人而勉强为之,或情绪不稳定时,跌倒的危险性明显增加。

2. 外在原因

老年人由于各种功能衰退,对于环境因素的变化不能像年轻人那样作出及时和足够的反应。因此,外在因素在老年人跌倒发生中起一定作用。

（1）环境因素　常见的环境危险因素有 3 类。① 物体绊倒、地面光滑、光线晦暗、携带较重物品等。② 穿拖鞋或不合适的鞋裤。③ 家具摆设不当、床铺过高过低、座椅过软过低等因素。其他如拐杖等辅助用具不合适。

（2）与老年人活动状态有关的危险因素　大多数老年人跌倒发生在行走或变换体位时,少数发生在从事重体力劳动或较大危险性活动（如爬梯子、骑车等）时。

（二）健康史

1. 本次跌倒史

询问老年人跌倒的时间、地点、方式及跌倒时的活动状态;跌倒前有无饮酒或服用可疑药物,有无头晕不适等先兆症状;跌倒后有无意识丧失、受伤和大小便失禁,能否站立等。

2. 既往史

了解老年人既往有无跌倒史及跌倒次数和情况;有无可引起跌倒的疾病及其诊治的情况;有无服用可引起跌倒危险的药物。

（三）身体状况

老年人跌倒后可出现多种损伤,如软组织损伤、骨折、关节脱位和脏器损伤等。跌倒时的具体情况不同表现有所不同。若跌倒时臀部先着地易发生股骨颈骨折,表现为局部剧烈疼痛、不能行走或跛行。若跌倒时向前扑倒,易发生股骨干、髌骨及上肢前臂骨折,出现局部肿胀、疼痛、破损和功能障碍。若跌倒时头部着地,可引起头部外伤、颅内血肿,立即或在数日或数月后出现脑出血症状。

体检时要全面,导致跌倒的原因很多,往往一位患者中有多种原因存在。首先检查意识和生命体征,随后进行全身检查,重点检查着地部位及常见的受伤部位。可以估计跌倒发生的频度或严重程度,头部是否受伤、有无意识障碍、全身状况有无恶化等。

(四)心理-社会状况

在老年人群中,跌倒有反复发生并引发一种或多种程度不等的损伤的可能性,故可使人产生恐惧心理,形成"跌倒—丧失信心—更容易跌倒"的恶性循环。对老年人的身心产生负面影响,导致老年人活动受限,生活需照料、医疗费用增加,加重了老年人自身、家庭和社会的压力和负担。

(五)辅助检查

患者跌倒意外骨折,X 线或 CT 可见异常。有心脏病者心电图可见异常。可疑并发头部损伤时,行 CT 或磁共振成像(MRI)检查。怀疑低血糖要做血糖监测。

【常见护理诊断/护理问题】

(1)有受伤的危险　与跌倒有关。

(2)恐惧　与害怕再次跌倒有关。

(3)疼痛　与跌倒后损伤有关。

(4)自理缺陷　与跌倒后损伤有关。

【护理措施】

跌倒的处理原则:发现老年人跌倒后,应将其就地置于平卧位,检查意识、脉搏、呼吸和血压,询问自觉症状,作出正确判断。若情况严重,则立即拨打急救电话。须注意,情况不明时勿随意移动老年人,以免加重病情。

(一)跌倒的预防措施

1. 评估老年人的活动能力

通过"止步交谈"现象的观察、平衡功能的测试及跌倒预测指数等多项检查,筛选出易跌倒的危险人群,帮助其分析可能的诱发因素,提出预防措施,并将其分等级标记,以便于外出时得到防护照顾。

2. 改善居住环境

(1)布局　房间布局简洁,家具稳定,摆放适当,卫生间靠近卧室,紧急呼救的电话号码和电话机放置方便、易取。

(2)地面　平坦,无水,不滑,避免打蜡。卫生间洗手盆、浴缸、坐厕周围及厨房水池附近铺设防滑砖、防滑胶布或防滑垫。

(3)通道　走廊宽阔,无障碍物。

(4)楼梯间　设置照明灯、扶手,台阶平整无破损,上下台阶分明。

（5）卫生间　设置防滑垫，有扶手的坐便器。

（6）睡床　床单元高度和床垫的松软度适宜。

3. 指导日常生活

（1）穿着　衣裤鞋要合适，不穿过长、过宽会绊脚的长裤或睡衣。走动时尽量不穿拖鞋。穿拖鞋、裤、袜时坐着进行。

（2）行动与活动　走动前先站稳再起步；小步态的老年人起步时腿要抬高些，步子要大些；变换体位时动作要慢。避免从事重体力劳动和危险性活动，避免过度劳累，不要在人多的地方走动。进行日常活动时要有人照顾，外出时要有人陪同。活动不便者可使用安全的辅助工具，如轮椅、助步器等。有感知障碍者可佩戴老花镜和助听器。

（3）使用坐便器的方法　双腿站稳，双手把住扶手，然后缓慢下蹲身体。

（4）跌倒后起身的正确方法　先从仰卧位转为俯卧位，再匍匐向前爬行，慢慢移到坚实可支撑的平面并向上引伸。

（5）夜间安全防范　反应迟钝、有直立性低血压的老年人，最好在睡前将便器置于床旁。意识障碍、身材高大或睡眠中翻身幅度较大的老年人，睡眠时可在床边加床挡。发现老年人睡向床边时，应将其推向床中央。

4. 运动锻炼

规律的运动锻炼可降低 10% 的跌倒发生率。运动锻炼的形式可根据老年人的年龄、活动能力和个人兴趣选择，如散步、慢跑、运动操等。

5. 重视相关疾病的防治

积极防治可诱发跌倒的疾病，如控制高血压、心律失常和癫痫的发作，以减少和防止跌倒的发生。

6. 合理用药

避免给老年人使用易引起跌倒危险的药物，若必须使用，尽量减少用药的种类和剂量，缩短疗程，并在用药前做好宣教。

7. 心理护理

通过教育，使老年人了解自身的健康状况和活动能力，克服不服老、不愿麻烦别人的心理，在力不能及时主动向他人求助，以减少跌倒的发生。

8. 健康指导

加强社区健康教育，向跌倒高危人群、家属及照顾者讲授跌倒的危险因素、不良后果及防治措施。教导老年人定期体检，及时治疗相关疾病，不乱用药物，少饮酒。指导家属及照顾者给予老年人充足的时间进行日常活动，不要催促。

9. 对住院老年人跌倒的预防护理

为预防住院的老年人跌倒，除了做到以上措施外，还应注意以下几点。

（1）了解老年人的一般状况，既往有无跌倒史，是否存在跌倒的危险因素。

（2）对于有跌倒倾向的老年人，在其床头牌或护理病历上做醒目标记，建立跌倒预防记录单，帮助其熟悉病房和周围环境，并采取必要的安全措施。

（3）对于特殊的老年人，给予特别照顾。如将患糖尿病老年人的床单位设在靠近卫生间的位置，以利于老年人如厕。

知识链接

防跌倒口诀

起床落地慢慢来，脚未站稳步勿开。

头昏眼花快扶稳，无需勉强自主行。

善用合适助行架，步步为营稳妥当。

衣服鞋袜要合身，路面情况多留意。

年老体弱多意外，倘若行动不稳当。

跨越床栏有问题，不慎跌伤莫隐晦。

医护人员齐关心，慎防跌倒意外生。

湿滑险阻宜三思，卧床休息多忍耐。

按铃等人来解决，危险动作莫胡为。

及时护理心自宽，意外跌伤莫发生。

（二）跌倒后的护理措施

（1）观察病情　监测老年人的生命体征和神志，协助医生进行全身检查，确定有无损伤、损伤的类型及程度。

（2）针对损伤给予相应的护理　如疼痛、骨折和自理缺陷的护理。

（3）心理护理和健康指导　安慰、疏导老年人，减少老年人对跌倒的恐惧感，鼓励老年人早期活动，防止"卧床休息综合征"的发生。

第三节　疼痛

典型案例

　　王奶奶，70岁，平日身体健康。一日，王奶奶见阳光明媚，便把家里的被褥搬出来晒在院子的绳索上。因为绳索较高，所以王奶奶便搬出小板凳垫脚，由于凳子没有安放稳妥，王奶奶便从凳子上摔了下来，家人立即将其送往医院。医生检查并拍 X 线片后确定王奶奶股骨颈骨折和股骨粗隆间骨折。此时王奶奶出现髋关节部位肿胀、疼痛不已，不能站立，更不能行走，下肢短缩、屈曲和内收畸形。

请问：

1. 王奶奶可能出现了哪些问题？

2. 王奶奶适用哪种评分方法进行疼痛评分？

3. 应对王奶奶采取哪几种护理干预？

疼痛（pain）是由组织损伤或潜在组织损伤引起的不愉快感觉和情感体验。疼痛是老年人中最为常见的症状之一，老年人疼痛主要有来自骨关节系统的四肢关节、背部、颈部疼痛、头痛、肿瘤及其他慢性病引起的疼痛。各种类型的慢性疼痛在老年人中常见，会严重影响老年人的生活质量。

老年人疼痛表现：持续性疼痛发生率高于其他人群；功能障碍与生活行为受限等症状明显增加；疼痛影响老年人的活动能力，导致自理能力下降，社会交往减少，易产生孤独感；老年人疼痛经常伴有失眠、神经衰弱、忧郁、焦虑等。引发许多健康问题。

老年人疼痛的特点：老年人疼痛常有多种疾病同时并存，所以其中任何一种疾病都可以引起疼痛；老年人反应不敏感，他们有时会较少地诉说疼痛感觉和影响疼痛的因素；老年患者疼痛由不可治愈性疾病引起的较为多见。

【护理评估】

1. 健康史

（1）详细询问老年人疼痛的部位、性质、疼痛强度、发作持续时间和伴随症状。查看老年人局部有无红、肿、热、痛的炎症表现；有无肢体的功能障碍；有无生命体征的变化。

（2）询问老年人疼痛的类型和特点，评估疼痛的诱发因素和影响因素，是急性还是慢性，目前正在使用哪些药物治疗，生活在哪种环境，情绪是否稳定，从事哪种职业、工种等。

（3）明确疼痛与老年人自身存在疾病的关系。

2. 身体状况

（1）体格检查　检查老年人的意识、血压、表情、体位、姿势、营养和皮肤等。

（2）运动系统检查　对触觉敏感区域、肿胀和炎症部位的触诊；相应关节的旋转和直腿抬高试验，若疼痛再现，则有助明确病因。

（3）神经系统检查　寻找运动、感觉、自主神经功能障碍和神经损伤的体征。

3. 心理-社会状况

老年人受社会环境和心理因素的影响常伴有疼痛，如经济负担、慢性病、丧失亲人给老年人带来非特异性的痛苦感觉。

4. 辅助检查

（1）视觉模拟法（visual analogue scale，VAS） 该法比较灵敏，有可比性。具体做法：在纸上面画一条 10 cm 的横线，横线的一端为"0"，表示无痛；另一端为"10"，表示剧痛；中间部分表示不同程度的疼痛。让老年人根据自我疼痛感觉在横线上画一记号，表示疼痛的程度。评估者根据老年人标出的位置为其评出分数，临床上评定以 0~2 分为优，3~5 分为良，6~8 分为可，大于 8 分为差。

（2）数字分级法（numerical rating scale，NRS） 数字分级法用 0~10 代表不同程度的疼痛（图 10-1），"0"为无痛，"10"为剧痛。疼痛程度分级标准为"0"：无痛；"1~3"：轻度疼痛；"4~6"：中度疼痛；"7~10"：重度疼痛。

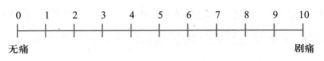

图 10-1　疼痛数字分级法

（3）主诉疼痛分级法（verbal rating scales，VRS） 0 级：无疼痛。Ⅰ级（轻度），有疼痛但可忍受，生活正常，睡眠无干扰。Ⅱ级（中度）：疼痛明显，不能忍受，要求服用镇痛药物，睡眠受干扰。Ⅲ级（重度）：疼痛剧烈，不能忍受，需用镇痛药物，睡眠受严重干扰可伴自主神经紊乱或被动体位。

（4）Wong-Baker 面部表情评分量表（face rating scale，FRS） 该法用 6 种面部表情从微笑、悲伤至哭泣来表达疼痛程度。"0"表示非常愉快，无疼痛；"1"表示有一点疼痛；"2"表示轻微疼痛；"3"表示疼痛较明显；"4"表示疼痛较严重；"5"表示剧烈疼痛。此法适合任何年龄，没有特定的文化背景或性别要求，易于掌握。对于小儿、老年人、急性疼痛或无法交流者特别适用（图 10-2）。

图 10-2　Wong-Baker 面部表情评分量表

（5）疼痛日记评分法（pain diary scale，PDS） 疼痛日记评分法是临床上常用的测定疼痛的方法。由老年人、家属或护士记录每天各时间段与疼痛有关的活动，其活动方式为坐位、行走和卧位。在疼痛日记表内注明某时间段内某活动方式，使用的药物名称和剂量。疼痛强度用 0~10 的数字量级来表示，睡眠过程按无疼痛记分（"0"）。此方法特点：① 比较真实可靠。② 便于比较疗法，方法简单。③ 便于发现老年人的行为与疼痛，疼痛与药物用量之间的关系等。

【常见护理诊断/护理问题】

（1）急、慢性疼痛　与组织损伤、血管疾病有关。

（2）焦虑　与担心治疗预后有关。

（3）睡眠形态紊乱　与疼痛有关。

（4）舒适改变　与疼痛有关。

【护理措施】

1. 心理护理

创造良好的心理环境,护理人员对老年人的疼痛表示同情和关心,耐心倾听老年人的诉说。指导家属或老年人正确使用止痛药,为老年人实施有效的非药物止痛疗法,均有助于减轻老年人的疼痛、焦虑和抑郁。

2. 饮食护理

要了解老年疼痛患者爱吃的食物及味道,调整饮食结构,增强患者食欲,保证患者的营养需求,以增强患者抵抗力对疾病疼痛的耐受性。要注意进食清淡、高蛋白、低脂易消化的食物,保持大便通畅,减轻腹胀,以免诱发疼痛。

3. 用药护理

老年人对镇痛药的治疗和毒性效应均更敏感,因此不论疼痛类型如何,均应遵循能缓解疼痛、侵入性最小、最安全的给药途径。老年人肌肉消瘦,脂肪组织少,应尽量避免肌内注射途径。在疼痛治疗前和疼痛治疗开始后均应对疼痛程度进行评估;对中到重度的疼痛、持续或复发性疼痛,按时定量给药,并兼顾突发性疼痛的治疗;老年疼痛治疗还应遵守个体化用药原则,适当地联合应用镇痛药可起协同作用,并减少每一种药物的剂量,从而减少每一种镇痛药物的副作用。适当给药,以患者不再感到疼痛难忍为准则,解除其痛苦。

【健康教育】

老年疼痛患者常因对疾病的严重程度和对治疗效果的不了解产生焦虑、恐惧等不良情绪而加重疼痛。护士应给予必要的解释和对疾病知识的宣教。把有关疼痛、疼痛的评价、使用药物及其他缓解疼痛的方法准确详细地告诉患者及家属,对患者健康教育还应纠正其错误观念,耐心解释,正确给予指导。

第四节　噎呛

典型案例

刘先生,75 岁。因脑梗死后右侧肢体活动障碍,言语不利索,住护理医院有 2 年。今日女儿带来崇明糕看望他,老伯伯很是开心,女儿一边喂食崇明糕给父亲,一边和他聊天。 刘先生吃着吃着突然面色涨红，一手呈"V"字状紧贴于颈部前喉部，表情痛苦，女儿在一旁慌成一团，不知该怎么办。

请问：

1. 该老人发生了什么情况？

2. 护士应该立即采取什么急救措施？

3. 该如何预防此种情况发生？

4. 健康指导要教会该家属哪些内容？

噎呛是指进食时，食物误入器官或卡在食管某一狭窄处压迫呼吸道或呛到咽喉部、气管，引起呛咳、呼吸困难，甚至窒息，是老年人猝死的常见原因之一。因其临床表现与冠心病类似，且发生在进食时，故易被误诊而延误抢救的最佳时机。

【护理评估】

（一）老年人发生噎呛的危险因素评估

1. 生理因素

随着年龄的增长，进入老年期，咽喉管和其他器官一样在生理形态及功能上发生退行性变化，逐步出现老化现象。咽部和食管的老化使肌肉变硬萎缩，肌纤维之间的结缔组织增生，导致咽腔扩大，食管腔则变硬，其伸展性及弹性下降，同时，因细胞的老化及细胞之间的联系失调，对食物的刺激不灵敏，兴奋性减弱，感觉和传递信息速度减弱。

2. 疾病因素

精神障碍老年人受幻觉妄想支配，出现行为紊乱，常常出现暴饮暴食，抢食和狼吞虎咽，食物咀嚼不充分及强行快速吞咽，导致大块食物堵塞呼吸道。

3. 药物因素

精神障碍老年人服用抗精神类药物治疗，药物的副作用一方面引起咽喉肌功能失调，抑制吞咽反射，使老年人出现吞咽困难；另一方面，由于药物的作用，致使老年人出现饥饿感及不知饥饱而抢食的精神症状，在集体进食时易造成急性食管堵塞。

4. 体位因素

年老或者行动不便的卧床者，平卧于床上时，食管处于水平位，若进食干燥食物（如馒头、煮鸡蛋）或黏性食物（如汤圆、粽子），吞服时易黏附于喉部引起梗阻。

5. 食物因素

引起噎呛的食物依次为馒头、鸡蛋、排骨、汤圆等。煮鸡蛋、馒头、排骨水分少，不宜咀嚼，而汤圆、粽子黏附性强，吞咽时均易引起哽噎。

（二）老年人发生噎呛的评估

1. 健康史

询问老年人平时的体位及进食的速度；日常的饮食习惯，是否喜欢边进食边聊天；是否喜欢进食汤圆、粽子、馒头这类容易引起噎呛的食物；有无精神障碍病史；有无服用易导致噎食的药物史。

2. 身体状况

很大一部分噎呛的老年人常被误认为是冠心病发作而延误了最佳抢救时机，所以一定要正确判断、评估噎食的临床表现。噎呛的临床表现可分为以下三个阶段。

（1）早期表现　因大量食物积存于口腔、咽喉前部，阻塞气管，老年人面部涨红，并有呛咳反射。由于异物吸入气管时，老年人感到极度不适，大部分老年人常常有特殊的表现：不由自主地一手呈"V"字状紧贴于颈前喉部，表情痛苦。

（2）中期表现　食物卡在咽喉部，老年人有胸闷窒息感，食物吐不出，手乱抓，两眼发直。

（3）晚期表现　老年人满头大汗、面色苍白、口唇发绀、晕倒在地，提示食物已误入气管；重者出现大小便失禁，鼻出血，抽搐，呼吸停止，全身发绀等。

3. 辅助检查

（1）反复唾液吞咽测试　这是临床上评估老年人吞咽能力简单易行的方法。具体做法：被检查者采取坐位，卧床时采取放松体位。首先，用人工唾液或 1 mL 水让老年人口腔湿润，检查者将手指放在被检查者的喉结及舌骨处，让其尽量快速反复吞咽唾液，观察 30 s 内喉结及舌骨随着吞咽越过手指，向前上方移动再次复位的次数。判断标准：30 s 内吞咽 3 次属正常；30 s 内吞咽 2 次或小于 2 次则有噎呛的风险。

（2）洼田饮水试验　让老年人端坐，喝下 30 mL 温开水，观察所需时间及呛咳情况，并对老年人吞咽能力进行分级。判断标准：1 级：能顺利地 1 次咽下；2 级：分 2 次以上，能不呛地咽下；3 级：能 1 次咽下，但有呛咳；4 级：分 2 次以上咽下也有呛咳；5 级：全量咽下困难，频频呛咳。

（3）其他　如食管吞钡造影检查等。

【常见护理诊断/护理问题】

（1）有窒息的危险　与摄食-吞咽功能减弱有关。

（2）有急性意识障碍的危险　与有窒息的危险有关。

（3）吞咽障碍　与老化、进食过快、食物过硬或过黏、疾病原因（如脑梗死、痴呆、谵妄）有关。

【护理措施】

护理的总体目标是噎呛能够得到及时处理,避免发生窒息和急性意识障碍等危险。

(一)紧急处理

1. 清醒状态下噎呛的急救

通常采用海姆立克(Heimlich)急救法,步骤如下:

(1)护士帮助老年人站立并站在老年人背后,用双手臂由腋下环绕老年人腰部。

(2)一手握拳,将拳头的拇指方向放在老年人胸廓下段与脐上的腹部部分。

(3)用另一手握住该拳,肘部张开,用快速向上的冲击力挤压老年人腹部。反复重复多次,直至异物吐出。

2. 无意识状态下噎呛的急救

将老年人置平卧位,肩脚下方垫高,颈部伸直,摸清环状软骨下缘和环状软骨上缘的中间部位,即环甲韧带(在喉结下),稳准地刺入一个粗针头(12~18号)于气管内,暂时缓解缺氧状态,以争取时间进行抢救,必要时配合医师行气管切开术。

(二)一般护理

1. 体位

采取半卧位、侧卧位。

2. 呼吸道护理

噎呛后应仔细清理呼吸道,并定时帮助老年人翻身、拍背。指导老年人有效咳嗽、排痰,以保持呼吸道通畅。注意进食 30 min 内不进行吸痰等操作,避免诱发恶心、呕吐。

3. 饮食护理

(1)食物要求:① 避免容易噎呛的食物,如鱼刺、骨头、年糕等。② 对脑卒中等有吞咽困难的老年人,给予半流质饮食。③ 对偶有呛咳的老年人,合理调整饮食种类,以细、碎、软为原则,温度适宜。

(2)进食指导:① 尽量取坐位,上身前倾15°,卧床老年人进餐后,不要过早放低床头。② 对于进食慢的老年人不要催促。③ 鼓励少食多餐、细嚼慢咽。④ 对于发生呛咳的老年人,间隙时可用汤匙将少量食物送至舌根处,让老年人吞咽,待老年人完全咽下张口确认无误后再送入第二口食物。⑤ 频繁呛咳且严重者应停止进食。

（三）心理护理

当噎呛发生后,要及时稳定老年人情绪,安慰老年人以缓解其紧张情绪。引导其接受由于吞咽障碍导致进食困难的现实,并告知老年人可以通过有效的预防措施来防止噎呛的发生,消除焦虑、恐惧的心理。

【健康教育】

噎呛的健康指导对象包括老年人及其照护人员。

1. 现场应急指导

（1）当老年人出现呛咳时,立即协助低头弯腰,身体前倾,下颌朝向前胸。

（2）如果食物残渣堵在咽喉部危及呼吸时,老年人应再次低头弯腰,喂食者可在其左右肩胛骨之间的部位快速连续拍击,使残渣排出。如果仍然不能取出,取头低足高侧卧位,以利体位引流;撑开口腔,清理口腔的分泌物和异物,以保持呼吸道通畅。同时,应尽早呼叫医务人员抢救。

知识链接

患者误吸护理应急处理流程

患者发生误吸

↓

呼叫并立即使患者仰卧、头低脚高

↓

叩拍背部

↓

清除口腔内异物（食物、痰液、呕吐物等）

↓

遵医嘱实施各种抢救措施

↓

观察生命体征

↓

做好抢救护理记录

↓

通知家属并向家属交代病情

↓

预防再次发生

2. 学习掌握海姆立克急救法

教会老年人及照料人员海姆立克急救法。

海姆立克急救法

老人清醒状态下发生噎呛

(迅速判断:发现进食中或进食刚结束的老年人突然面色青紫,双眼直瞪,双手乱抓)

↓

照护人员要大声呼叫、按下床旁呼救装置,并迅速徒手清除老年人口腔内积存的食物

↓

照护人员扣拍老年人背部,鼓励老年人连续用力咳出食物

↓

老年人无法自行咳出食物时,照护人员要采用海姆立克急救法紧急现场处理

↓

照护人员帮助老年人站立并站在老年人背后,用双手臂由腋下环绕老年人腰部

↓

照护人员一手握拳,将拳头的拇指方向放在老年人胸廓下段与脐上的腹部

↓

用另一手抓住拳头,肘部张开,用快速向上的冲击力挤压老年人腹部

↓

反复重复多次,直至异物吐出

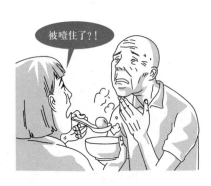
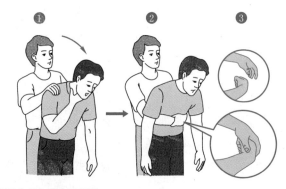

海姆立克急救法示意图

3. 吞咽功能锻炼指导

(1)面部肌肉锻炼 包括皱眉、鼓腮、露齿、吹哨、敛牙张口、顺唇等。

(2)舌肌运动锻炼 伸舌,使舌尖在口腔内左右用力顶两颊部,并沿口腔前庭沟做环转运动。

(3)软腭的训练 张口后用压舌板压舌,用冰棉签于软腭上做快速摩擦,以刺激软腭,嘱老年人发"啊"声音,使软腭上抬,利于吞咽。

通过上述方法,促进吞咽功能的康复或延缓吞咽功能障碍的恶化,以防噎呛再发生。

第五节　压疮

典型案例

　　周先生,72 岁。 因左侧肢体偏瘫长期卧床,大小便失禁,住院 2 周。 晨间交班发现骶尾部有约 3 cm × 4 cm 皮肤呈紫红色,触之局部有硬结,并见表面有数个大小不一水疱。

　　请问:

　　1. 该患者出现了什么并发症?

　　2. 该患者压疮属于哪一期?

　　3. 如何进行护理?

　　压疮(pressure ulcer)是身体局部组织长期受压,血液循环障碍,局部组织持续缺血、缺氧,营养缺乏,致使皮肤失去正常功能而引起的组织破损和坏死。压疮最早称为"褥疮"(bedsores)。引起压疮最重要、最根本的因素是由于压力而造成局部组织缺血、缺氧,故称为"压力性溃疡",简称"压疮"。

　　老年患者由于机体生理功能减退、皮肤抵抗力下降及所患疾病的影响,尤其长期卧床、生活不能自理者,是压疮的高危人群之一。一旦发生压疮,给患者增加痛苦,严重者可因继发感染引起败血症而危及生命。同时也给社会带来沉重的经济压力与医疗负担。因此,加强对老年患者的皮肤护理,以预防和减少压疮的发生。

【护理评估】

　　积极评估压疮患者情况,避免压疮的危险因素,科学精心的护理可将压疮的发生率降到最低程度。

(一)压疮发生的原因

1. 压力因素

　　当持续性的垂直压力超过毛细血管压(正常为 16 ~ 32 mmHg)时,组织会发生缺血、溃烂坏死。压疮不仅可由垂直压力引起,而且也可由摩擦力和剪切力引起,通常是 2 种或 3 种力联合作用引起。

　　(1)垂直压力　对局部组织的持续性垂直压力是引起压疮的最重要原因。压疮的形成与压力的大小和持续的时间有密切关系。压力越大,压力持续时间越长,发生压疮的概率就越高。如果压力高于 32 mmHg,并持续作用不缓解,组织就会发生缺氧,血管塌陷、形成血栓,出现压疮。

(2)摩擦力 摩擦力是由两层相互接触的表面发生相对移动而产生。摩擦力作用于皮肤时,易损伤皮肤的角质层。过度潮湿(出汗、伤口引流、大小便失禁等)可增加皮肤的摩擦力。患者在床上活动或坐轮椅时,皮肤随时都可受到床单和轮椅表面的逆行阻力的摩擦。皮肤擦伤后,受潮湿、污染而发生压疮。

(3)剪切力 剪切力是施加于相邻物体的表面,引起相反方向的进行性平滑移动的力量,是引起压疮的第二位原因。剪切力只要持续存在>30 min,即可造成深部组织的不可逆损害。剪切力与体位有密切关系,最常发生在患者取半卧位时,是骶骨压疮的主要原因。抬高床头时,骶尾部皮肤与骶骨错位,血管扭曲受压而产生的局部血液循环障碍。剪切力比垂直方向的压力更具危害性。

2. 局部潮湿或排泄物刺激

皮肤经常受到汗液、尿液、各种渗出、引流等刺激而变得潮湿,出现酸碱度改变,致表皮角质层的保护能力下降,皮肤组织破溃。

3. 营养状况

营养状况是影响压疮形成的一个重要因素。营养摄入不足,蛋白质合成减少,出现负氮平衡,皮下脂肪减少,肌肉萎缩。一旦受压,骨隆突处皮肤要承受外界压力和骨隆突处对皮肤的挤压力,受压处缺乏肌肉和脂肪组织的保护,容易引起血液循环障碍,出现压疮。过度肥胖者卧床时,体重对皮肤的压力较大,易发生压疮。水肿的皮肤由于弹性、顺应性下降,更易受损伤,同时组织水肿使毛细血管与细胞间距离增加,氧和代谢产物在组织细胞的溶解和运送速度减慢,皮肤出现营养不良,易发生压疮。

4. 年龄

老年人皮肤松弛干燥,缺乏弹性,皮下脂肪萎缩、变薄,皮肤易损性增加。

5. 体温升高

体温升高时,机体新陈代谢率增高,组织细胞对氧的需要量增加,加之局部组织受压,使已有的组织缺氧更加严重。因此,伴有高热的严重感染者有组织受压的情况时,发生压疮的概率升高。

6. 矫形器械使用不当 老年骨折应用石膏固定和牵引时,限制了患者身体的活动。特别是夹板内衬垫放置不当、石膏内不平整或有渣屑、矫形器械固定过紧或肢体有水肿时,容易使肢体血液循环受阻,导致压疮发生。

(二)发生压疮的人群

1. 压疮的高危人群

高危人群包括老年慢性病患者,心血管及血管外科手术、急性骨科创伤、重症加强护理病房(ICU)患者,脊髓损伤患者,年轻的伤残者,严重认知功能障碍的患者及疾病终末期患者等。

2. 压疮的易感人群

易感人群包括:① 神经系统疾病患者。② 老年人。③ 肥胖者。④ 身体衰弱、营养不佳者。⑤ 水肿患者。⑥ 疼痛病患者:处于强迫体位,活动减少。⑦ 石膏固定患者:翻身活动受限。⑧ 大小便失禁患者。⑨ 发热患者。⑩ 使用镇静剂的患者:自身活动减少。

(三)压疮的好发部位

压疮多发生在长期受压的缺乏脂肪组织保护、无肌肉包裹或肌层较薄的骨隆突处。最好发的部位:骶尾部。好发部位与卧位有密切的关系,随卧位的不同亦有所不同。

（1）仰卧位　好发于枕骨粗隆、肩胛部、肘、脊椎体隆突处、骶尾部、足跟。

（2）侧卧位　好发于耳郭、肩峰、肘部、髋部、膝关节内外侧、内外踝处。

（3）俯卧位　好发于面颊部、耳郭、肩部、女性乳房、男性生殖器、髂嵴、膝部、足趾处。

（4）坐位　好发于坐骨结节处。

(四)压疮的危险因素评估

护士可通过评分方式对患者发生压疮的危险性进行评估,目前常用的评估法有Braden 评分法和 Norton 评分法等。

（1）Braden 评分法　Braden 评分法是目前国内外用来预测压疮发生的最常见的方法之一(表 10-1),其分值越少,发生压疮的危险性越高。评分≤12 分,属于高危患者,应积极采取相应的护理措施,实施重点预防。

表 10-1　Braden 评分表

项目	分值			
	4 分	3 分	2 分	1 分
感觉	正常	轻度丧失	严重丧失	完全丧失
潮湿	很少潮湿	偶尔潮湿	十分潮湿	持久潮湿
活动	活动自如	扶助行走	依赖轮椅	卧床不起
行动能力	不受限制	轻度限制	严重限制	完全不能
营养	良好	中等	不良	严重不良
摩擦力和剪切力	无	无明显	有潜在危险	有

（2）Norton 评分法　Norton 评分法是公认的预测压疮发生的有效的评分方法（表 10-2），特别适用于评估老年人，其分值越少，发生压疮的危险性越高。评分≤14分，提示易发生压疮。

表 10-2　Norton 评分表

项目	分值			
	4分	3分	2分	1分
神志	清醒	淡漠	模糊	昏迷
运动	运动自如	轻度受限	重度受限	运动障碍
活动	活动自如	扶助行走	依赖轮椅	卧床不起
用药情况	未使用镇静剂或类固醇	使用镇静剂	使用类固醇	使用镇静剂和类固醇
排泄	能控制	尿失禁	大便失禁	大小便失禁
体温/℃	36.6~37.5	37.5~38	38~38.5	>38.5
营养	良好	一般	差	极差
循环	毛细血管再灌注迅速	减慢	轻度水肿	中度至重度水肿

【常见护理问题】

有皮肤完整性受损的危险。

【护理措施】

（一）压疮的防范措施

预防压疮主要包括 2 步：① 识别处于危险状态的患者；② 对已经识别为处于危险的患者采取有效的预防策略。有效的预防策略包括：识别危险因素、降低压力作用、评估营养状态、避免过多的卧床休息和长期的坐位、保持皮肤的完整性等。

1. 避免局部组织长期受压

（1）定时翻身　间歇性解除压力是有效预防压疮的关键。重视患者的体位变换，每 2 h 翻身 1 次，建立床头翻身记录卡。翻身后应记录时间、体位及皮肤受压情况；翻身时避免拖拉，并做好交接班。配合使用充气式压疮床垫临床效果比较好。

（2）保护骨隆突处和支持身体空隙处　患者处于各种卧位时，应采用软枕或其他设施垫于骨突处，以减少所承受的压力，保护骨突处皮肤。

（3）正确使用石膏、绷带及夹板固定　对使用石膏、绷带及夹板固定的患者，应随时观察局部状况及指（趾）甲颜色、温度的变化，认真听取患者反映，适当调节松紧。衬垫应平整、柔软，如发现石膏绷带过紧或凹凸不平，应立即通知医生，及时调整。

2. 避免摩擦力和剪切力

患者平卧位时床头抬高以不超过 30°为宜。如需半卧位时,为防止身体下滑移动,可在足底部放一软垫,并屈髋 30°,在腘窝下垫软枕。长期坐椅时应适当约束,防止患者身体下滑。协助患者翻身、变换体位或搬运患者时应将患者的身体抬离床面,避免拖、拉、推等动作,以免形成摩擦力而损伤皮肤。使用的便盆不应有损坏,使用时应协助患者抬高臀部,不可硬塞、硬拉,必要时在便盆边缘垫以软纸、布垫或撒滑石粉,防止擦伤皮肤。

3. 保护患者的皮肤

床铺应保持清洁、干燥、平整、无碎屑。根据需要每日用温水清洁患者皮肤。对易出汗、大小便失禁的患者,应加强皮肤清洁,及时更换床单及衣服。

4. 改善机体营养状况

对易出现压疮的患者,应给予高蛋白质、高热量、高维生素饮食,保证营养平衡。维生素 C 和锌在伤口愈合中起着很重要的作用,对易发生压疮的患者应给予补充。另外,水肿患者应限制其水和钠盐的摄入;脱水患者应及时补充水和电解质;不能进食患者给予鼻饲;若严重营养不足时给予静脉营养,输注人血清蛋白注射液或脂肪乳溶液等。

5. 鼓励患者活动

在不影响疾病治疗的情况下,鼓励患者采用静动结合的方式活动。昏迷、瘫痪的老年患者,协助做肢体的主动或被动运动,以维持关节的活动性和肌肉张力,促进机体的血液循环,减少压疮的发生。

(二)压疮的治疗及护理

1. 全身治疗

积极治疗原发病,增加营养和全身抗感染等。

2. 局部治疗和护理

根据局部解剖组织的缺失量压疮分为Ⅰ~Ⅳ期。2007 年美国国家压疮指导委员会(NPUAP)在此分期的基础上,增加了可疑深部组织损伤和不可分期。

(1)Ⅰ期压疮 在骨隆突处的皮肤出现压之不退色的局限性红斑,但皮肤完整。深色皮肤可能无明显的苍白改变,但其颜色可能与周围皮肤不同。治疗:减少摩擦,减轻局部压力,避免潮湿和排泄物对皮肤的刺激。改善局部供血供氧。加强营养摄入,增强机体抵抗力。

(2)Ⅱ期压疮 表皮和真皮部分缺失,临床表现为粉红色的擦伤、完整的或破裂的充血性水疱或表浅的溃疡。治疗:小水疱注意保护,大水疱用无菌注射器抽取液体,保留疱皮。渗液少时可选用水胶体敷料,渗液多时可选用藻酸盐等敷料。

（3）Ⅲ期压疮　全层伤口，失去全层皮肤组织，除了骨、肌腱或肌肉尚未外露外，可见皮下组织。有坏死组织脱落，但组织缺失的深度不明确。可能有潜行和窦道。治疗：可选用水凝胶类敷料自溶清创，同时可选用藻酸盐类敷料吸收渗液控制感染。

（4）Ⅳ期压疮　全层伤口，失去全层皮肤组织伴骨、肌腱或肌肉外露。局部可出现坏死组织脱落或焦痂。通常有潜行和窦道。治疗：可选用银离子抗菌敷料达到抑菌作用或负压创面治疗（SWCT）加快肉芽组织的生长。

（5）可疑的深部组织损伤　皮下软组织受到压力或剪切力的损害，局部皮肤完整但可出现颜色改变如紫色或褐红色，与周围组织比较，这些受损区域的软组织可能有疼痛、硬块、有黏糊状的渗出、潮湿、发热或冰冷。治疗：需谨慎处理，严禁强烈和快速的清创，早期可使用水胶体敷料，使表皮软化，起到自溶性清创作用。

（6）不可分期　全层伤口，失去全层皮肤组织，溃疡的底部有腐痂（黄色、黄褐色、灰色、绿色或褐色）和（或）痂皮（黄褐色、褐色或黑色）覆盖。清创是基本的治疗原则，足跟部稳定的干痂予以保留。伤口的处理必须有完整的评估、制订方案、处理、再评估的过程，以选择合适的治疗方案，选取合适的敷料。

还可利用纯氧抑制疮面厌氧菌的生长，提高疮面组织供氧，改善局部组织有氧代谢。通过吹氧使疮面干燥，促进结痂，有利于愈合。方法是用塑料袋罩住疮面，固定牢靠，通过一小孔向袋内吹氧，氧流量为 $5\sim6$ L/min，每次 15 min，每日 2 次。治疗完毕，疮面用无菌纱布覆盖或暴露均可。对分泌物较多的疮面，可在湿化瓶内放 75% 乙醇，使氧气通过湿化瓶时带出一部分乙醇，起到抑制细菌生长，减少分泌物，加速疮面愈合的作用。

感染的疮面应定期做细菌培养及药物敏感试验；对大面积深达骨骼的压疮，应配合医生清除坏死组织，行植皮修补缺损组织，以缩短压疮病程，减轻患者痛苦。

【健康教育】

对患者、家属及照护者进行卫生宣教，介绍压疮发生、发展及治疗护理的一般知识，如经常改变体位、定时翻身；经常自行检查皮肤状况，保持患者的皮肤及床褥的清洁卫生等，使患者、家属及照护者掌握预防压疮的知识和技能，能积极参与预防压疮的护理活动。

知识链接

压疮预防护理路径

护理体检→检查患者皮肤情况并做好记录

↓

评估患者→确认"压疮高危患者"→实施全程监控

↓

填写"压疮预报表"→交护士长　→做好压疮高危因素的确认

　　　　　　　　　　　　　　　→指导督促,落实防范措施

　　　　　　　　　　　　　　　→定期跟踪做好记录

↓

预防措施：→建立翻身卡,每 2 h 翻身 1 次

　　　　　→保持床单位清洁、干燥、平整

　　　　　→使用气垫床

　　　　　→加强肢体被动活动

　　　　　→避免推、拉,以防皮肤损伤

　　　　　→做好饮食护理,加强营养

↓

安全指导　→对患者、家属及照护者进行预防压疮的知识指导

↓

记录

第六节　性需求

典型案例

> 　　侯爷爷,63 岁,老伴高奶奶 59 岁,平素身体健康。 近一年侯爷爷依次被检查出患了冠心病、心绞痛和前列腺肥大,侯爷爷因担心性生活对身体造成不良影响,与老伴协商停止性生活,高奶奶也因为担心老伴而同意。
>
> 　　请问:
>
> 　　1. 你认为侯爷爷和老伴高奶奶还可以有正常的性生活吗? 为什么?
>
> 　　2. 若侯爷爷再过性生活,需要从哪些方面进行指导?

　　性是人类的基本需要,常反映个体间的关系,影响到人们的身心健康。马斯洛的基本需要层次理论指出,性的重要性与空气、食物相当。人们可通过性活动而满足其爱与被爱、尊重与被尊重等较高层次的需要。人类对性的需求不会因为年龄的增长而迅速下滑,也不会因为疾病而消失。健康的性生活包括以许多不同的方式来表达爱及关怀,而不只是性交而已。性生活有两种类型,一是性交型,二是性接触型。对于老年人来说,往往只需要一些浅层的性接触就可以获得性满足,例如彼此之间的抚摩、接吻、拥抱等接触性性行为。适度、和谐的性生活对于老年夫妻双方的生理与心理、社会健康都有好处,而且这种好处是日常生活中其他方式所不能取得

的。对克服老年抑郁症、预防脑老化、预防前列腺增生等起到积极作用。因此,护理人员对性应有正确的观念和态度,了解老年人的性需求及影响因素,以协助其提高生活质量。

【护理评估】

(一)影响老年人性生活的因素

1. 老年人的生理变化

老年人在外观上出现了明显的变化,如头发变白稀疏、皮肤有皱纹或出现斑点、驼背、缺牙等,女性则有乳房下垂等,这些改变常影响老年人的心理,可直接或间接影响老年人的性生活。更重要的是老年人由于正常老化,性激素分泌减少,性器官衰退,性反应变慢,均不同程度地影响老年人的性功能,但不会导致无法进行性行为或无法感受性生活的美好。

2. 老年人常见疾病

有心肌梗死、慢性阻塞性肺疾病、糖尿病及泌尿生殖系统疾病的患者或其配偶常认为性生活会导致疾病的复发甚至死亡。心肌梗死的老年人对性活动常会出现害怕的心理,担心心脏是否能负荷这样的活动,但有研究显示,在性交时或性交后很少发生心源性死亡。适当的性活动反而可使老年人得到适度活动的机会,并使身心放松。

女性糖尿病患者可由于阴道感染导致不适或疼痛,而男性患糖尿病老年人患勃起功能障碍的可能性是普通人的 2~5 倍,但其性欲不受影响;患关节炎老年人常苦于肢体活动上的不舒适或不便;前列腺增生的老年人常害怕逆向射精;轻度的前列腺炎在射精后可能会引起会阴部疼痛;在患帕金森病老年人中,由于神经症状的存在,可引起阳痿;患有慢性阻塞性肺疾病的老年人,由于气短往往会妨碍正常的性生活。另外,一些药物的副作用也常是影响性功能的重要因素,较明显的药物包括抗精神病药、镇静催眠药物等,能抑制个体的性欲。因此,护理人员在评估药物治疗效果或了解患者自行停药原因时,应考虑这方面的可能性。

3. 老年人与性有关的知识、态度

社会上常流传许多误解,例如,性是年轻人的事,老年人仍有性需求或性生活简直就是"老不正经";老年人射精易伤身,导致身体虚弱;女性在停经后性欲就会停止等,这些观念无形中让老年人对性生活望而却步。由于缺乏相关的知识,多数老年人不了解正常老化对性能力的影响,因而降低了性生活的兴趣。甚至有些老年人对这些改变感到恐慌,认为自己的性能力已经或将会丧失,因而停止性生活,不再与伴侣有身体上的亲密接触。还有些由于退休丧失了社会角色,就认为自己也应从性生活中退出等。因此,消除这些误区是解决老年人性问题的关键,也是护理人员必须要面对的问题。

4. 他人的影响

老年夫妻间的沟通和双方参与对性需求的满足起到关键性的影响作用。夫妻中如果有一方沉溺于孩子、事业或其他,而忽略了另一方的性需求,对自己的配偶不再显示性兴趣或性关注,就很容易导致对方受到伤害。另外,目前我国的养老方式仍以家庭养老为主,多数老年人由其子女照顾,而子女们很少顾及老年人这方面的需求,有些老年夫妻由不同的子女进行赡养而长期处于分居状态。有的家庭由于居住条件有限,老年夫妻往往要同孙辈同居一室,不能保证私人空间。寡居或鳏居老年人的性需求是目前老年人护理中的一大难题,老年人再婚面临许多问题而比较困难。

5. 社会文化及环境因素

有许多现实的环境与文化因素影响老年人的性生活。如养老机构中房间的设置往往忽略老年人的居住环境,即使是夫妻同住的房间也只是放置两个单人床,衣服常没有性别样式的区别,或浴室、厕所没有男女分开使用的安排,这些都不利于性别角色的认同。其他,如中国传统的面子、羞耻等价值观都是老年人可能面临的问题。

(二) 对老年人性生活的评估

1. 健康史

主要了解老年人及配偶或性伴侣的一般资料、性认知、性态度、性别角色及自我概念,以及其婚姻状况、宗教信仰、疾病史及性生活史,还应包括性生活现状,如性欲、性频率、性满意次数、性行为成功次数等。了解老年人对治疗或咨询的期望,以免其出现过高的期望或错误的期待。

2. 身体状况

男性的性欲减退、勃起迟缓或硬度减弱、勃起持续时间变短;女性的阴道壁变得干燥、萎缩,阴道内的酸性分泌物变少,性欲障碍、性交痛、性高潮障碍及阴道痉挛。

3. 心理-社会状况

老年人多不会主动表达性问题,在出现性功能障碍时往往有自卑、焦虑和无助感。

4. 实验室及其他检查

可通过相应的检查来协助确认老年人的性生活是否存在问题。

(三) 护理人员的态度及准备

在处理老年人的性问题时,护理人员应掌握正确的性知识,了解不同的社会文化及宗教背景,能坦诚、客观地面对性问题,并注意真诚地尊重老年人的个人及家庭。

（四）评估性问题的注意事项

护理人员在评估过程中必须仔细,并具有专业的敏感度,同时应尊重老年人的隐私权。一般情况下,老年人多不会主动地表达有性问题方面的困扰,有些会从睡眠情形不佳如失眠或表现焦虑不安的现象等问题谈起;有些则习惯从"别人"的问题谈起;有些则需要用较含蓄的语言来沟通,如"在一起""那事儿"等。这时就要求护理人员应有相应的倾听与沟通技巧。在评估中,若遇到老年人几乎没有性生活或频率异常时,不能露出惊讶表情或做草率的判断,不能用频率的高低来衡量老年人的性生活是否正常。

总之,护理人员应具有专业知识,以专业态度和沟通技巧发现问题。在确认问题的性质后,还应评估自己是否有能力处理,是否需要转介给其他专业人员,如性治疗师、婚姻咨询家等。

【常见护理诊断/护理问题】

性生活形态改变:与性功能的衰老性改变,药物的副作用,慢性器质性疾病及对老年性生活的错误认识,社会文化、环境的影响有关。

【护理措施】

1. 一般指导

帮助老年人树立正确的性观念。鼓励和促进老年人与其配偶或性伴侣之间的沟通,相互理解和信任。提醒老年人注意外观形象,保持良好的精神状态,在服装、发型上应注意性别角色的区分。营造舒适的环境,选择合适的时间,采取多种方式获得性满足。提醒老年人注意性卫生指导,包括性生活频度的调适、性器官的清洁及性生活安全等。

2. 对患病老年人的指导

（1）心脏病　　可由专业的心肺功能检测决定老年人是否能承受性交的活动量,避免在劳累时或酒后进行性交,防止心脏的负担过重。急性心肌梗死、心力衰竭、冠状动脉旁路移植术后患者,禁欲时间长短听从医生意见。有心绞痛的老年患者应该在一种放松的状态下进行性生活,可在医生的指导下配合用药,如在性活动前 15～30 min 服用硝酸甘油,预防或缓解心绞痛的发生。

（2）呼吸功能不良　　此类老年人平时应加强呼吸功能锻炼,学会在性活动中应用呼吸技巧来提高氧的摄入和利用,也可在性生活前吸氧或使用气雾吸入剂,以提高老年人的安全感。

（3）勃起功能障碍（erectile dysfunction，ED）　　ED 特指在 50% 以上的性交过程中,不能维持足够的勃起而进行满意性交。ED 发生率随年龄增加而不断增高,是老年男性常见的性问题。老年 ED 多为器质性的,而非心理性的,但心理因素会加重病情。医学上有多种方法可以协助患 ED 的老年人改善其性功能,如真空吸引器、使用前列腺素注射、人工阴茎植入、药物使用等。应帮助 ED 患者获得性伴侣的支持、理解和专业人员的指导。

（4）其他　对前列腺肥大老年人,应告之逆向射精是无害的,不必产生恐惧;患关节炎老年人可由改变姿势或适当服用镇痛剂等方法来减轻不适的程度,或在事前 30 min 泡热水澡,可使关节肌肉达到放松舒适的状态。

【健康教育】

对老年人及其配偶、照顾者进行有针对性的性知识教育,正视老年人的性需求,帮助老年人树立正确的性观念,积极面对性生活中出现的问题。

知识链接

协助老年 ED 患者改善性功能的医学办法

1. 真空吸引器

使用时将吸筒套在阴茎上,吸成真空,强迫血液流入阴茎海绵体,造成充血,再以橡皮套套入阴茎根部,造成持续性效果。每次使用不可超过 30 min,以免造成异常勃起。这种方法需经专业人员协助和指导下才可使用。

2. 前列腺素注射

此方法是将前列腺素自行注射到海绵体,注射后 5~10 min 开始生效,持续时间 30~40 min,在时间的掌握上若较佳,较易达到彼此满意的状态。

3. 人工阴茎植入

将人工阴茎以手术方式植入,术后需在专业人员的指导下练习正确的操作技术,一般在 6 周后才可恢复性生活。

4. 药物使用

常见的口服药物有西地那非(sildenafil,即伟哥),在受到性刺激的前提下可帮助老年 ED 患者产生勃起。但西地那非与硝酸酯类药物一起使用时,能引起严重的低血压,因此服用硝酸酯类药物的老年 ED 患者禁用西地那非。在选择口服药物前需确认老年人对药物有正确的认识,且能够严格执行医嘱用药,避免造成不必要的伤害。

本章小结

老年期是人生命过程中的一个重要阶段,也是特殊时期。老年人身体的各个系统和器官都出现与衰老有关的退行性改变。伴随着身体的老化,各系统和器官的功能受到不同程度的影响,导致出现用药安全、跌倒、疼痛、噎呛、压疮、性需求等方面的问题。这些问题不仅给老年人带来身体上的损害,也给老年人心理上带来严重的影响。护理人员应与老年人和照料者共同努力,尽量避免这些问题的发生或尽早发现问题,并及时采取有效的护理措施,使老年人的生活质量得到保证,促进老年人身心健康,推动社会发展。

思 考 题

1. 如何预防和控制药物不良反应的发生?
2. 简述老年人安全用药的原则。
3. 怎样对老年人进行安全用药指导?
4. 简述老年人安全用药的护理。
5. 怎样有效预防老年人跌倒?
6. 如何对老年人进行跌倒、疼痛的健康教育?
7. 老年人跌倒的危险因素有哪些?
8. 对老年人的疼痛怎样进行评估?
9. 你认为老年人跌倒、疼痛的不良影响有哪些?
10. 简述老年人发生噎呛的紧急处理。
11. 怎样有效预防老年人压疮?
12. 老年人发生压疮的危险因素怎样进行评估?

(李严慧　李翠华)

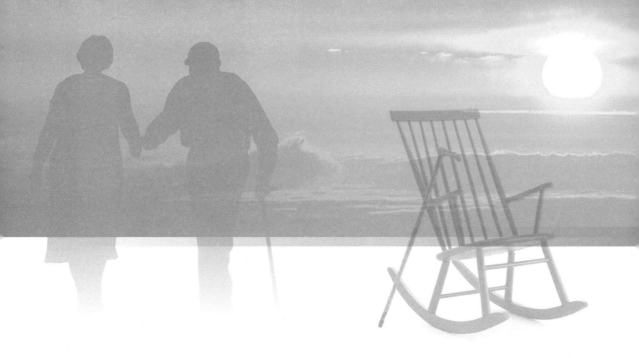

第十一章　老年人的康复护理

学习目标

1. 掌握老年康复护理的技术和原则。

2. 熟悉老年人常见慢性病的康复疗法和康复器具。

3. 了解老年康复护理的对象、内容、目标和原则。

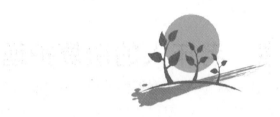

第一节　老年康复护理概述

康复护理学(rehabilitation nursing)是护理专业中的一个新领域,也是一门新兴的学科,它与康复医学、康复治疗学、临床护理既紧密联系,又有所区别。康复护理是护理人员和其他康复专业人员一起,以康复的整体计划为依据,以最大限度恢复功能、减轻残障为目标,从护理的角度帮助康复对象在机体、心理、社会等方面的能力得到最大限度的提高。康复护理除包括一般基础护理内容外,还运用各科专门的护理技术,帮助患者最大限度恢复机体功能。开展老年人的康复,改善老年患者的功能障碍,对提高老年人生活自理能力、提高生存质量具有重要意义。随着社会经济的快速发展和人们对生存质量要求的不断提高,康复护理越来越得到社会各界的极大重视,成为各种老年病的护理内容之一。

一、老年康复护理的对象

老年康复护理的对象主要是因疾病和损伤而导致的各种功能障碍老年患者。

(1)由各种慢性病所致的功能障碍者,如肢体活动障碍、视觉障碍、听觉障碍和语言障碍、内脏障碍(呼吸系统、循环系统、肾及其他脏器)、精神疾患等。其中致残率较高需要特殊康复医疗的疾病包括有脑卒中后偏瘫、失语,脊柱外伤后截瘫,骨折及截肢,慢性骨关节疾病,慢性阻塞性肺疾病,以及长期卧床引起的并发症如肌萎缩、关节挛缩、压疮等。

(2)年老体弱身体机能低下者。

(3)急性创伤或手术后的老年患者,如骨科手术的早期康复。

二、老年康复护理的目标

针对老年人所特有的疾病特点、心理和生理变化,老年康复护理的目标是:配合治疗实施护理措施,促进疾病的痊愈;预防并发症,缩短病程,减少痛苦;预防疾病和意外伤残的发生,达到病而不残;恢复因伤致残老年人的日常生活活动能力,提高生活自理能力;给予老年患者心理支持,减少或避免精神和心理上的伤害;提高老年人生活质量,促其尽早回归家庭和社会。

第二节　老年康复护理内容

一、老年康复护理评估

为了使整个康复治疗和护理计划顺利进行,康复专业人员和相关护士应对老年人健康状况进行评估。康复护理评估内容是在老年人健康评估的基础上进行康复特有问题的评估。康复特有问题的评估常由康复医学专业的相关专业人员进行康复评定。老年人的康复护理评估时重点关注下列几个方面。

知识链接

康 复 评 定

康复评定(rehabilitation assessment)又称为康复诊断,是指在临床检查的基础上对病、伤、残者的功能及其水平进行定性、定量分析,并形成结论和障碍诊断的过程。康复评定有别于疾病诊断,不是寻找疾病的病因和诊断,而是客观地评价功能障碍的性质、部位、严重程度、发展趋势、预后和转归。康复评定是康复治疗的基础,没有评定就无法规划治疗,无法评价治疗效果。康复评定一般分为初期、中期、末期评定,在康复治疗前、中、后期,对患者进行与康复治疗相关的功能评定。评定指导治疗,治疗检验评定。

1. 运动相关功能评估

运动相关功能的评估包括肌力评定、关节活动度检查、步态检查、协调与平衡能力等,具体参见《康复护理学》类相关书籍。由于老年人中枢神经系统疾病或其他神经退行性疾患、其他疾病的慢性并发症、患者的整体健康水平、对运动的主观想法等,可导致患者出现肌力及肌张力增高或低下的现象;另外由于老年患者骨关节或肌肉的伤病、神经系统损伤,可发生关节活动范围、步态及平衡协调能力的障碍。

2. 感知觉功能评估

老年人感知觉功能的评估包括感觉功能评定和知觉评定。感觉功能评定包括浅感觉、深感觉和复合感觉的评定;知觉评定包括身体构图障碍、空间关系障碍等各种类型障碍的评定,具体参见《康复护理学》类相关书籍。老年患者往往由于神经系统病变或其他疾病的慢性并发症等而出现感知觉障碍,通过对老年人耐心、细致的感觉检查可发现其有无感知觉障碍及感觉障碍的分布、性质、程度等,防止意外事件,并为治疗和康复护理提供依据。

3. 认知功能评估

认知功能评估的内容与方法参见本书第三章内容。意识状态常用格拉斯哥

（Glasgow）评分法测试；智商水平常用韦氏成人智力评价表或精神状态简易速检表（mini mental state examination，MMSE）；常用记忆测验量表有韦氏记忆量表（Wechsler memory scale，WMS）、临床记忆量表和 Rivermead 行为记忆实验（Rivermead behavioural memory test，RBMT）。

4. 言语-语言功能评估

（1）失语症　多由于老年人脑血管疾病或颅脑损伤导致大脑半球的语言中枢损伤，表现为老年人理解和运用语言符号能力障碍，有听、说、读、写、计算等多种语言形式的缺陷。

（2）构音障碍　老年人多表现为由神经肌肉病变引起的构音器官运动障碍，表现为发音不准，吐字不清，语调、语速异常等症状。

（3）听力障碍所致的言语障碍　获得言语之后的听觉障碍的处理要靠助听器等进行听力补偿。

5. 吞咽功能评估

人的吞咽过程分为 5 个阶段：口腔前期、口腔准备期、口腔期、咽期和食管期。口腔前期是通过视觉和嗅觉感知事物，用餐具将食物送至口中。口腔准备期是患者张口，将食物保持在口腔内。口腔期是将食物向咽部推动。咽期，软腭上抬、关闭鼻腔、声门关闭，气道关闭防止误吸，食团经喉穿过，咽蠕动挤压食团，通过咽下移向环咽肌，环咽肌位于食管上部，放松时食团可通过。食管期，食管产生蠕动波推动食团通过食管，从而进入胃。老年人由于退变和各种疾病的影响，吞咽功能减退，对老年人进行吞咽功能的评估，有助于判断吞咽障碍是否存在，确定有无误咽的危险因素，确定是否需要改变提供营养的手段。

6. 日常生活活动能力评估

日常生活活动能力（activities of daily living，ADL）的评估方法参见本书第三章内容。老年患者常见的 ADL 障碍的原因为神经、骨骼肌肉系统损伤，其他如疾病的急、慢性并发症，营养不良，精神、心理障碍等。

7. 心肺功能评估

心肺功能是人体新陈代谢的基础，是人体运动耐力的基础。评价心肺功能最主要是评价心肺运动功能，具体参见《康复护理学》类相关书籍。准确评估老年患者的心肺功能，为制订安全有效的运动计划提供依据，保证运动的安全性。

8. 社会活动参与评估

社会活动参与评估的方法参见本书第三章内容。由于老年患者运动功能、言语-语言功能障碍，常导致其人际交往减少、自主运动减少或对疾病康复缺乏信心，出现社会适应不良和日常生活无规律性等心理问题，导致社会活动参与障碍。

9. 其他

老年人的康复护理评估的内容还包括神经电生理评估、残疾评估等内容。

关节活动度

关节活动度(range of motion,ROM)又称关节活动范围,是指关节活动时可达到的最大弧度(角度),常以度数表示。关节活动有主动与被动之分,关节活动范围分为主动活动范围和被动活动范围。主动的关节活动范围是指作用于关节的肌肉随意收缩,使关节运动时所通过的运动弧;被动的关节活动范围是指由外力使关节运动时所通过的运动弧。

关节活动范围异常的常见原因:关节、软组织、骨骼病损所致的疼痛与肌肉痉挛;制动、长期保护性痉挛、肌力不平衡及慢性不良姿势等所致的软组织缩短与挛缩;关节周围软组织疤痕与粘连;关节内损伤与积液、关节周围水肿;关节内游离体;关节结构异常;各种病损所致的肌肉瘫痪或无力;运动控制障碍等。

二、老年康复护理措施

1. 环境设置与改造

老年人生活的环境要求安全、方便、舒适、安静。在环境的设置与改造方面应注意以下几点:

(1)保持病室的明亮、安静,室内光线充足,空气流通,温湿度适宜,避免引起患者情绪激动及精神紧张的各种刺激。

(2)病室内配备轮椅、拐杖,便于老年人使用。地面应防滑、干燥、无障碍物;走廊、楼道及洗手间设扶手,厕所安装坐式便器,夜间要保持一定亮度,防止老年人因视力下降而跌倒。

(3)床头传呼器、电灯开关及常用物品如眼镜、便器等应置于容易拿到的地方。

(4)病室号、床号、厕所、诊室名称的字体、路标等应醒目易辨。

(5)对于昏迷、躁动的患者,应取下义齿,使用床挡,以防发生意外。

2. 基础护理和生活护理

(1)基础护理

① 做好各项基础护理操作及记录工作,如口腔护理、皮肤护理、各种注射、导尿、灌肠等。

② 在护理过程中严密细致地观察病情变化,防止老年人因不典型的症状掩盖了危重病情而延误治疗。

(2)生活护理

① 饮食护理:对不同疾病种类的老年人,应进行有针对性的指导。注意饮食成

分的均衡和少量多餐,避免偏食和暴饮暴食所造成的营养不良和消化系统疾病。帮助老年人选择易于咀嚼、消化及清淡可口的松软食物,并注意进食安全。对于不能自己进食的老年人,应给予协助,并注意喂食速度和数量。

② 适度的活动与运动:对有生活自理能力的老年人,指导其进行自我健康管理,根据个人体力来选择适当的项目、次数和运动量,如散步、慢跑、太极拳及气功等运动项目,并注意安全,以防扭伤、跌倒等。若老年患者由于疾病、衰老等原因不能参加运动,则应当增加老年人的活动,针对其丧失的功能,选择有目的性的康复训练,如在床上翻身、起坐训练,进食、穿脱衣服的训练,轮椅使用的训练,户内、户外行走及上下楼梯的训练,使用电话、乘坐交通工具的训练等,避免其对照顾者过多地依赖,使老年人在提高活动能力的同时,增进自尊和独立性,保持良好的身心健康,提高生活质量。

③ 做好清洁护理,协助行动不便的老年人洗脸、刷牙、洗澡等,要注意室温变化,以免着凉,避免水温过热或过凉,澡巾应柔软,吸湿性好。衣裤穿着宜宽松。

④ 保证足够的休息和睡眠,可以让老年患者采取动静结合的方式来调整体能。

⑤ 保持大便通畅。鼓励无心、肾疾病的老年人多饮水;多食用蔬菜、水果;保持被动和主动的四肢、躯体运动,注意腹肌和盆腔肌的收缩与放松练习;养成定时排便的习惯,对出现排便困难者给予辅助治疗如使用开塞露等,避免过度用力排便,以防诱发心绞痛、脑血管疾病等,并保持会阴、肛周局部清洁干燥。

3. 保持正确体位,预防并发症发生

根据病情和治疗的需要,协助患者保持正确的功能体位,定时帮助患者完成翻身、拍背、体位移动及维持关节活动度的被动运动和主动运动,预防坠积性肺炎、压疮、肌肉萎缩和关节挛缩等并发症的发生。在病情允许情况下,应当鼓励患者早期离床活动,采取动静结合的休养方式,促进血液循环、提高机体抵抗力,这些都是预防各种并发症的积极措施。

平时注意做到老年人良肢位的保持和关节活动度的训练,是预防骨与关节挛缩的重要护理措施。另外,注意提高基础护理的质量,如口腔护理、皮肤护理、导尿管的管理等,是预防呼吸系统感染、泌尿系统感染的关键措施。

4. 安全护理

老年患者随着年龄的增长神经系统功能也在发生变化,其对刺激源的接受、传达及反应能力越来越差,听觉、视觉、嗅觉、味觉、痛觉、知觉、温度觉等各种感觉能力均有不同程度的下降,所以在日常生活中实施老年人的安全护理十分重要。护理人员应根据患者需要,在床边采取安全防护措施,如床挡、护栏等措施,为有心血管疾患的老年患者或无常人守护的老年人配备呼叫装置,为意识障碍的老年患者佩戴"联系卡"等,均可防止老年人坠床、跌伤、走失等意外问题发生。

5. 精神心理护理

老年人由于感官（如眼、耳、鼻等）的功能减弱，其在心理上疏远周围环境，对周围事物漠不关心；感官功能差，信息输入相对减少，相应地影响老年人学习的机会。部分老年患者退休或离休后，出现地位和角色的转换障碍，也会产生失落感，造成心理上的压力。护理人员应当尊重老年患者的人格，注重与老年人的情感交流，给予老年患者心理支持。对于老年患者心理护理的关键是充分理解其情绪变化和特殊要求，帮助其克服心理障碍，正确对待疾病，树立信心。对老年人感到窘迫的疾病如尿失禁等，应予以理解和帮助，不能有嘲笑、厌恶的情绪表现。同时还要争取患者亲友的支持，使老年人在心理上获得安慰，能够以积极主动的态度参加功能训练和社会娱乐活动，如绘画、练书法、看书读报、听音乐等。

三、康复健康教育

指导老年人建立科学的生活方式，对其进行自我护理训练，发挥老年人在维护自我健康中的作用。如保持居室的明亮、通风、整洁；注意劳逸结合，坚持合理、适当的活动训练和力所能及的生活自理能力锻炼，适当参加户外活动和社会娱乐活动；纠正不良生活方式，如吸烟、饮酒、不合理饮食等；鼓励其与家人、朋友交谈，说出自己的感受，保持良好、健康的心理。并向老年人及家属传授必要的护理操作技能及自我监护方法，如血压、血糖的测量，降压、降糖、抗凝血和抗心绞痛等药物的使用，以促进老年人群的健康。

第三节　老年康复护理技术

一、体位摆放训练

临床上体位是指根据治疗、护理和康复的需要，而采取并能保持的身体姿势和位置。根据老年人的疾病选取恰当的体位，有利于患者功能的康复。

1. 良肢位

良肢位是指为了保持肢体良好的功能而将其摆放在一种体位或姿势，是从治疗护理的角度出发而设计的一种临时性体位（图 11-1）。对于脑血管意外或骨关节损伤的老年患者尤应注意使其肢体保持功能位，为防止并发症发生及后期的康复训练创造条件。良肢位摆放是对脑卒中患者早期最基础的治疗，对抑制肢体痉挛模式、预防肩关节半脱位、早期诱发分离运动等均能起到良好的作用。早期脑卒中患者大部分时间都是在床上度过的,因此采取正确的体位非常重要。一般建议2 h变换一次患者的体位,若患者能在床上翻身或主动移动,则可适当改变间隔时间。

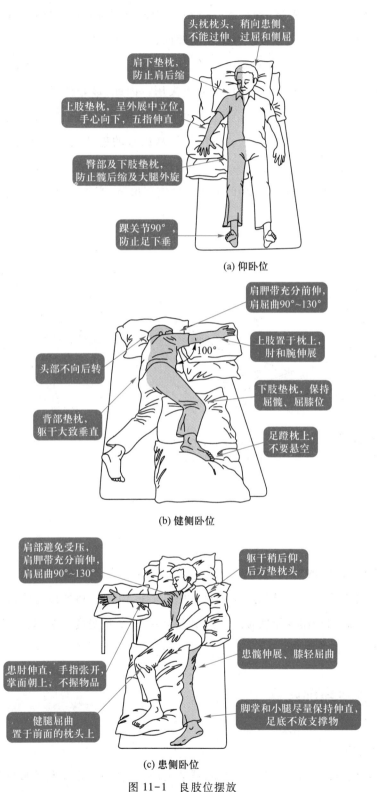

头枕枕头，稍向患侧，不能过伸、过屈和侧屈

肩下垫枕，防止肩后缩

上肢垫枕，呈外展中立位，手心向下，五指伸直

臀部及下肢垫枕，防止髋后缩及大腿外旋

踝关节90°，防止足下垂

(a) 仰卧位

肩胛带充分前伸，肩屈曲90°~130°

上肢置于枕上，肘和腕伸展

头部不向后转

背部垫枕，躯干大致垂直

下肢垫枕，保持屈髋、屈膝位

足蹬枕上，不要悬空

100°

(b) 健侧卧位

肩部避免受压，肩胛带充分前伸，肩屈曲90°~130°

躯干稍后仰，后方垫枕头

患肘伸直，手指张开，掌面朝上，不握物品

健腿屈曲置于前面的枕头上

患髋伸展、膝轻屈曲

脚掌和小腿尽量保持伸直，足底不放支撑物

(c) 患侧卧位

图 11-1 良肢位摆放

2. 偏侧忽略

偏侧忽略(hemineglect)又称偏侧空间忽略、单侧忽视。指脑损伤后患者无法意识到或不注意病灶对侧空间的事物，不能对该空间的事物做出定向、反应、加工的表现。脑卒中后，偏瘫患者常有忽视病侧的倾向，头易转向健侧，而对患侧身体和空间忽略，如患侧面向刺激面、背向墙或窗户，如不经常提醒，便可能废弃病侧的使用，久而久之，病侧由于缺乏锻炼，最终可能造成失用。因此，最好把患者的床头柜及日常用的必需品统统放在患侧一边，迫使患者的健手跨越身体到病侧一边取物品，以此随时唤起患者对患侧的注意。护理人员应尽量从患者的患侧接近患者，医生的诊疗探视等应在患侧进行，以便引起患者对病侧的注意，鼓励患者尽量使用患侧，增加患者对病侧的关心和注意。同时应帮助患者尽量使用患肢，克服以健侧上、下肢替代患侧上、下肢(图 11-2)。

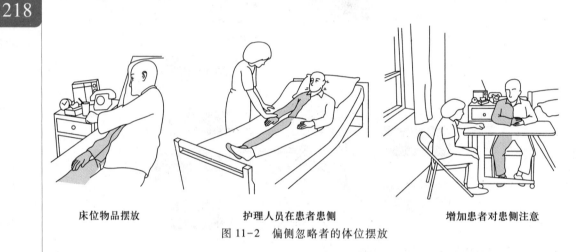

床位物品摆放　　　　　　　护理人员在患者患侧　　　　　　增加患者对患侧注意

图 11-2　偏侧忽略者的体位摆放

二、体位转移训练

根据老年患者的疾病性质和特点，护理人员应采取不同的体位处理及体位转移技术，如翻身训练(图 11-3)、床位训练、站位训练、由卧位到坐位的转换及由坐位到立位的转换训练，根据老年患者的具体情况每隔 1~2 h 变换 1 次体位。训练方法见《康复护理学》相关内容。

三、关节活动训练

1. 训练方法

关节活动训练的方法有主动运动、被动运动(包括助力运动及关节功能牵引法)。护理人员应根据老年患者的实际特点为其选择适合个人特点的关节活动练习。

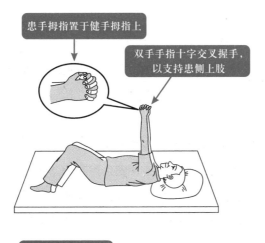

患手拇指置于健手拇指上

双手手指十字交叉握手，以支持患侧上肢

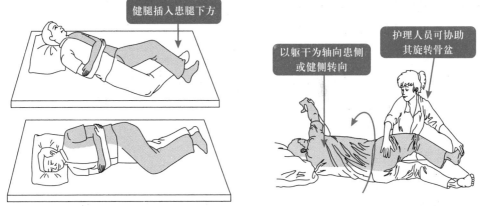

健腿插入患腿下方

以躯干为轴向患侧或健侧转向

护理人员可协助其旋转骨盆

图 11-3　主动翻身动作训练

（1）主动运动　是根据老年患者关节活动受限的方向和程度、肌力大小，徒手或利用器械，设计一些有针对性的动作来进行练习。

（2）被动运动　根据力量来源分两种，一种是由他人来协助患者完成的被动运动，如关节松动技术和关节可动范围内的运动；另一种是在借助外力的情况下由患者自己完成的被动运动，如滑轮练习、关节牵引等。进行关节活动被动训练可预防关节活动受限，促进肢体血液循环和增加感觉输入。

2. 关节活动训练的护理要点

活动前后应观察老年患者的一般情况，注意其生命体征、皮温、颜色、关节活动度的变化等；熟悉每一种疗法的适应证与禁忌证；在实施关节活动技术前应做好健康宣教，包括本项训练的重要性、可能会出现的现象，对理解能力较差的老年患者要耐心、细致地讲解，使其能做好治疗前的心理准备；帮助患者做好治疗部位的准备。

四、肌力训练

肌力训练是根据超量负荷的原理,通过肌肉的主动收缩来改善或增强肌肉的力量。

1. 肌力训练的类型

肌力训练的方法有很多,按肌肉收缩的形式可分为如下类型:

(1)等张性运动　肌肉收缩时,长度有变化而张力不变。

(2)等长性运动　肌肉收缩时,张力增加而长度不变。

(3)等速性运动　训练时只能在专门的等速训练器上进行,使受训练的肢体在运动全过程中能始终保持角度和速度等,从而使肌肉得到更有效的锻炼。

2. 肌力训练的护理要点

(1)密切观察老年人的情况,特别注意心、血管反应。

(2)选择适当的训练方法,必要时按专业运动治疗师提供的运动方案执行。

(3)掌握好运动量,一般每天训练 1~2 次,每次 20~30 min。

五、言语-语言训练

言语康复指通过各种手段对言语功能有障碍的患者进行针对性治疗,尤其是脑卒中后伴严重言语障碍的老年患者,通常应着重加强对其实用交流能力的训练及学习利用代偿手段。护理人员应根据老年患者的个人言语-语言功能障碍情况,协助专业言语治疗师完成言语-语言训练。

一般在老年患者意识清楚、病情稳定、能够耐受集中训练 30 min 时就可以开始进行,越早越好。在训练过程中应遵循循序渐进的原则,由简单到复杂,若患者对听、读、写等功能均有障碍,则应把治疗重点放在口语的训练上。注意治疗内容及时间的安排恰当,要根据患者的反应及时调整训练的内容、量及难易程度,以避免患者疲劳及出现过多的错误反应。言语治疗的本身是一种交流过程,护理人员、患者及其家属之间的双向交流是治疗的主要内容,所以设置合适的语言环境,以激发患者语言交流的欲望和积极性。

六、吞咽训练

吞咽障碍是脑卒中及其他各种大脑病变常见的并发症。吞咽障碍可影响摄食,还可引起误吸,导致吸入性肺炎,严重者发生窒息可危及生命。早期进行吞咽训练可以防止咽下肌失用性萎缩,加强舌肌和咀嚼肌的运动,提高吞咽反射的灵活性,改善摄食和吞咽能力,减少吸入性肺炎、窒息、营养和水分摄入不足等并发症的发生。吞咽训练包括局部肌肉运动控制训练、咽反射刺激训练和屏气-发声训练及摄食训练。训练过程中,应根据情况选择适当的勺、碗、筷子和吸管等,注意切勿发生误饮或窒息。

七、其他

其他训练包括膀胱功能训练、排便训练、呼吸功能训练、排痰训练、压疮康复护理技术、疼痛康复护理技术等,详细内容见《康复护理学》相关书籍。

第四节　老年人日常生活活动能力训练

日常生活活动能力训练包括饮食、洗漱、更衣、个人卫生和家务劳动及室外活动等,并根据老年患者的特点为其选用适宜的助行器或轮椅等,使其最大限度地实现生活自理,这是老年护理工作的重要内容。

为老年人进行日常生活活动能力训练应注意下列要点:① 应根据老年人的实际情况制订切实可行的康复训练计划。② 持之以恒,反复训练,循序渐进。③ 注意安全,防止意外的发生。④ 注意辅助用具的正确选择及使用,必要时进行环境改造,以利于老年人生活。⑤ 及时、适时地给予鼓励,调动老年人进行康复训练的积极性。

一、饮食动作的训练

1. 坐位平衡训练

让老年患者取坐位,可先训练以靠背椅支撑坐稳,然后再训练无靠背椅或凳子自行坐稳,同时要学会在坐位进行左右、前后平衡训练。

2. 进食动作训练

先模仿进食,训练手部的协调动作,然后准备易被拿取的食物,练习进食。

3. 抓捏餐具训练

开始先练习抓握木条,继之练习使用汤匙、筷子、刀叉等。

4. 防止误咽训练

为防止出现误咽现象,宜进行以下动作的训练。

(1) 颈部的活动度训练　适当活动颈部,以增强颈部肌力和呼吸辅助肌的肌力。

（2）口唇闭合训练　模仿吸吮动作,用指尖、冰块叩打唇周。也可小口呼吸,做吸管吸气动作。

（3）舌肌运动训练　指导患者将舌抵向颊后部,护士用手指指其面颊某一部位,患者用舌顶和推,以增强舌肌的力量。

（4）吞咽反射的强化训练　对患者咽部进行冷刺激,如使用棉签蘸少许冰盐水,轻轻刺激并按摩软腭、舌根和咽后壁,再指导其做空吞咽动作。也可指导患者进行发声训练,如将重音放在"k"上。

二、穿、脱衣的训练

偏瘫者穿衣时应先穿患侧,脱衣时先脱健侧(图 11-4)。若患者活动受限严重,穿、脱衣困难,则需根据具体情况设计特殊服装,必要时可用拉链、搭扣、松紧带等。

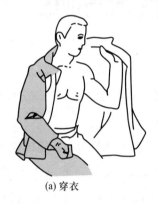 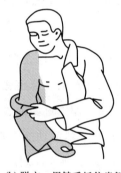

(a) 穿衣

(b) 脱衣:用健手抓住患侧衣领退至患侧肩部,露出患侧肩部,然后脱去健侧衣物

图 11-4　偏瘫者穿衣、脱衣训练

三、个人卫生动作的训练

根据老年患者的残疾程度进行洗漱、梳头、如厕、沐浴等个人卫生的训练,尤其对有肢体偏瘫者,为防止影响神经传导功能的恢复及产生肌肉失用性萎缩,应尽可能加强对偏瘫侧早期训练,同时健侧肢体还可以适当帮助患侧肢体完成动作。

四、移动动作的训练

1. 床上移动训练

对有偏瘫的老年患者,翻身前头先偏向一侧,采用 Bobath 式握手伸展上肢移向翻身侧,同时屈曲双腿向该侧呈侧卧位,再返回到仰卧位;依照同样的方法向另一侧翻

协助老年人穿脱衣护理

身;每日按照康复计划进行,以不引起疲劳为宜。

2. 床边坐起训练

协助老年患者先侧移至床边,将健腿插入患腿下,用健腿将患腿移至床边外,患膝自然屈曲,护士用一手放在患者健侧肩部,另一手放于其臀部帮助坐起,注意不能拉患侧肩部。

3. 坐到站起平衡训练

指导患者双手交叉,协助其屈髋,将身体重心移至双腿,然后做抬臀站立动作;待患者负重能力加强后,就让其独立做双手交叉、屈髋、身体前倾、自行站立训练。

4. 立位移动训练

当老年患者能平衡站立时,就可以进行该项训练。扶助行走训练时先将双腿保持直立平衡状态,指导其行走时一腿迈出,然后身体逐渐前倾,重心前移,再双腿交替迈出。

5. 运用助行器训练

适用于需要用拐杖辅助行走的老年患者,在实际用拐杖前除了训练肢体肌力及平衡功能外,还要根据其走路能力的实际情况选择适当的步法,训练用拐杖行走。

6. 上、下楼梯的训练

训练原则为上楼时健足先上,患足后上;下楼时患足先下,健足后下。进行上楼训练时,指导或协助老年患者将健足先放在上一级台阶,伸直健腿,再将患腿提到同一级台阶;进行下楼训练时,患足先下到下一级台阶,然后健足再下到同一台阶。

第五节　老年人常见慢性病的康复护理

一、老年心肌梗死的康复护理

通常心肌梗死急性期常需卧床休息2周左右,并避免大幅度的活动。大量研究证明早期进行康复干预不但治疗效果好,而且安全、可靠。康复干预常采取分阶段、多学科参与的方案,主要手段是制订运动处方,进行运动康复。国际上一般将心肌梗死的康复分为3个阶段,即急性(住院)阶段、恢复(门诊)阶段和社区(家庭)康复阶段。

(一)运动训练方式

1. 等张运动训练

等张训练是大肌群持续节律性运动的训练方法,它可有效地提高心脏的耐受力和心功能,包括散步、步行、慢跑、骑自行车、游泳、球类运动等。

2. 有氧训练

从运动项目的性质分为"有氧训练"和"无氧训练"。有氧训练属于长距离耐力训练,又称"心肺功能训练"。它是通过连续不断和反复多次的活动,并在一定时间内,以一定的速度和一定的训练强度,要求完成一定的运动量,使心率逐步提高到规定的最高和最低的安全心搏范围内。有氧训练是心脏康复的主要方法,主要包括步行、慢跑、骑自行车等。

(二) 康复护理要点

1. 急性(住院)阶段

急性(住院)阶段一般在发病后 2 周以内,最早在心肌梗死发病后第 2 天即可开始。此期主要的康复护理问题是做好患者的生命体征、尿量的监测及排泄问题。应根据患者的具体情况,如心率、呼吸、血压、胸痛等来决定活动量。

训练的内容主要包括床上自理活动,如保持直立坐位、独立翻身起坐、更衣、进食等;如厕应在床边或床上进行,特别注意不能用力憋气排便,以免加重心脏负担,必要时在排便前口服缓泻剂或使用栓剂。活动一般都在病区内,并在护士或家属及心电监测下进行。医护人员不但要严格掌握活动的适应证和禁忌证,还应在患者进行康复运动时备好急救药物及设备。

2. 恢复(门诊)阶段

恢复(门诊)阶段通常指出院后 1~12 周内。为了使老年心脏病患者能将住院期间的康复延续下来,医护人员要鼓励患者在出院后 1~2 周内自愿进行康复训练。此期主要的康复护理工作特点是观察患者在运动训练中有无胸痛、心慌、出冷汗、呼吸困难和疲劳等。若出现上述症状,则要立即停止运动并及时行 12 导联心电图检查,必要时建议心脏专科医师对患者进行再次评估。

训练内容以轻体力活动为主,如骑自行车、室外短距离步行、简单的家务活动等。同时对患者的宣教仍是不可忽视的一个部分,要让患者懂得只有长期坚持运动训练,才能保持已取得的效果。此期对患者及家属进行宣教的内容包括如何调控血压、血脂及减低体重、戒烟;如何注意及控制诱发心脏病发作的危险因素和减少再次入院的方法。

3. 社区(家庭)康复阶段

社区(家庭)康复阶段通常持续时间为数月,亦可无限制。此期随着心功能的稳定及提高,患者已从在治疗监视和指导下锻炼逐渐过渡到独立进行康复活动并掌握活动进度。这一阶段主要是提高患者的自我管理能力,维持和增进心功能。医务人员要特别告知患者应依据自我监测来指导运动量,保持情绪稳定及注意饮食等。

二、老年慢性阻塞性肺疾病的康复护理

近年来对老年慢性阻塞性肺疾病康复训练的主要目的是通过积极的呼吸和运动训练,挖掘呼吸功能潜能,提高患者对运动的耐力。

（一）呼吸训练

1. 呼吸方式

（1）腹式呼吸　亦称膈肌呼吸,通过增大横膈的活动范围,进行深而慢的呼吸。腹式呼吸能提高肺的伸缩性,使呼吸频率及每分钟通气量减少,一次通气量及肺泡通气量增加,提高了呼吸效能。

（2）吹哨式呼吸　用鼻吸气口呼气,呼气时口唇缩成吹哨状。

2. 呼吸训练的方法

左手置胸前,右手置上腹,用鼻深吸气,隆腹,并左手确感胸部不呼吸;吹哨式缓慢呼气,右手将腹部向内上方推,吸气 2~3 s,呼气 4~6 s。

（二）体位排痰

体位排痰是利用重力使液体流向低处的原理,根据肺段解剖,采取各种体位,消耗少量的能量而高效率地排痰,适用于气道分泌物多而不易咳出的支气管炎或并发支气管扩张者。体位排痰时,由治疗者用空拳侧部以腕力有节奏地叩击胸背部,或予以颤动,若同时配合腹式呼吸,可使排痰效果更佳。

（三）辅助排痰

辅助排痰适用于咳嗽无力的患者。要点是:患者平卧,呼气时,辅助者将双手置于剑突下快速向上、向内用力,帮助患者将痰排出。

三、老年高血压的康复护理

老年高血压康复是一项长期复杂的工作,必须要根据患者的病情,给予合理的治疗,加强患者的监控、护理及健康教育,对预防并发症,降低致残率、病死率起着关键作用。

1. 运动康复护理

鼓励患有高血压的老年人选择适宜、喜欢的方式运动,运动强度要依据个人体质来维持,最好是运动到稍有点累,因为不但可以控制血压还可以减肥。

2. 饮食康复护理

避免高脂肪、高糖类、高盐膳食,多选用富含植物蛋白、膳食纤维及维生素 C 的蔬菜及水果类食品,同时尽量戒烟、戒酒。

3. 心理康复护理

应帮助老年人分析心理问题,进行耐心细致的心理疏导,让其保持心境平和,心胸开阔,遇事不急不怒,避免焦虑、紧张、发怒等情绪波动,学会向别人倾诉,懂得释放内心的精神压力。

4. 睡眠康复护理

良好的睡眠质量是老年高血压患者康复的前提,老年患者应保证足够的睡眠,可以睡前饮用一杯温热的牛奶,避免噪声与强光,避免睡前活动过多而兴奋,减少视听的干扰。

四、老年糖尿病的康复护理

糖尿病的现代治疗包括 5 个方面:饮食疗法、运动疗法、药物疗法、血糖监测及糖尿病教育,被称为糖尿病治疗的"五驾马车"。其中直接起治疗作用的是饮食、运动和药物三要素,而血糖监测和教育则是保证这三要素正确发挥作用的重要手段,也是护理工作的重点内容。

1. 饮食康复护理

饮食疗法不但是糖尿病康复治疗的基础,更是糖尿病康复治疗的关键,应严格和长期坚持执行。

(1)控制每日总热量:摄取的热量要保持在适当的水平,以利于将血糖及体重控制在正常范围以内。一般糖类摄入量应占总热量的 50%~60%,脂肪摄入量占总热量的 20%~30%,蛋白质摄入量占总热量的 15%~20%。

(2)规律进食:应少食多餐,切忌像正常人那样随意进食或多吃,按每日三餐或四餐分配,这样才能降低餐后血糖,减轻胰腺负担,有利于更好地控制血糖。

(3)合理安排饮食结构:饮食宜清淡,少吃动物内脏,尽量选择高纤维、含糖少的蔬菜,提倡粗粮、面食和杂粮,适量进食水果,但西瓜、香蕉等含糖高的水果不宜食用,忌食蔗糖、葡萄糖、蜜糖及其制品。

(4)禁烟禁酒。

2. 运动康复护理

可以步行、慢跑和跳绳等全身运动及采用训练器训练肌力和肌肉耐力。运动强度以能量消耗为标准或以最大耗氧量的百分率为标准,一般采用相当于最大耗氧量 40%~60% 的运动,每日早晚 1 次,开始每次 10 min,逐渐增加至 20~30 min。

3. 用药康复护理

合理用药是控制血糖的有效方法,指导老年糖尿病患者应严格按医嘱使用降糖药物,注意药物的用法及配伍禁忌,如双胍类药物应于进食时或餐后服用;应用胰岛素治疗,注意注射的时间、剂量、途径、部位,一定要准确,同时询问患者的感受,警惕低血糖的发生。

本章小结

康复护理是护理人员和其他康复专业人员一起,以康复的整体计划为依据,以最大限度恢复功能、减轻残障为目标,从护理的角度帮助康复对象在机体、心理、社会等方面的能力得到最大限度的提高。

康复护理的内容除一般基础护理外,还有专门的护理,常用的康复护理技术有体位摆放训练、体位转移训练、关节活动训练、肌力训练、言语-语言训练、吞咽训练、膀胱功能训练、排便训练、呼吸功能训练、排痰训练、压疮康复护理技术和疼痛康复护理技术等。

本章重点介绍老年人日常生活活动能力训练,这是老年护理的重要内容,本章还对老年人常见慢性病的相关康复护理进行了简要介绍。

随着我国人口老龄化快速发展,康复护理学科发展十分迅猛。康复护理理论不断丰富,康复护理技术不断创新,因此康复护理的内容会不断丰富与更新。

思 考 题

李大爷,68 岁。近来头痛、头晕加重,查血压为 180/100 mmHg。高血压病史 10 年,一贯口味较咸,平时常吃味道重、较咸的食物。家庭经济状况良好,自理能力较好。

1. 该老人出现了什么健康问题?
2. 如何进行有针对性的康复护理?

(刘丽萍、张红菱)

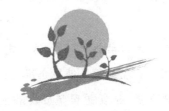

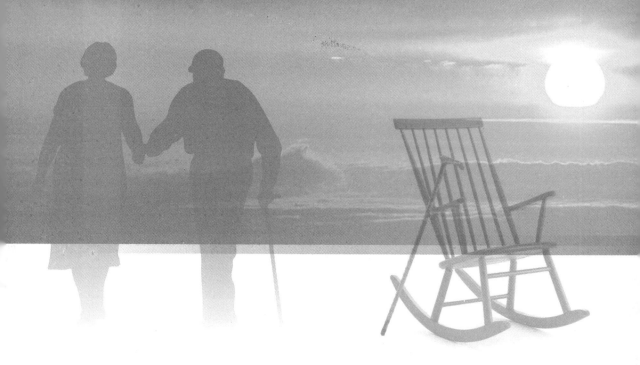

第十二章 老年人的院外急救及临终护理

学习目标

1. 掌握老年人洗澡晕厥、脑卒中和高血压急症的急救措施。

2. 熟悉临终老年人的心理特征,掌握临终老年人的心理及常见症状的护理。

3. 了解临终关怀发展现状,理解老年人临终关怀的意义。

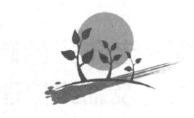

第一节 老年人常见病院外急救

老年人的生理性和病理性改变对老年人的健康和生活质量造成了重大的影响，本节主要就老年人生活中常遇到的洗澡晕厥及对健康危害重大、严重影响老年人生活质量的脑卒中和高血压急症进行论述。

一、老年人洗澡晕厥的急救

晕厥是一过性全脑血液低灌注导致的短暂意识丧失的临床综合征，主要表现为突然发生的肌肉无力，不能直立及意识丧失。洗澡时浴室温度常常会过高，老年人在洗澡过程中全身血管扩张，容易造成血压骤然下降及头部的供氧不足，出现眩晕、恶心、心慌、气短、面色苍白、出冷汗、眼前发黑而晕倒，泡澡时间过长容易使人疲劳，易引起心脏缺血、缺氧，特别是已患有心血管病的老年人。

【急救措施】

（1）未晕倒前如老年人感到不适，立即停止洗澡并蹲下，防跌伤，呼救；协助老年人离开浴室，到空气新鲜处平卧休息。

（2）若发现老年人晕倒在浴室，移老年人至空气新鲜处，取平卧位，抬高下肢30°，增加回心血量；给老年人饮水，扩充血容量。

（3）上述措施无效时，迅速送往医院抢救。

【健康指导】

（1）预防措施：浴室内应有换气扇以保持空气新鲜；水温不宜过高，以 36～40℃ 为宜；洗澡时间不应过长，且不应在疲劳、空腹或饭后洗澡；有心绞痛、心肌梗死等心脏病及严重高血压或体弱的老年人避免长时间洗澡，且洗澡时应有人陪伴，以防晕倒。

（2）平时注意锻炼身体，提高身体素质，稳定肌体神经调节功能。

二、老年人脑卒中的急救

脑卒中是急性脑循环障碍导致局限性或弥漫性脑功能缺损的临床事件，通常包括脑梗死、脑出血和蛛网膜下腔出血。在我国，脑卒中已成为严重危害老年人生命与健康的主要公共卫生问题，也是老年人致残的重要疾病。

（一）脑梗死

脑梗死临床最常见的有脑血栓形成和脑栓塞，其共同病因是脑动脉粥样硬化。

25%的脑血栓形成患者发病前曾有短暂性脑缺血发作（TIA），常在睡眠或安静休息时发病。发病时意识清醒，神经系统局灶体征明显，如失语、偏瘫、偏身感觉障碍等。老年脑栓塞以冠心病及大动脉病变引起者多见，发病时无明显诱因，起病急骤，数秒钟或很短时间内症状发展至高峰。常见临床症状为局限性抽搐、偏盲、偏瘫、偏身感觉障碍、失语等，严重者可出现昏迷、全身抽搐，并因脑水肿或颅内压增高，继发脑疝而死亡。

【评估】

（1）病史　询问老年人年龄，有无高血压、高血脂、糖尿病、冠心病及大动脉病变等病史。

（2）身体状况　检查老年患者有无失语、偏盲、偏瘫、偏身感觉障碍等。

（3）实验室及其他检查　① CT 检查：最常用，可显示梗死部位、大小及数量等。② 磁共振成像（MRI）：可早期显示缺血组织的部位、大小，对脑干和小脑梗死的诊断率高。③ 经颅血管多普勒（TCD）：可测定颅内外血管狭窄或闭塞、血管痉挛及侧支循环建立的程度，还可用于溶栓监测。

【急救措施】

1. 体位

发病时协助老年人取平卧位，尽量减少搬动老年人。

2. 呼救

迅速送往医院抢救，或立即拨打 120 急救电话，与医院联系并告之老年人相关病情资料，请医院做好接诊准备工作。

3. 氧疗

有条件者立即给老年人间歇给氧，呼吸不畅者入院后及早行气管插管或气管切开。

4. 迅速建立静脉通路，遵医嘱给药

（1）溶栓剂　发病 6 h 内即行溶栓治疗使血管再通、脑组织获得再灌注，常用药物有重组组织型纤溶酶原激活剂（rt-PA）、尿激酶、链激酶，多用尿激酶 100 万~150 万 U，溶于生理盐水 100~200 mL，持续静脉滴注 30 min。

（2）脱水剂　大范围梗死或发病急骤时可引起脑水肿，脑水肿又会进一步加重脑组织缺血、缺氧，导致脑组织坏死，因此需用脱水剂降低颅内压，常用药物有甘露醇、呋塞米等。20%甘露醇 125~250 mL 快速静脉滴注，每 6~8 h 一次，连用 7~10 d。

（3）抗凝剂　减少 TIA 发作和防止血栓形成，常用药物有肝素和华法林。出血性梗死或有高血压者禁用抗凝剂。

（4）血管扩张剂　常在发病 2~4 周脑水肿已基本消退时应用。

5. 高压氧舱治疗

脑血栓形成患者若呼吸正常,呼吸道中无明显分泌物,无抽搐及血压正常者,宜尽早配合高压氧舱治疗。

6. 康复训练

康复训练主要包括语言、运动和协调能力的训练。

【健康指导】

1. 饮食指导

指导患者改变不良饮食习惯,进食高蛋白、低盐、低脂、低热量的清淡饮食,多吃蔬菜、水果、谷类、鱼类和豆类,戒烟、限酒。

2. 日常生活指导

注意保暖,防止感冒;改变不良生活方式,适当运动,合理休息与活动;患者起床、起坐等变换体位时动作宜缓慢;洗澡时间不宜过长,外出有人陪伴,防止跌倒等。

3. 预防复发

遵医嘱正确服用降压、降糖和降脂药物;定期门诊检查,了解身体变化。当出现头晕、头痛、一侧肢体麻木无力、进食呛咳、发热时,及时就诊。

（二）脑出血

脑出血指原发性非外伤性脑实质内出血。以 50 岁以上的高血压患者最多见。发病前常无预感,少数有头晕、头痛、肢体麻木和口齿不清等前驱症状;常在情绪紧张、兴奋,用力排便和剧烈运动时发病。起病突然,往往在数分钟至数小时内病情发展到高峰。急性期主要临床表现为剧烈头痛、呕吐、意识障碍、偏瘫、失语、大小便失禁等;血压明显升高,呼吸深沉带有鼾声,重者呈潮式呼吸或不规则呼吸,可有脑膜刺激征及局灶性神经受损体征。因出血部位和出血量不同,临床表现各异。

【评估】

（1）病史　询问老年人年龄、有无高血压史或既往病史。

（2）身体状况　检查生命体征、瞳孔大小及对光反射有无异常;有无意识障碍及其程度;有无肢体瘫痪及其分布、性质与程度;有无吞咽困难和饮水返呛;有无排便、排尿障碍等。

（3）实验室及其他检查　① 腰椎穿刺检查:脑脊液压力常增高,多为血性。重症脑出血根据临床表现可以确定诊断者,不宜行腰穿检查,以免诱发脑疝。② 头部 CT 检查:是脑出血的首选检查。早期即可发现出血部位、范围和出血量。③ 血液检查:脑出血急性期白细胞、血糖和血尿素氮升高。

【急救措施】

1. 体位

发病后立即抬高床头 15°~30°,使老年人头偏向一侧,烦躁、谵妄者要防止坠床,必要时用约束带。

2. 保持呼吸道通畅

及时清除呕吐物和口鼻腔分泌物,防止舌根后坠阻塞呼吸道;有条件时为老年人进行低流量鼻导管吸氧。

3. 呼救

迅速送往医院抢救,或立即拨打 120 急救电话,与医院联系并告之老年人相关病情资料,请医院做好接诊准备工作。

4. 迅速开放两条静脉通路,遵医嘱正确使用药物

(1)快速利尿、降颅内压药 可用 20% 甘露醇 250 mL 于 20~30 min 内快速静脉滴注,每 6~8 h 1 次;呋塞米 20~40 mg,静脉注射,1~2 d。颅内压急剧增高时,可出现脑疝,危及生命,因此,控制脑水肿、降低颅内压是脑出血急性期处理的一个重要环节。

(2)降压药 脑出血急性期一般不使用降压药,原因是脑出血后颅内压增高,血压高是保证脑组织供血的代偿性反应,当颅内压下降时血压也随之下降。但当收缩压超过 200 mmHg 或舒张压超过 110 mmHg 时,可适当给予作用温和的降压药物如硫酸镁、卡托普利等。急性期后,血压仍持续过高者可系统地应用降压药。

(3)止血药和凝血药 常用药物有 6-氨基己酸、氨甲环酸、酚磺乙胺等,仅用于并发消化道出血或有凝血障碍时。

5. 预防和治疗并发症

脑出血患者应加强基础护理,做好口腔护理、皮肤护理和大小便护理,按时给患者变换体位,进行床上擦浴,预防压疮;保持肢体功能位,指导和协助患者进行肢体的被动运动,防止关节僵硬挛缩。

6. 外科手术治疗

大脑半球出血量在 30 mL 以上和小脑出血量在 10 mL 以上时,均可采取手术治疗。

7. 康复护理

病情稳定 48~72 h 后,即对患者开始早期康复训练,包括肢体功能康复训练、语言功能康复训练等。

【健康指导】

(1)饮食指导 同"脑梗死"。

(2)避免诱因 指导患者尽量避免使血压骤升的各种因素,如避免情绪的过分

喜悦、愤怒、恐惧、悲伤等不良心理和惊吓等刺激;避免过度劳累和突然用力过猛;避免用力排便等。

（3）控制高血压　遵医嘱正确服用降压药,维持血压的稳定。

（三）蛛网膜下腔出血

蛛网膜下腔出血(subarachnoid hemorrhage,SAH)是指脑表面血管破裂后,血液流入蛛网膜下腔引起相应临床症状的一种脑卒中,又称原发性蛛网膜下腔出血。因脑实质出血,血液穿破脑组织流入蛛网膜下腔者,称为继发性蛛网膜下腔出血。SAH最常见的病因为先天性动脉瘤破裂,其次是动静脉畸形和高血压性动脉硬化。50岁以上发病者以动脉硬化多见。

本病起病急骤,常因突然用力或情绪兴奋等,出现剧烈头痛、呕吐、面色苍白、全身冷汗,数分钟至数小时内发展至最严重程度;50%患者有不同程度的意识障碍,部分患者有局灶性或全身性癫痫发作;少数患者可出现烦躁、谵妄、幻觉等精神症状及颈、背、下肢的疼痛。发病数小时后查体可有脑膜刺激征阳性及脑神经受累的表现。

【评估】

（1）病史　询问发病时间及发病情况,有无明显诱因;既往有无动脉硬化或高血压史。

（2）身体状况　是否有头痛、恶心等不适,有无呕吐及呕吐物的性质、量,有无意识障碍;有无视网膜出血、视盘水肿等。

（3）实验室及其他检查　① CT检查:是诊断SAH的首选方法,CT检查显示蛛网膜下腔内高密度影可确认。② 腰椎穿刺检查:脑脊液压力增高,均为血性。③ 脑血管造影(DSA):可显示脑血管侧支循环和血管痉挛情况。在发病3 d内或3周后进行。

【急救措施】

（1）迅速送往医院抢救,或立即拨打120急救电话,与医院联系并告之老年人相关病情资料,请医院做好接诊准备工作。运送途中抬高床头30°,避免一切可使血压和颅内压增高的因素;头痛、烦躁不安者给予地西泮、苯巴比妥等镇痛镇静。

（2）止血药,防治再出血　蛛网膜下腔出血后颅内纤维蛋白溶酶活性增强,可使血凝块溶解导致再出血,故在急性期使用大剂量止血药,如6-氨基己酸、止血芳酸、维生素K_3等。

（3）脱水剂,降低颅内压　蛛网膜下腔出血可引起脑水肿及颅内压增高,常用甘露醇脱水降低颅内压。

（4）防治脑动脉痉挛　迟发性血管痉挛多发生于出血后4~5 d,7~10 d为高峰期,2~4周逐渐减少,可用尼莫地平、异丙肾上腺素、盐酸利多卡因等解除血管痉挛。

（5）放脑脊液疗法　腰椎穿刺放少量脑脊液 5～10 mL,可缓解头痛,减轻脑水肿,降低颅内压。但有引起脑脊液动力学改变,诱发脑疝的危险,故应谨慎操作。

三、老年人高血压急症的急救

高血压急症是指原发性或继发性高血压患者,在某些诱因作用下,血压突然和明显升高,舒张压>130 mmHg 和(或)收缩压>200 mmHg,伴有心、脑、肾、眼底、大动脉的严重功能障碍或不可逆损害。主要表现为头痛、烦躁、眩晕、恶心、呕吐、心悸、胸闷、气急、视物模糊等严重症状,多由于紧张、劳累、寒冷、突然停服降压药物等引起血压急剧升高。

【急救措施】

（1）体位　发病后使老年人绝对卧床休息,抬高床头 30°,有条件时立即吸氧。

（2）呼救　迅速送往医院抢救,或立即拨打 120 急救电话,与医院联系并告之老年人相关病情资料,请医院做好接诊准备工作。

（3）迅速降低血压　采取逐步控制性降压的方式,即开始 24 h 内血压降低 20%～25%,48 h 内血压不低于 160/100 mmHg,再将血压逐步降至正常水平。降压药物首选硝普钠,此外还可选用硝酸甘油、尼卡地平、地尔硫䓬、拉贝洛尔等。

（4）对症处理　① 高血压脑病:用脱水剂如甘露醇,或利尿药呋塞米,减轻脑水肿。② 抽搐:地西泮、巴比妥钠肌内注射,或水合氯醛保留灌肠。③ 心力衰竭:合并左心衰竭时给予利尿及扩血管治疗。④ 氮质血症:行血液透析治疗。

（5）病因治疗　血压降低,病情稳定后,根据患者具体情况进一步检查,确定是否有肾、血管和内分泌等疾病引起的继发性高血压,再行针对性的病因治疗,防止高血压危象的复发。

（6）做好生活护理和心理护理,避免诱发因素。

第二节　临终关怀与临终护理

临终关怀(hospice care)是一种特殊的卫生保健服务,通常指由护士、医生、营养师、社会工作者、志愿者及政府和慈善团体人士等人员组成的团队向临终者及其家属提供的包括生理、心理和社会等方面在内的一种全面性舒缓治疗和护理。其目的是减轻痛苦,维护临终患者尊严,并使家属的身心健康得到维护和增强。

临终护理是对已失去治疗希望的患者在生命即将结束时所实施的一种积极的综合护理,是临终关怀的重要组成部分。临终护理的核心是"关心",重点是心理的支持、家属的安慰和症状的控制,从而改善临终生活质量,使患者安详辞世。

一、临终关怀概述

(一)临终关怀发展现状

临终关怀源于中世纪,也称善终服务、安宁照顾和安息护理等。现代临终关怀的开始,是以英国西西里·桑德丝(Cicely Saunders)博士于 1967 年在伦敦郊区建立圣克里斯多弗临终关怀院为标志的。桑德丝博士创立利用团队为临终者提供疼痛护理和整体照顾的模式,成为世界临终关怀的基础。此后,美国、加拿大、日本、澳大利亚等许多国家相继开展了临终关怀的工作。到目前为止,已有 70 多个国家和地区成立了临终关怀医疗机构。

我国从 1988 年 7 月天津医学院成立了第一所"临终关怀研究中心"开始,相继开展了全国临终关怀研讨会,成立了中国心理卫生协会临终关怀专业委员会及临终关怀基金会,不同类型的临终关怀机构也先后建立。2001 年,李嘉诚基金会启动"全国宁养医疗服务计划",在全国设立了 30 余家宁养院,培养了临终关怀专业人员队伍及义工队伍的建设,推动了我国临终关怀事业的发展。2006 年中国生命关怀协会的成立,说明我国的临终关怀开始实施全国性的行业管理,标志着我国临终关怀事业进入了一个新的发展时期。2011 年卫生部出台《护理院基本标准(2011 版)》,要求护理院增设临终关怀科及家属陪伴室,充分体现了政府对临终关怀事业的重视。

当前,我国老年人临终关怀的组织形式主要有三种。① 独立的临终关怀医院:具有医疗、护理设备和一定的娱乐设施,配备一定数量和质量的专业人员,能为临终老年人提供临终服务,如北京松堂关怀医院。② 综合医院附设的临终关怀病房:为临终老年人提供医疗、护理及生活方面的照料,如北京朝阳门医院临终关怀病区(第二病区)、中国医学科学院肿瘤医院的"温馨病房"。③ 居家式临终关怀,即居家照护。临终患者不离开自己的家,也可得到临终关怀,主要由医护人员根据临终患者的病情进行家庭访视,并提供临终照料。

知识链接

世界上第一家临终关怀机构

1967 年 7 月,英国女医生西西里·桑德丝博士在英国伦敦创建了世界第一家现代临终关怀院——圣克里斯多弗临终关怀院(St. Christopher's Hospice),富有创造性地提出了向晚期患者及其家属实施全面照护的模式,因而被国际临终关怀学术界誉为现代临终关怀机构的典范。每年都有成千上万名来自世界各地的医生、护士及各界人士到该院参观、学习和进行学术交流,圣克里斯多弗临终关怀院在普及临终关怀知识,促进世界临终关怀运动的发展方面发挥了不可替代的作用。

(二)老年人临终关怀的内容

1. 临终老年人的全面照护

临终老年人的全面照护包括生理护理、心理护理及社会护理等,尤其是老年人临终前常见症状的护理。临终关怀的核心是控制疼痛及其他主要不适,如恶心、呕吐、便秘、吞咽困难、呼吸困难、意识障碍、惊厥、焦虑、抑郁等,因为这些症状影响了老年人的生活质量。

2. 临终者家属的照顾

主要是减轻家属的照顾负荷并为其提供情感支持等。

3. 死亡教育

帮助老年人正确地面对死亡,消除对死亡的恐惧、焦虑心理。引导老年人进行人生回顾,找寻生命中的美好,协助处理未完成的事务,达成最后的心愿,使老年人无憾地走完一生。

4. 哀伤辅导

在失去重要亲人后,人们会有诸多反应,大多数人都能加以调试并在一定时间内终止哀伤,但也有些人长时间处于哀伤之中,并无法开始"正常"生活,因此需要给予辅导,协助其在合理的时间内引发正常的哀伤,重新开始新的生活。

(三)老年人临终关怀的意义

1. 维护尊严,提高老年临终者生存质量

临终前许多老年人因接受各种侵入性治疗身上插着各种管路,以痛苦、无奈、恐惧的心情走向死亡。临终关怀可为临终老年人提供生理上的无痛和舒适,心理上的关怀与安慰,以维护尊严、提高生命质量的方式达到"逝者善终"。

2. 安抚亲友,解决老年人家庭照料困难

临终关怀将家庭照顾的重担转移到了社会,特别是对低收入家庭,临终关怀不仅使老年人得到了更好更全面的照顾,还让患者家属摆脱了沉重的医疗负担,让他们有更多的精力投身于自己的事业中。因此,临终关怀是解决临终老年人家庭照顾困难的重要途径。

3. 节约费用,优化利用医疗资源

临终关怀是通过症状控制以达到患者的舒适,而不是过度医疗。对那些身患不治之症且救治无效的患者来说,临终关怀可以减少大量甚至是巨额的医疗费用,减轻经济负担。若将这些高额费用及医疗资源用于救助其他有希望的患者身上,则会发挥更大的价值。因此,临终关怀为节约医疗资源、有效利用有限资源提供了可能。

4. 转变观念,真正体现人道主义精神

一方面,临终关怀教育人们面对现实,承认死亡;另一方面,临终关怀使有限的卫生资源得以合理分配、有效利用,保证了卫生服务的公平性和可及性,从实质上体现了对患者和大多数人的真正人道主义精神。

二、临终老年人的心理特征及护理

(一)临终老年人的心理特征

1969 年,美国库伯勒·罗斯博士出版了《论死亡与濒死》(On Death and Dying),书中将临终患者的心理反应过程概括为 5 个阶段:震惊否认期、愤怒期、协议期、抑郁期和接受期。

1. 震惊否认期(shock/denial)

当老年人知道自己已进入临终期时,最初的反应是震惊、恐惧,并伴有强烈的求生欲望。此期所需要的适应时间长短因人而异,大多数患者都能很快停止否认。

2. 愤怒期(anger)

当求生愿望无法达到时,老年人会产生焦躁、烦恼,表现为暴躁、易怒,甚至将怒气转移到医护人员和家属身上。

3. 协议期(bargaining)

协议期的老年人试图用良好的表现和合作的态度来换取延续生命,表现为积极配合治疗和护理,情绪较平静,希望得到医生和家属的重视。

4. 抑郁期(depression)

想到将不久于人世,老年人会产生悲哀或忧郁,表现为对周围事物淡漠,语言减少,反应迟钝,并要求最后会见亲人或自己思念的人。

5. 接受期(acceptance)

此时老年人已不再有恐惧、焦虑、痛不可言的情绪,开始接受死亡,并把要办的事办妥,静待死亡的到来。

除以上各种心理特征外,老年人还具有个性的心理特征:① 心理障碍加重,如暴躁、孤僻、抑郁、依赖性增强、自我调节和控制能力差、意志力薄弱等,表现为心情好时与人交谈,心情不好时则沉默不语;遇到不顺心的小事就大发脾气,事后又追悔莫及;有的老年人甚至固执己见,不配合治疗护理,擅自拔掉输液管和监护仪。随着身心的日益衰竭,老年人承受着精神和肉体的双重折磨,求生不能,求死不得,心理特点主要以忧郁、绝望为主。② 思虑后事,留恋亲友。老年人会关心死后的遗体处理,家庭的安排及财产的分配,担心配偶的生活及后代的工作、学业等。

心理护理是临终老年人护理的重点。要使临终老年人处于舒适、安宁的状态，提高其生活质量，就必须充分理解老年人和表达对老年人的关爱。给予老年人心理支持和精神慰藉，可采取以下措施。

1. 提供舒适的环境

给临终老年人安排单人房间，室内干净整洁、光线充足、温湿度适宜、远离噪声污染，房间的布置符合老年人的生理和心理需要。最大限度地为老年人创造良好的休养和治疗环境，让其在舒适的环境中度过最后的时光。

2. 触摸

触摸是大部分临终老年人愿意接受的一种方法。在护理老年人的过程中，可针对不同情况，轻轻抚摸临终老年人手、胳膊、肩及背部等，抚摸时动作轻柔，手温适宜。通过对老年人的触摸可获得他们的信赖，并减轻其孤独感和恐惧感，使他们有安全感和温暖感。

3. 耐心倾听和诚恳交谈

认真、仔细地听老年人诉说，使其感到支持和理解。对虚弱和无力进行语言交流的老年人，可通过表情、眼神、手势等表达理解和爱，并以熟练的操作技术取得老年人的信赖和配合。在交谈时，及时了解老年人的真实想法和未完成的心愿，尽可能地照顾老年人的自尊心、尊重他们的权利，满足其各种需求，以减轻焦虑、抑郁和恐惧感，让老年人没有遗憾地离开人世。

4. 允许家属陪伴老年人，参与临终护理

临终老年人最难割舍的是与家人的亲情，最难忍受的是离开亲人的孤独。因此，家属的陪伴、参与临终护理是一种有效的心理支持和感情交流，可使老年人体会到家庭的归属感和安全感，能缓解和消除孤独感，有利于稳定情绪。

5. 帮助老年人保持社会联系

鼓励老年人与亲朋好友、单位同事等联系，使老年人感受在社会中所受到尊重、支持和理解，减少其孤独和悲哀。

6. 适时有度地宣传优死意义

尊重老年人的民族习惯和宗教信仰，根据老年人的职业、心理反应、性格和社会文化背景的不同，适时、谨慎地与老年人和家属探讨生与死的意义，有针对性地进行心理疏导，帮助老年人正确认识、对待生命和死亡，以平静的心态面对即将到来的死亡。

7. 重视与弥留之际老年人的心灵沟通

美国学者卡顿堡顿的研究表明，49%的老年人直至死亡前一直很清醒，22%有一定意识,20%处于清醒与混乱之间,仅 3% 的人一直处于混乱状态。因此,不断与临终或昏迷老年人讲话具有重要意义,护理人员与家属应始终对老年人表达积极、明确、温馨的尊重和关怀,直至他们离去。

临终老年人的心理变化经历了不同的阶段,在每个阶段中都包含了"求生"的希望,但是他们真正需要的是脱离面对死亡的恐惧和精神上的舒适与放松。因此,及时了解临终老年人的心理状态,满足其身心需要,使其在安静舒适的环境中以平静的心情告别人生是临终心理护理的关键。

三、临终老年人的常见症状及护理

临终老年人常会出现疼痛、呼吸困难、大小便失禁、意识模糊、出血等症状,对临终老年人,医护人员和家属要密切观察病情变化,加强巡视,进行对症护理,尽最大努力减轻老年人的痛苦,使临终老年人尽可能的舒适。

1. 减轻疼痛与不适症状

疼痛是临终老年人最严重的症状之一,也是影响老年人舒适的重要原因。及时、有效、规律、足量地应用镇痛药,或采取针灸疗法、催眠术、神经外科手术等方法可有效缓解疼痛。

2. 保持呼吸道通畅

当老年人出现痰液堵塞时,应及时叩背去除痰液;痰多且不能咳出时,立即机械吸痰,保持呼吸道通畅。若老年人出现呼吸急促、呼吸困难或潮式呼吸时,立即给予吸氧,病情允许时取半卧位或坐位。

3. 保持身体的清洁和舒适

根据老年人的身体情况,协助老年人漱口、刷牙、洗澡,做好生活护理。协助老年人翻身叩背,并利用枕头、软垫,使其保持舒适体位。有伤口者先用生理盐水冲洗,再用安尔碘消毒局部,伤口小者暴露局部,伤口大者敷料包扎,并及时更换敷料。对大小便失禁的老年人,使用纸尿裤或留置导尿,保持床单位的清洁干燥,避免压疮的发生。

4. 尊重老年人的进食意愿

以"想吃就吃,能吃就吃"为原则,少量多餐。为老年人准备高热量、高蛋白质、易消化的食物,喂饭时注意防止呛咳;当老年人不愿进食时,不必强迫进食,但也要尽可能让老年人进食其喜好的食物。若老年人出现口腔溃疡或口腔干燥等情况影响进食,可用漱口液漱口或用棉签蘸水湿润口腔。

5. 做好安全护理

正确使用冷热敷,避免老年人冻伤或烫伤。对谵妄或躁动的老年人加护栏,防止坠床;家属多陪护老年人,安抚其不安的情绪,保证老年人的安全。

护理临终老年人时,一方面从心理上缓解其恐惧情绪,另一方面从身体上减轻其痛苦,以达到老年人身心的整体放松与舒适。同时,家属应做好心理和物质准备,安排好老年人的身后事。

思考题

李大爷,76岁,丧偶,子女在外地工作。因双下肢疼痛,入院检查为肺癌骨转移,住院期间,护士发现李大爷一天也说不了一句话,对周围的事情漠不关心。

1. 李大爷的心理反应处于哪个阶段?
2. 作为责任护士,你如何为李大爷进行心理护理?

本章小结

老年人晕倒在浴室时,移老年人至空气新鲜处,取平卧位,抬高下肢并给老年人饮水。脑梗死患者的急救要点是:平卧位,溶栓剂改善脑循环,脱水剂降低颅内压,抗凝剂防止血栓形成。脑出血患者的急救要点:保持呼吸道通畅,快速利尿、降低颅内压,止血,防治并发症。高血压急症是血压升高明显,舒张压>130 mmHg和(或)收缩压>200 mmHg,采取逐步控制性降压的方式。临终护理是临终关怀的重要组成部分,核心是"关心",重点是心理的支持、家属的安慰和症状的控制,从而改善临终生活质量,使患者安详辞世。

(高洋洋)

附　　录

一、Katz 日常生活功能指数评价表

附表 1　Katz 日常生活功能指数评价表

生活能力	项目	分数
1. 沐浴（擦浴、盆浴或淋浴）	独立完成（洗盆浴时进出浴缸自如）	2
	仅需要部分帮助（如背部）	1
	需要帮助（不能自行沐浴）	0
2. 更衣（从衣柜或抽屉内取衣、穿衣及扣纽扣、系鞋带）	取衣、穿衣完全独立完成	2
	只需要帮助系鞋带	1
	取衣、穿衣要协助	0
3. 如厕（进厕所排尿、排便自如、排泄后能自洁及整理衣裤）	无需帮助，或借助辅助器进出厕所	2
	进出厕所需要帮助（不需帮助便后清洁或整理衣裤，或夜间用便桶或尿壶）	1
	不能自行进出厕所完成排泄过程	0
4. 移动（起床、卧床、从椅子上站立或坐下）	自如（包括使用手杖等辅助器具）	2
	需要帮助	1
	不能起床	0
5. 控制大小便	完全能自控	2
	偶尔有失禁	1
	大、小便需要别人帮助，需使用导尿管或失禁	0
6. 进食	自理无需帮助	2
	需帮助备餐，能自己吃食物	1
	需帮助进食，部分或全部通过胃管喂食，或需静脉输液	0

注："帮助"指监护、指导、自行协助。

二、修订版 Barthel 指数评估内容及记分法

附表 2　修订版 Barthel 指数评估内容及记分法

项目	自理	监督提示	稍依赖	尝试但不安全	不能完成
进食	10	8	5	2	0
洗澡	5	4	3	1	0

项目	自理	监督提示	稍依赖	尝试但不安全	不能完成
修饰	5	4	3	1	0
更衣	10	8	5	2	0
控制大便	10	8	5	2	0
控制小便	10	8	5	2	0
如厕	10	8	5	2	0
床椅转移	15	12	8	3	0
行走	15	12	8	3	0
上下楼梯	10	8	5	2	0

三、Lawton 功能性日常生活能力量表

附表 3　Lawton 功能性日常生活能力量表

生活能力	项目	得分
你能自己吃饭吗	无需帮助	2
	需要一些帮助	1
	完全不能自己吃饭	0
你自己做家务或勤杂工作吗	无需帮助	2
	需要一些帮助	1
	完全不能自己做家务	0
你能自己服药吗	无需帮助(能准时服药、剂量准确)	2
	需要一些帮助(别人备药或提醒服药)	1
	没有帮助完全无法自己服药	0
你能去超过步行距离的地方吗	无需帮助	2
	需要一些帮助	1
	除非特别安排,否则完全不能	0
你能去购物吗	无需帮助	2
	需要一些帮助	1
	自己完全不能出去购物	0
你自己能去理财吗	无需帮助	2
	需要一些帮助	1
	自己完全不能理财	0

生活能力	项目	得分
你能打电话吗	无需帮助	2
	需要一些帮助	1
	自己完全不能打电话	0

四、简易智力状态检查量表

附表 4　简易智力状态检查量表

分数	项目
5 （ ）	1. 时间定向力 问:今天是? 哪一年:_____(1),季节:_____(1),月份:_____(1),日期:_____(1),星期几:_____(1)
5 （ ）	2. 地点定向力 问:我们现在在哪里? 国家:_____(1),城市:_____(1),城市的哪一部分:_____(1),建筑物:_____(1),第几层:_____(1)
3 （ ）	3. 即刻回忆记录 3 个词 说:仔细听,我要说 3 个词,请你在我说完以后重复。准备好了吗? 3 个词是"球"(停 1 s),"旗子"(停 1 s),"树"(停 1 s)。 请马上复述这 3 个词,是什么? _____、_____、_____
5 （ ）	4. 问:从 100 减去 7,顺序往下减直至我让你停止。100 减去 7 等于_____(1),继续:_____(1)_____(1)_____(1)_____(1)
3 （ ）	5. 回忆刚才那 3 个词是什么? 每个正确加 1 分。_____(1)_____(1)_____(1)
2 （ ）	6. 命名 问:这是什么? 展示铅笔_____(1),展示手表_____(1)
1 （ ）	7. 语言重复 说:我现在让你重复我说的话。准备好了吗? "瑞雪兆丰年" 你说一遍_____(1)
3 （ ）	8. 理解力 说:仔细听并按照我说的做。 右手拿这张纸_____(1),再用双手把纸对折_____(1),然后将纸放在你的大腿上_____(1)

分数	项目
1 （　）	9. 阅读 说：读下面的句子，并照做。 闭上你的眼睛。＿＿＿（1）
1 （　）	10. 写 说：写一个句子。＿＿＿＿＿＿＿＿＿＿（1）
1 （　）	11. 画画 说：照下图画。（2个五边形的图案，交叉处形成小四边形）
总分	

五、状态－特质焦虑问卷

附表 5　状态－特质焦虑问卷

	项目	程度计分			
		几乎没有	有些	中等程度	非常明显
状态焦虑量表	*1. 我感到心情平静	①	②	③	④
	*2. 我感到安全	①	②	③	④
	3. 我是紧张的	①	②	③	④
	4. 我感到被限制	①	②	③	④
	*5. 我感到安逸	①	②	③	④
	6. 我感到烦乱	①	②	③	④
	7. 我现在正在为可能发生的不幸而烦恼	①	②	③	④
	*8. 我感到满意	①	②	③	④
	9. 我感到害怕	①	②	③	④
	*10. 我感到舒适	①	②	③	④
	*11. 我有自信心	①	②	③	④
	12. 我觉得神经过敏	①	②	③	④
	13. 我极度紧张不安	①	②	③	④
	14. 我优柔寡断	①	②	③	④
	*15. 我是轻松的	①	②	③	④
	*16. 我感到心满意足	①	②	③	④
	17. 我是烦恼的	①	②	③	④
	18. 我感到慌乱	①	②	③	④
	*19. 我感到镇定	①	②	③	④

项目	程度计分			
	几乎没有	有些	中等程度	非常明显
*20. 我感到愉快	①	②	③	④
*21. 我感到愉快	①	②	③	④
22. 我感到神经过敏和不安	①	②	③	④
*23. 我感到自我满足	①	②	③	④
*24. 我希望像别人那样高兴	①	②	③	④
25. 我感到像个失败者	①	②	③	④
*26. 我感到宁静	①	②	③	④
*27. 我是平静、冷静和镇定自若的	①	②	③	④
28. 我感到困难成堆,无法克服	①	②	③	④
29. 我过分忧虑那些无关紧要的事	①	②	③	④
*30. 我是高兴的	①	②	③	④
31. 我的思想处于混乱状态	①	②	③	④
32. 我缺乏自信	①	②	③	④
*33. 我感到安全	①	②	③	④
*34. 我容易做出决定	①	②	③	④
35. 我感到不太好	①	②	③	④
36. 我是满足的	①	②	③	④
37. 一些不重要的想法缠绕着我,并打扰我	①	②	③	④
38. 我如此沮丧,无法摆脱	①	②	③	④
*39. 我是个稳定的人	①	②	③	④
40. 一想到当前的事情和利益,我就陷入紧张状态	①	②	③	④

注:标" * "号表示该项反向计分。

六、老年抑郁量表

附表 6 老年抑郁量表

选择过去 1 周内最适合你的答案		
*1. 你对你的生活基本满意吗	是	否
2. 你是否丧失了很多兴趣和爱好	是	否
3. 你是感到生活很空虚吗	是	否
4. 你经常感到很无聊吗	是	否
*5. 你对未来充满希望吗	是	否

选择过去1周内最适合你的答案		
6. 你是否无法摆脱头脑中的想法和烦恼	是	否
*7. 大部分时间你都精神抖擞吗	是	否
8. 你是否觉得有什么不好的事情要发生而感到很害怕	是	否
*9. 大部分时间你都感到快乐吗	是	否
10. 你经常感到无助吗	是	否
11. 你是否经常感到不安宁或坐立不安	是	否
12. 你是否宁愿待在家而不愿出去做新鲜事	是	否
13. 你是否经常担心未来	是	否
14. 你是否觉得你的记忆力有问题	是	否
*15. 你是否觉得现在生活很精彩	是	否
16. 你是否感到垂头丧气无精打采	是	否
17. 你是否感到你现在很没有用	是	否
18. 你是否为过去的事情担心很多	是	否
*19. 你觉得生活很兴奋吗	是	否
20. 你是否觉得学习新鲜事物很困难	是	否
*21. 你觉得精力充沛吗	是	否
22. 你觉得你的现状是毫无希望吗	是	否
23. 你是否觉得大部分人都比你活得好	是	否
24. 你是否经常把小事情弄得很糟糕	是	否
25. 你经常有想哭的感觉吗	是	否
26. 你对集中注意力有困难吗	是	否
*27. 你喜欢每天早晨起床的感觉吗	是	否
28. 你是否不参加社交活动	是	否
*29. 你做决定容易吗	是	否
*30. 你的头脑还和以前一样清楚吗	是	否

注:标"＊"号表示该项反向计分。

七、Procidano 和 Heller 家庭支持量表

附表7　Procidano 和 Heller 家庭支持量表

项目	是	否
1. 我的家人给予我所需的精神支持	是	否
2. 遇到棘手的事时,我的家人帮我出主意	是	否

项目	是	否
3. 我的家人愿意倾听我的想法	是	否
4. 我的家人给予我情感支持	是	否
5. 我与我的家人能开诚布公地交谈	是	否
6. 我的家人分享我的爱好和兴趣	是	否
7. 我的家人能时时察觉到我的需求	是	否
8. 我的家人善于帮助我解决问题	是	否
9. 我与家人感情深厚	是	否

注:"是"为1分,"否"为0分,总分越高,家庭支持度越高。

八、老年人生活质量评定量表

附表8　老年人生活质量评定量表

评定内容		评分
身体状况	1. 躯体症状	
	无明显病痛	3分
	间或有病痛	2分
	经常有病痛	1分
	2. 慢性疾病	
	无重要慢性病	3分
	有,但不影响生活	2分
	有,影响生活功能	1分
	3. 畸形残疾	
	无	3分
	有(轻、中度驼背),不影响生活	2分
	畸形或因病致残,部分丧失生活能力	1分
	4. 日常生活功能	
	能适当劳动、爬山、参加体育活动,生活完全自理	3分
	做饭、管理钱财、料理家务、上楼、外出坐车等有时需人帮助	2分
	丧失独自生活能力	1分

	评定内容	评分
心理状况	**5. 情绪、性格**	
	情绪稳定,性格开朗,生活满足	3分
	有时易激动、紧张、忧郁	2分
	经常忧郁、焦虑、压抑、情绪消沉	1分
	6. 智力	
	思维能力、注意力、记忆力都较好	3分
	智力有些下降,注意力不集中,遇事易忘,但不影响生活	2分
	智力明显下降,说话无重点,思路不清晰,健忘、呆板	1分
	7. 生活满意度	
	夫妻、子女、生活条件、医疗保健、人际关系等都基本满意	3分
	某些方面不够满意	2分
	生活满意度差,到处看不惯,自感孤独苦闷	1分
社会适应	**8. 人际关系**	
	夫妻、子女、亲戚朋友之间关系融洽	3分
	某些方面虽有矛盾,仍相互往来,相处尚可	2分
	家庭矛盾多,亲朋往来少,孤独	1分
	9. 社会活动	
	积极参加社会互动,在社团中任职,关心国家集体大事	3分
	经常参加社会互动,有社会交往	2分
	不参加社会活动,生活孤独	1分
环境状况	**10. 生活方式**	
	生活方式合理,无烟、酒嗜好	3分
	生活方式基本合理,已戒烟,饮酒不过量	2分
	生活无规律,嗜烟、酗酒	1分
	11. 环境条件	
	居住环境、经济收入、医疗保障较好,社会服务日臻完善	3分
	居住环境不尽如人意,有基本生活保障	2分
	住房、经济收入、医疗费用等造成生活困难	1分

九、幸福度量表

附表 9　幸福度量表

项目	是	不知道	否
1. 满意到极点	☐	☐	☐
2. 情绪很好	☐	☐	☐
3. 对你的生活特别满意	☐	☐	☐
4. 很走运	☐	☐	☐
5. 烦恼	☐	☐	☐
6. 非常孤独或与人疏远	☐	☐	☐
7. 忧虑或非常不愉快	☐	☐	☐
8. 担心,因为不知道将来会发生什么情况	☐	☐	☐
9. 感到你的生活处境变得艰苦	☐	☐	☐
10. 一般来说,生活处境变得使你感到满意	☐	☐	☐
11. 这是你一生中最难受的时期	☐	☐	☐
12. 你像年轻时一样高兴	☐	☐	☐
13. 你所做的大多数事情都令人厌烦或单调	☐	☐	☐
14. 你做的事像以前一样使你感兴趣	☐	☐	☐
15. 当你回顾你的一生时,你感到相当满意	☐	☐	☐
16. 随着年龄的增加,一切事情更加糟糕	☐	☐	☐
17. 你感到孤独的程度如何	☐	☐	☐
18. 今年一些事情使你烦恼	☐	☐	☐
19. 如果你能到你想住的地方去住,你愿意到那去住吗	☐	☐	☐
20. 有时你感到活着没意思	☐	☐	☐
21. 你现在像你年轻时一样高兴	☐	☐	☐
22. 大多数时候你感到生活是艰苦的	☐	☐	☐
23. 你对你当前的生活满意	☐	☐	☐
24. 你的健康情况和你的同龄人比与他们相同甚至还好些	☐	☐	☐

十、世界卫生组织生存质量测定简表

附表 10　世界卫生组织生存质量测定简表(WHOQOL-BREF)

指导语:这份问卷是要了解您对自己的生活质量、健康情况及日常活动的感觉如何,请您一定回答所有问题。如果某个问题您不能肯定如何回答,就选择最接近您自己真实感觉的那个答案。

所有问题都请您按照自己的标准、意愿,或者自己的感觉来回答。注意所有问题都只是您最近4~6周内的情况。

例如:您能从他人那里得到您所需要的支持吗?

① 根本不能　　② 很少能　　③ 能(一般)　　④ 多数能　　⑤ 完全能

请您根据4~6周来您从他人处获得所需要的支持程度在最合适的数字处打一个√,如果您多数时候觉得能得到所需要的支持,就在数字"④"处打一个√,如果根本得不到所需要的帮助,就在数字"①"处打一个√。

请阅读每一个问题,根据您的感觉,选择最适合您情况的答案。

1. 您怎样评价您的生存质量?

① 很差　　② 差　　③ 不好也不差　　④ 好　　⑤ 很好

2. 您对自己的健康状况满意吗?

① 很不满意　　② 不满意　　③ 既非满意,也非不满意　　④ 满意　　⑤ 很满意

下面的问题是关于4~6周来您经历某些事情的感觉。

3. 您觉得疼痛妨碍您去做自己需要做的事情吗?

① 极妨碍　　② 根本不妨碍　　③ 很少妨碍　　④ 有妨碍(一般)　　⑤ 比较妨碍

4. 您需要依靠医疗的帮助进行日常生活吗?

① 根本不需要　　② 很少需要　　③ 需要(一般)　　④ 比较需要　　⑤ 极需要

5. 您觉得生活有乐趣吗?

① 根本没乐趣　　② 很少有乐趣　　③ 有乐趣(一般)　　④ 比较有乐趣　　⑤ 极有乐趣

6. 您觉得自己的生活有意义吗?

① 根本没意义　　② 很少有意义　　③ 有意义(一般)　　④ 比较有意义　　⑤ 极有意义

7. 您能集中注意力吗?

① 根本不能　　② 很少能　　③ 能(一般)　　④ 比较能　　⑤ 极能

8. 日常生活中您感觉安全吗?

① 根本不安全　　② 很少安全　　③ 安全(一般)　　④ 比较安全　　⑤ 极安全

9. 您的生活环境对健康好吗?

① 根本不好　　② 很少好　　③ 好(一般)　　④ 比较好　　⑤ 极好

下面的问题是关于4~6周来您做某些事情的能力。

10. 您有充沛的精力去应付日常生活吗?

① 根本没精力　　② 很少有精力　　③ 有精力(一般)　　④ 多数有精力　　⑤ 完全有精力

11. 您认为自己的外形过得去吗?

① 根本过不去　　② 很少过得去　　③ 过得去(一般)　　④ 多数过得去　　⑤ 完全过得去

12. 您的钱够用吗?

① 根本不够用　　② 很少够用　　③ 够用(一般)　　④ 多数够用　　⑤ 完全够用

13. 在日常生活中您需要的信息都齐备吗?

① 根本不齐备　　② 很少齐备　　③ 齐备(一般)　　④ 多数齐备　　⑤ 完全齐备

14. 您有机会进行休闲活动吗?

① 根本没机会　　② 很少有机会　　③ 有机会(一般)　　④ 多数有机会　　⑤ 完全有机会

15. 您行动的能力如何?

① 很差　　② 差　　③ 不好也不差　　④ 好　　⑤ 很好

下面的问题是关于 4~6 周来您对自己日常生活各个方面的满意程度。

16. 您对自己的睡眠情况满意吗?

① 很不满意　　② 不满意　　③ 既非满意,也非不满意　　④ 满意　　⑤ 很满意

17. 您对自己做日常生活事情的能力满意吗?

① 很不满意　　② 不满意　　③ 既非满意,也非不满意　　④ 满意　　⑤ 很满意

18. 您对自己的工作能力满意吗?

① 很不满意　　② 不满意　　③ 既非满意,也非不满意　　④ 满意　　⑤ 很满意

19. 您对自己满意吗?

① 很不满意　　② 不满意　　③ 既非满意,也非不满意　　④ 满意　　⑤ 很满意

20. 您对自己的人际关系满意吗?

① 很不满意　　② 不满意　　③ 既非满意,也非不满意　　④ 满意　　⑤ 很满意

21. 您对自己的性生活满意吗?

① 很不满意　　② 不满意　　③ 既非满意,也非不满意　　④ 满意　　⑤ 很满意

22. 您对自己从朋友那里得到的支持满意吗?

① 很不满意　　② 不满意　　③ 既非满意,也非不满意　　④ 满意　　⑤ 很满意

23. 您对自己居住地的条件满意吗?

① 很不满意　　② 不满意　　③ 既非满意,也非不满意　　④ 满意　　⑤ 很满意

24. 您对得到卫生保健服务的方便程度满意吗?

① 很不满意　　② 不满意　　③ 既非满意,也非不满意　　④ 满意　　⑤ 很满意

25. 您对自己的交通情况满意吗?

① 很不满意　　② 不满意　　③ 既非满意,也非不满意　　④ 满意　　⑤ 很满意

下面的问题是关于 4~6 周来您经历某些事情的频繁程度。

26. 您有消极感受吗?（如情绪低落、绝望、焦虑、忧郁）

① 没有消极感受　　② 偶尔有消极感受　　③ 时有时无　　④ 经常有消极感受　　⑤ 总是有消极感受

此外,还有三个问题:

27. 家庭摩擦影响您的生活吗?

① 根本不影响　　② 很少影响　　③ 影响(一般)　　④ 有比较大影响　　⑤ 有极大影响

28. 您的食欲怎么样?

① 很差　　② 差　　③ 不好也不差　　④ 好　　⑤ 很好

29. 如果让您综合以上各方面(生理健康、心理健康、社会关系和周围环境等方面)给自己的生存质量打一个总分,您打多少分? _____ (满分为 100 分)

（王　芳　齐　玲）

参 考 文 献

[1] 化前珍.老年护理学[M].3版.北京:人民卫生出版社,2012.

[2] 陈长香.老年护理学[M].北京:人民卫生出版社,2014.

[3] 邓一洁.老年护理学[M].北京:北京出版社,2014.

[4] 张新烈.老年护理学[M].上海:同济大学大学出版社,2016.

[5] 范荣兰,何利.老年护理学[M].西安:第四军医大学出版社,2010.

[6] 郭桂芳.老年护理学(双语)[M].北京:人民卫生出版社,2012.

[7] 罗悦性.老年护理学[M].2版.北京:人民卫生出版社,2011.

[8] 孙建萍.老年护理学[M].3版.北京:人民卫生出版社,2014.

[9] 王志红,詹林.老年护理学[M].2版.上海:上海科学技术出版社,2011.

[10] 吴丽文,史俊平.老年护理学[M].北京:科学出版社,2012.

[11] 邹继华.老年护理[M].2版.北京:高等教育出版社,2009.

[12] 周理云,廖承红.老年护理学[M].北京:科学出版社,2013.

[13] 黄金.老年护理学[M].2版.北京:高等教育出版社,2010.

[14] 张建,范利.老年医学[M].2版.北京:人民卫生出版社,2014.

[15] 韩俊平.老年病学[M].北京:中国科学技术出版社,2006.

[16] 柏树令.系统解剖学[M].6版.北京:人民卫生出版社,2004.

[17] 陈新谦.新编药物学[M].17版.北京:人民卫生出版社,2011.

[18] 利平科特(美).老年专业照护[M].程云译.上海:上海世界图书出版公司,2016.

[19] 尤黎明,吴瑛.内科护理学[M].5版.北京:人民卫生出版社,2012.

[20] 葛均波,徐永健.内科学[M].8版.北京:人民卫生出版社,2013.

[21] 黄丽红,李玲.内科护理学知识精要与测试[M].武汉:湖北科学技术出版社,2013.

[22] 龚敏,杨敏英,郝静.基础护理学[M].西安:第四军医大学出版社,2010.

[23] 李小寒,尚少梅.基础护理学[M].5版.北京:人民卫生出版社,2012.

[24] 李晓松.基础护理技术[M].2版.北京:人民卫生出版社,2012.

[25] 黄晓琳,燕铁斌.康复医学[M].5版.北京:人民卫生出版社,2013.

[26] 刘义兰,罗凯燕,熊莉娟,等.关节镜手术及运动康复护理[M].北京:人民军医出版社,2012.

[27] 卫生部.老年人跌倒干预技术指南[J].中国实用乡村医生杂志,2012,19(8):1-13.

[28] 李乐之,路潜.外科护理学[M].5版.北京:人民卫生出版社,2013.

[29] 蒋小红,李春梅.眼科、耳鼻咽喉科分册[M].长沙:湖南科学技术出版社,2011.

[30] 田勇泉.耳鼻咽喉头颈外科学[M].7版.北京:人民卫生出版社,2012.

[31] 李婷.五官科专科护理技术创新与护理精细化查房及健康宣教指导实用全书[M].北京:人民

卫生出版社,2014.

［32］李西营,冀巧玲.发展心理学——从成年早期到老年期［M］.10 版.北京:人民邮电出版社,2013.

［33］马辛.医学心理学［M］.3 版.北京:人民卫生出版社,2015.

［34］姚树桥,杨彦春.医学心理学［M］.6 版.北京:人民卫生出版社,2013.

［35］孙颖心,齐芳.老年人心理护理［M］.北京:中国劳动社会保障出版社,2014.

［36］李晓,张海澄.2014 年《晕厥诊断与治疗中国专家共识》解读［J］.中国循环杂志,2015,30(Z2):80-81.

［37］李义庭.临终关怀学［M］.北京:中国科学技术出版社,2015.

［38］刘笑梦.由澳大利亚的养老护理及教育引发的思考［J］.中华护理教育,2009,6(7):333-334.

［39］彭兰地.发达国家老年护理经验及对我国老年护理的展望［J］.护理研究,2011,25(13):1132-1134.

［40］任蔚虹,王惠琴.临床骨科护理学［M］.北京:中国医药科技出版社,2007.

［41］汪国珍,刘玲华.急救护理［M］.北京:人民卫生出版社,2014.

［42］王陇德.中老年人巧避骨质疏松［M］.北京:金盾出版社,2012.

［43］张洪泉.老年药理学与药物治疗学［M］.北京:人民卫生出版社,2010.

［44］中华人民共和国民政部.2013 年社会服务发展统计公报［EB/OL］.http://www.mca.gov.cn/article/zwgk/mzyw/201406/2014060065448.shtml.2014-06-17.

［45］中华人民共和国国家卫生和计划生育委员会.2013 中国卫生统计年鉴［EB/OL］.http://www.nhfpc.gov.cn/htmlfiles/zwgkzt/ptjnj/year2013/index2013.html.2014-04-26.

255

教师使用教材意见反馈表

　　高等教育出版社 高等职业教育出版事业部 综合分社以"汇传世精品、达天下英才"为目标。为不断锤炼精品,我们期待您使用教材的宝贵意见和建议,您可以填写本教材使用意见反馈表,并发送至本书责任编辑。根据采纳情况,您有可能获得一份精美礼品。

一、您的基本情况:

　　您现正使用的教材:＿＿＿＿＿＿＿＿＿＿＿＿＿＿＿＿＿＿／＿＿＿＿＿(书名/作者)

　　姓名:＿＿＿＿＿,职称:＿＿＿＿＿,授课年限:＿＿年,班级:＿＿个,学生数:＿＿人

　　您的电话(手机):＿＿＿＿＿＿＿＿＿＿＿　E-mail:＿＿＿＿＿＿＿＿＿＿＿

　　地址:＿＿＿＿＿＿＿＿＿＿＿＿＿＿＿＿＿邮编:＿＿＿＿＿＿＿＿

二、问题反馈(如不够可以另附页)

1. 教材编排设计是否科学合理?(□是/□否＿＿＿＿＿＿＿＿＿＿＿＿
＿＿＿＿＿＿＿＿＿＿＿＿＿＿＿＿＿＿＿＿＿＿＿＿＿＿＿)

2. 教材的内容与课程的理念及要求是否相符合?(□是/□否＿＿＿＿＿＿
＿＿＿＿＿＿＿＿＿＿＿＿＿＿＿＿＿＿＿＿＿＿＿＿＿＿＿)

3. 教材内容是否贴近最新的应用实际?(□是/□否＿＿＿＿＿＿＿＿＿＿
＿＿＿＿＿＿＿＿＿＿＿＿＿＿＿＿＿＿＿＿＿＿＿＿＿＿＿)

4. 教材配套的教学和学习资源丰富吗?(□是/□否＿＿＿＿＿＿＿＿＿＿
＿＿＿＿＿＿＿＿＿＿＿＿＿＿＿＿＿＿＿＿＿＿＿＿＿＿＿
＿＿＿＿＿＿＿＿＿＿＿＿＿＿＿＿＿＿＿＿＿＿＿＿＿＿＿)

5. 教材的表达方式和呈现方式等是否合理?(□是/□否＿＿＿＿＿＿＿＿
＿＿＿＿＿＿＿＿＿＿＿＿＿＿＿＿＿＿＿＿＿＿＿＿＿＿＿
＿＿＿＿＿＿＿＿＿＿＿＿＿＿＿＿＿＿＿＿＿＿＿＿＿＿＿)

6. 您在使用教材进行时遇到的最大障碍是什么?您是怎样解决的?
＿＿＿＿＿＿＿＿＿＿＿＿＿＿＿＿＿＿＿＿＿＿＿＿＿＿＿
＿＿＿＿＿＿＿＿＿＿＿＿＿＿＿＿＿＿＿＿＿＿＿＿＿＿＿

7. 与同类教材相比,本书是否存在不足之处?(□是/□否＿＿＿＿＿＿＿
＿＿＿＿＿＿＿＿＿＿＿＿＿＿＿＿＿＿＿＿＿＿＿＿＿＿＿
＿＿＿＿＿＿＿＿＿＿＿＿＿＿＿＿＿＿＿＿＿＿＿＿＿＿＿)

8. 您对教材有何修改建议与意见?
＿＿＿＿＿＿＿＿＿＿＿＿＿＿＿＿＿＿＿＿＿＿＿＿＿＿＿
＿＿＿＿＿＿＿＿＿＿＿＿＿＿＿＿＿＿＿＿＿＿＿＿＿＿＿

郑重声明

高等教育出版社依法对本书享有专有出版权。任何未经许可的复制、销售行为均违反《中华人民共和国著作权法》，其行为人将承担相应的民事责任和行政责任;构成犯罪的,将被依法追究刑事责任。为了维护市场秩序,保护读者的合法权益,避免读者误用盗版书造成不良后果,我社将配合行政执法部门和司法机关对违法犯罪的单位和个人进行严厉打击。社会各界人士如发现上述侵权行为,希望及时举报,本社将奖励举报有功人员。

反盗版举报电话　(010)58581999　58582371　58582488
反盗版举报传真　(010)82086060
反盗版举报邮箱　dd@hep.com.cn
通信地址　北京市西城区德外大街 4 号
　　　　　高等教育出版社法律事务与版权管理部
邮政编码　100120

责任编辑:董淑静

高等教育出版社　高等职业教育出版事业部　综合分社

地址:北京朝阳区惠新东街 4 号富盛大厦

邮编:100029

联系电话:010-58581738　传真:010-58556017

E-mail:dongshj@hep.com.cn　QQ :51456520

养老服务类专业教材 QQ 群:466435452

养老服务类专业群